HAARKRANKHEITEN UND KOSMETISCHE HAUTLEIDEN

MIT BESONDERER BERÜCKSICHTIGUNG DER THERAPIE

VON

PROFESSOR DR. R. O. STEIN

VORSTAND DER ABTEILUNG FÜR HAUT- UND GESCHLECHTSKRANKHEITEN
AM MARIAHILFER AMBULATORIUM UND SPITAL IN WIEN

MIT 6 TEXTABBILDUNGEN

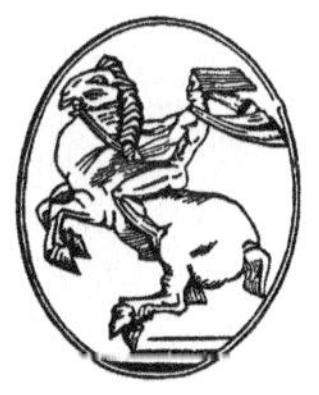

WIEN

VERLAG VON JULIUS SPRINGER

1935

ISBN 978-3-7091-9710-3   ISBN 978-3-7091-9957-2 (eBook)
DOI 10.1007/978-3-7091-9957-2

Vorwort.

Dem Wunsche zahlreicher Ärzte und Studenten, meine seit zwei Jahrzehnten gehaltenen Vorlesungen über Haarkrankheiten und kosmetische Hautleiden in Buchform erscheinen zu lassen, komme ich gerne nach. Diese Monographie verfolgt den Zweck, den für dieses Spezialgebiet der Dermatologie sich interessierenden Kollegen die notwendige Basis zu schaffen, auf der sie weiter arbeiten sollen, und ihnen die Wege zu weisen, welche sie als wissenschaftlich denkende Ärzte gehen müssen. Nur wenn wir die Ätiologie und Pathogenese dieser Affektionen genau erfassen, können wir die richtigen Heilmethoden verstehen und anwenden.

Wien, im September 1935.

R. O. Stein.

Inhaltsverzeichnis.

A. Die Haarkrankheiten.

A. Die Haarkrankheiten.

I. Das Haarkleid des Menschen.

1. Das Haarkleid des Fötus.

Nur kurze Zeit besitzt während seines intrauterinen Lebens der menschliche Fötus eine amphibienähnlich nackte, völlig haarlose Haut, in vielen Beziehungen vergleichbar der Haut junger Frosch- oder Salamanderlarven. Schon 60—100 Tage nach der Befruchtung zeigen sich über den Augen und sehr bald auch an Stirn und Oberlippe die ersten Spuren der Haaranlagen als weißliche Verdickungen der lebhaft rotschimmernden Oberfläche, aus denen dann nach weiteren drei Wochen die ersten Wollhärchen hervorsprießen. Verglichen mit dem Entwicklungszustand anderer Säugetierembryonen produziert der Mensch erst spät seine ersten Wollhaarpapillen. Die ersten Wollhärchen über den Augen und auf der Oberlippe des menschlichen Fötus bilden feine, aber durch Länge ausgezeichnete Härchen und sind den Tasthaaren der Säugetiere vergleichbar, welche sich an den gleichen Stellen lokalisieren. Beim männlichen wie beim weiblichen Fötus überzieht sich die Körperoberfläche, vom Kopfe beginnend, mit einem feinen Pelz schwarzgefärbter Wollhärchen. 182 Tage nach der Befruchtung endet mit der Behaarung von Hand- und Fußrücken der Prozeß der Haarausbreitung, indem zu dieser Zeit nur noch die zeitlebens nackt bleibenden Hautstellen haarlos sind. Stets frei von jeder Haaranlage sind Lippenrot, die freie Oberfläche des Augapfels und der Augenlider, ferner ein Teil des äußeren Gehörganges, das Naseninnere, die Brustwarze, der Nabel, das innere Blatt des Präputium, das Vestibulum vaginae, die Handflächen und Fußsohlen.

Die primären Wollhärchen brechen überall einzeln in ziemlich regelmäßigen Abständen (0,05—0,1 cm) aus der Haut hervor; doch sehr bald treten die für das Wollhaar des Menschen charakteristischen Gruppen von 2—3 Härchen auf. Diese Gruppenstellung bleibt das ganze Leben hindurch an den wollhaarbedeckten Partien erhalten. Die Entstehung der Gruppen von 2—3 Haaren ist in direkter Abhängigkeit von der Dichte der Wollbehaarung. Je dichter der Wollpelz des Menschen, desto mehr Dreihaargruppen treffen wir an, während bei spärlichem Lanugo die Einzelhaare an Zahl weit die Haargruppen überwiegen. Bei pathologischer Wollüberbehaarung (Hypertrichosis lanuginensis) steigt die Zahl der Haare einer Gruppe oft über drei und gleicht die Haarstellung um so mehr derjenigen dichtbehaarter Affenarten. Im Verlaufe des Lebens rücken die einzelnen Haargruppen, entsprechend der Oberflächenvergrößerung, weiter auseinander. Der menschliche Fötus im Wollhaarpelz erscheint deshalb so dicht behaart, weil bei ihm dieselbe Zahl von Haargruppen auf eine kleine Fläche zusammengedrängt ist, welche beim Erwachsenen auf eine größere sich verteilt. Die Länge des fötalen Wollhaares ist in vielen Fällen tatsächlich bedeutender als im späteren Lebensalter, sie erscheint aber noch auffallender im Vergleiche zur Kleinheit des fötalen Leibes. Im achten Schwangerschaftsmonate erreicht die Fötalbehaarung ihr Maximum.

Die Haare und Haargruppen des fötalen Haarkleides vereinigen sich zu sogenannten *Haarströmen*. Die Richtung derselben hängt von den Spannungslinien der Haut ab und diese wieder von den Bewegungen der Muskeln und des Knochengerüstes. Den Spannungslinien entsprechend, ordnen sich im Papillarkörper die elastischen Fasern und das tiefergelegene Bindegewebe. Senkrecht zur Hautoberfläche sind nur einige Haare der äußeren Nase und die Wimperhaare eingesetzt; alle übrigen durchbohren in schräger Richtung die Haut, wobei die Haarwurzeln bei dickeren Haaren die Lederhaut vollkommen durchdringen und tief in das subkutane Fettgewebe hinabreichen. Durch die Schrägstellung der Haare bilden die Haarschäfte den sogenannten *Haarstrich*. Die Haarströme, welche aus schräg gestellten, einander teilweise deckenden und wie die Schuppen eines Panzers geschichteten Haarschäften zusammengesetzt sind, konvergieren nach Punkten, welche als *Haarwirbel* bezeichnet werden. Gleichgerichtete Haarströme vereinigen sich zu sogenannten *Haarfluren*, die in den Haarwirbeln sich treffen. Die Entstehung der Haarwirbel ist in engem Zusammenhang mit dem anatomischen Aufbau und den Funktionen der darunter liegenden Haut und Muskelpartien. Schopfähnliche Haarwirbelbildung beobachten wir dort, wo durch Involution eines Hautanhanges Entspannung eingetreten ist, wie z. B. Ohrschopf und Steißschopf beweist. Von den Sinnesorganen des Menschen bilden nur Augen und Ohren den Ausgangspunkt für Haarwirbel, während Nasen- und Mundöffnung keine Änderung in der Richtung der kinnwärts verlaufenden Haarströme hervorrufen. Im Gegensatz hierzu besitzen Tiere, welche beim Schnüffeln die Nasenspitze häufig bewegen, eigene Nasenwirbel, welche uns auf die Wichtigkeit der Geruchsfunktion im Sinnesleben dieser Tiere aufmerksam macht. Die Tatsache, daß das menschliche Ohr noch einen eigenen Haarwirbel besitzt, ist ein Hinweis auf frühere lebhafte und lebenswichtige Ohrbewegungen bei den Ahnen des Menschen. Der Scheitelwirbel des Haarbodens kann in seltenen Fällen als ein Doppelwirbel auftreten, und zwar soll nach VOIGT bei Taubstummen auffällig häufig diese Abweichung zu beobachten sein.

Die Dimensionen der Primärhaare sind annähernd überall die gleichen. Ihre Länge schwankt von 0,1—1 cm. Die Zahl der Haare kann auf 160 pro Quadratzentimeter, die Gesamtzahl aller Primärhaare bei einer Oberfläche des Fötus von rund 550 qcm auf 80000 geschätzt werden. *Dieses primäre Wollhaar des Fötus wird in utero physiologischerweise abgestoßen* und allmählich durch das kindliche Haarkleid ersetzt, an welchem das Haupthaar, die Augenbrauen und die Augenwimpern deutlich von den übrigen Lanugohärchen differenziert sind.

Welche physiologische Bedeutung wir dem Auftreten des so vergänglichen Primärhaarkleides geben sollen, liegt nicht ohneweiters klar zutage. Alle die mannigfaltigen Funktionen, welche dem ausgebildeten Haarkleid zugeschrieben werden, versagen bei diesem Objekt, weder als Schmuck noch als Wärmeschutz werden diese fötalen Haare verwendet. Manche Autoren behaupten, daß das fötale Haarkleid den Zweck hat, Abfallstoffe, welche auf die Haarwurzeln als Wachstumsreize wirken und die bei größerer Anhäufung den Organismus vergiften würden, aus demselben zu eliminieren. In der Tat liegt die Möglichkeit vor, die periodischen Häutungen so vieler Tiere, das periodische Abwerfen von Geweihen und anderen Hautgebilden und den in vielen Fällen periodischen Haarwechsel der Säugetiere als Entgiftungsmaßnahme aufzufassen, durch welche der Organismus manche beim Wachstum unter dem Einfluß endokriner Drüsen gebildete Reizkörper wegschafft. *Das fötale Haarkleid entsteht scheinbar infolge derselben hormonalen Einwirkungen, welche bei der Mutter des Fötus ebenfalls gesteigertes Haarwachstum (Hypertrichosis gravidarum) produzieren.*

2. Das Haarkleid des Säuglings und Kleinkindes.

Nach der Ausstoßung der Primärhaare, welche ungefähr mit dem achten Fötalmonat beendet ist, beginnt das sogenannte *kindliche Haarkleid zu sprießen*. Die Haare des Neugeborenen sind pigmentreicher als das Primärhaar, die *Wimpern* zeigen bereits einen kleinen Markkanal, während *Augenbrauen* und *Kopfhaare* noch *marklos* sind. Die Farbe variiert von Hellblond über Dunkelblond bis zu Schwärzlich. Die Rassencharaktere der Kopfbehaarung sind beim Neugeborenen schon deutlich angelegt. Die stärkeren Augenbrauenhaare und die Wimpern stehen einzeln, nicht mehr in Gruppen. Die Wollhärchen des Stammes bilden einen nicht sehr dichten, fast farblosen, nur bei günstiger Beleuchtung auffälligen Flaumpelz im Gesicht und auf der gesamten behaarten Körperoberfläche. Nicht selten zeigt sich an den *Schultern*, an der *Ohrspitze* und in der *Kreuzbeingegend* Tendenz zu einer intensiven Verlängerung und *Schöpfchenbildung*. Die Ohrschöpfchen entstehen über dem DARWINschen Knötchen, dem Rudiment der umgeschlagenen Ohrspitze, die Verlängerung der Wollhärchen am Steiß entspricht einem Schwanzrestchen in der Verlängerung der Wirbelsäule.

Von besonderem Interesse sind nun jene eigentümlichen Arten des Haarausfalles, die wir bei Säuglingen in den ersten Lebensmonaten am Kopfhaar feststellen können. Entsprechend dem Hinterhaupt sehen wir des öfteren eine Form der Alopecie, welche sich um die Protuberantia occipitalis lokalisiert und in Gestalt einer kreisrunden oder ovalen, mehrere Zentimeter im Durchmesser enthaltenden Scheibe auftritt. *Diese Kahlheit ist eine Folge des ständigen Aufliegens an dieser Stelle*, eine sogenannte *Dekubitalalopecie*. Sie schwindet spontan in den späteren Lebensmonaten, wenn einmal das Kind sich aufzusetzen beginnt und die Belastung der Kopfschwarte durch den Schädel wegfällt.

Viel interessanter als die Dekubitalalopecie sind aber *jene glatzenähnlichen Bildungen*, welche an der Stirnhaargrenze und in der Region des Scheitelwirbels sich entwickeln und *deren Genese mit Wachstumsvorgängen des Schädels und mit Überspannungen der Kopfschwarte zusammenhängen*.

Stirnglatzen nach dem Typus der von mir beschriebenen Calvities frontalis adolescentium (s. S. 9) finden wir normalerweise bei Säuglingen beiderlei Geschlechts. In manchen Fällen kommen die Säuglinge schon mit mäßig ausgebildeten Stirnecken und sonst üppiger Kopfbehaarung zur Welt. Nun beobachten wir in den folgenden Lebenswochen ein Größerwerden der beiderseitigen Stirnglatzen; ganz analog wie beim glatzköpfigen Mann entsteht sogar mitunter auch ein *haarloses Territorium* am *Scheitelwirbel* und schließlich können diese kahlen Felder miteinander konfluieren, so daß im Laufe weniger Wochen ein Bild zustandekommt, das vollkommen der Glatze des erwachsenen Mannes entspricht. Die Kopfhaut selbst ist in diesen Fällen normal. Bei zunehmender Entwicklung der Säuglinge kommt es dann zu neuerlichem Haarwuchs und schließlich kann das gesamte Kopfhaar sich wieder regenerieren und nur die Stirnecken noch längere Zeit haarlos bleiben. OPITZ hat diese Verhältnisse eingehend untersucht. Dieser Typus des Haarschwundes mit nachfolgender Regeneration verdient unsere besondere Aufmerksamkeit darum, weil er in sehr vielen Eigenschaften die Glatze des Erwachsenen imitiert. Die wichtigste Übereinstimmung ist die *Lokalisation der kahlen Kopfhautgebiete*. Wie beim Erwachsenen handelt es sich ja auch bei den Neugeborenen um eine Entblößung der frontalen und fronto-parietalen Kopfteile. Eine weitere interessante Kongruenz ist in der Reihenfolge zu beobachten, in welcher sich die Entblößung der Kopfhaut beim Neugeborenen und bei ausgetragenen Kindern entwickelt. Ähnlich wie bei Erwachsenen beginnt die Entblößung auch bei Neugeborenen in den „Geheimratsecken", dann fallen die frontalen Haare aus, es entwickelt sich die Denkerstirne, bis schließlich die Glatze das gesamte klassische fronto-parietale und Scheitelgebiet einnimmt. Eine wichtige Übereinstimmung ist auch bei der Lokalisation der behaart bleibenden Kopfteile zu beobachten; wie beim Erwachsenen sind es die Gebiete des Temporal- und des Okzipitalmuskels, die noch beim hochgradigsten Haarschwund behaart bleiben. *Die Unterschiede gegenüber der Glatze des Erwachsenen* bestehen darin, daß der Prozeß bedeutend rascher verläuft; er beginnt bereits in den ersten Tagen nach der Geburt, erreicht unter Umständen in einigen Wochen das Stadium der Billardkugel, verharrt in diesem Zustand der hochgradigen Entblößung einige Wochen oder höchstens einige Monate und läßt noch im Verlaufe des ersten Lebensjahres Zeichen einer neubeginnenden Behaarung erkennen. *Bei der Säuglingsglatze handelt es sich also um einen Prozeß mit günstiger Prognose,* der vorübergehend ist. Ein weiterer sehr wichtiger Unterschied ist die Tatsache, daß diese exzessive Säuglingsglatze *beide Geschlechter gleichmäßig betrifft* — im Gegensatze zur Glatzenbildung des Erwachsenen, die ausschließlich beim Manne vorkommt.

Die Ursache der Säuglingsglatze ist sicher nicht in der Seborrhoe zu suchen. Von einer geschlechtsbetonten Vererbung ist keine Rede und irgendwelche hereditäre Verhältnisse spielen nach meiner eigenen Erfahrung keine Rolle. Ich habe eine Reihe von Säuglingen glatzköpfiger Väter untersucht und keine Prädisposition zur Säuglingsglatze feststellen können. Zur Erklärung der Genese der Säuglingsglatze hat OPITZ wertvolle Beiträge geliefert. Dieser eigenartige Haarausfall steht offenkundig in Zusammenhang mit *mechanischen Momenten.* Die größte Anzahl der Säuglinge wird mit einem ziemlich üppigen Kopfhaar geboren, welches normalerweise die Calvities frontalis aufweist und viele Monate hindurch beibehält. Diese Kopfbehaarung, die gut entwickelte Kinder bei der Geburt zeigen, bleibt meist auch dauernd erhalten. Ein glatzenähnliches Defluvium befällt nur jene Schädel, deren anatomische Eigenschaften OPITZ in folgender Weise kennzeichnet: Der Schädel wird allmählich ballonförmig aufgetrieben, die Fontanellen gespannt, nun beginnt das Defluvium mit der Vergrößerung der Calvities frontalis und breitet sich über den ganzen Kopf in ähnlicher Weise aus wie bei der Glatze des Erwachsenen. Meist innerhalb des ersten Lebensjahres findet dann wieder der umgekehrte Vorgang statt, der Schädel wird wieder kleiner und ein neues Haarwachstum beginnt. Die Ätiologie dieses Haarausfalles beim Säugling ist *in einer zeitweisen Überspannung des knöchernen Schädels* zu suchen. Durch die Vergrößerung des Schädelumfanges wird von innen her ein Druck auf die Kopfhaut ausgeübt, dies führt zu einer Druckatrophie der Kopfhaut und somit entsteht eine Ernährungsstörung derselben, deren unmittelbare Folge der Haarausfall ist. Bemerkenswert ist hierbei, daß offensichtlich jene Stellen diese Druckatrophie besonders stark erleiden, die auch bei Erwachsenen Prädilektionsstellen für die Glatze sind.

Aber nicht nur bei menschlichen Säuglingen und Kleinkindern, auch bei *Menschenaffen* liegen Beobachtungen von Säuglingsglatzen vor. Die Wachstumsvorgänge im Schädelinnern können in den ersten Lebenswochen mit derartiger Schnelligkeit einsetzen, daß eine plötzliche Größenzunahme der noch plastischen Schädelkapsel erfolgt, welche ihrerseits eine Überdehnung der Kopfschwarte nach sich zieht. Durch allmählichen Ausgleich dieser Diskrepanz bedeckt sich die Säuglingsglatze neuerlich mit Haaren.

In seinem Buche über Konstitutionspathologie in der Kinderheilkunde hat LEDERER bei der Beschreibung des sogenannten zerebralen Typus darauf hingewiesen, daß der Kopfumfang dieser Säuglinge oft größer als der Brustumfang ist und daß dieses Verhältnis bis in das Kleinkindesalter bestehen bleibt. Beim zerebralen Typus finden wir nun die Stirnecken und manchesmal auch die vorübergehende Glatzenbildung besonders häufig. Die Säuglinge dieses Typs zeigen mitunter an der Stirn ein deutliches Haarschöpfchen, welches oft von einer hufeisenförmigen, ziemlich breiten haararmen Zone umgeben ist. Einige Autoren (FREUND u. a.) behaupten, daß dieser Haarschopf eine gewisse Disposition zu exsudativer Diathese schafft.

Das vollausgebildete Haarkleid des Kindes besitzt nur an den Augenlidern, an den oberen Rändern der knöchernen Augenhöhlen und über der Schädelkapsel kräftige Dauerhaare. Zwei Eigenschaften des kindlichen Kopfhaares sind ganz besonders typisch. *Viel mehr Kinder als Erwachsene sind blond.* Die blonde Haarfarbe, die so oft mit Blauäugigkeit verbunden auftritt, ist ein Merkmal der Jugendlichkeit. Alle Haare werden ontogenetisch pigmentarm angelegt und erst später wandert reichlich Pigment in das wachsende Haar hinein. Die Spitze des Haares pflegt weniger stark pigmentiert zu sein als der Haarschaft. Selbst im späteren Leben dunkelgefärbte Kopfhaare machen manchmal ein blondes Stadium durch. — Ein zweites Kennzeichen des kindlichen Kopfhaares ist die *Lockung.* Neben der Färbung der Haare ist für den Gesamteindruck derselben ihr Querschnitt maßgebend. Straffe und schlichte Haare besitzen annähernd einen kreisförmigen Querschnitt, krause einen unregelmäßig elliptischen, lockige einen ovalen. Aufgefallen ist von jeher ein Zusammenhang zwischen Temperament und Haarwachstum in dem Sinne, daß krauses Haar und sanguinisches Temperament und schlichtes Haar und melancholisches Temperament sich häufig zusammenfinden. Von diesem Gesichtspunkte aus läßt sich die Lockung des Kinderhaares erklären. Die reflektorische Erregung der Hautgefäße als Ausdruck von Gemütsbewegung erfolgt in der Jugend viel rascher als beim Erwachsenen, Erröten, Weinen und Lachen — die unbewußten Reflexe des Seelenlebens — sind viel intensiver, Erweiterung und Verengerung der Haargefäße um die Papillen finden in buntem Wechsel statt und erzeugen die Ringellöckchen der Kinder. Im weiteren Verlauf des Lebens tritt mit dem abnehmenden Ausdruck der Gemütsbewegungen, welche bewußt unterdrückt werden, die reflektorische Erregung der Hautgefäße immer seltener ein, und infolge der regelmäßigeren Blutversorgung der Haarpapille wird das Kopfhaar des Erwachsenen stärker, schlichter und straffer.

Die Kopfhaare weisen *eine typische Gruppierung auf*, die einzelnen Haargruppen umfassen 3—5 Einzelhaare. Mehr als fünf Haare in einer Gruppe sind selbst bei stärkstem Kopfhaarwuchs selten. An den Rändern der behaarten Kopfhaut findet sich bei Kindern öfters eine in ihrer Breite wechselnde Zone, wo Gruppen von Kopfhaaren mit Gruppen von Wollhärchen untermischt sind.

Wimpern und *Augenbrauen* stehen beim Kinde bereits in *Einzelstellung*. Interessant ist die Tatsache, daß die Wimperhaare im Haarkleid des Kindes das Maximum ihrer Entwicklung erreichen. Die *langen*, einzelgestellten, sichelförmig nach oben, bzw. nach unten gekrümmten *Wimperhaare* verleihen dem kindlichen Auge den *charakteristischen Ausdruck*. Der Höhepunkt der Wimperentwicklung fällt also in die Jugendperiode, und ganz allmählich nehmen die Dimensionen der Wimperhaare im höheren Lebensalter ab. Bei der Frau behält die Wimperbehaarung im allgemeinen länger ihren jugendlichen Charakter als beim Mann, und es bilden nach der Pubertät die Lidränder des Weibes mit ihren stärkeren, regelmäßig gebogenen und längeren Wimperhaaren (wie beim Kinderauge) einen sekundären Geschlechtscharakter.

Der Rest der übrigen Hautoberfläche ist mit farblosen, kurzen Flaumhärchen bekleidet.

3. Die Veränderungen des kindlichen Haarkleides durch die Pubertät und seine Entwicklung zum Haarkleid des Erwachsenen.

Der Eintritt der Geschlechtsreife bedingt sowohl beim Knaben als auch beim Mädchen eine Wandlung des Haarkleides, welche dadurch charakterisiert ist, daß an einzelnen Stellen des Haarkleides *Lanugohärchen* durch dickere und dunklere Dauerhaare, sogenannte *Terminalhaare* ersetzt werden. Beim Kinde bis zum 13. Jahre sind Gesicht, Hals, Rumpf, Arme und Beine mit feinen, wenig gefärbten und kurzen Flaumhaaren überzogen. Kopfhaut, Augenbrauen und Cilien zeigen bereits Dauerhaare. Der Eintritt der Pubertät ist ein mächtiger Anstoß für die Weiterentwicklung des menschlichen Haarkleides; das auf der kindlichen Entwicklungsstufe stehenbleibende Lanugohaar findet sich bei der erwachsenen *Frau* im Gesichte, an den Ohren, am Hals, am Rumpf und an den Extremitäten, beim *Manne* an einem großen Teil des Gesichtes außerhalb der Bartregion, vor allem stets an den Augenlidern, an der Nase, am äußeren Ohr, an vielen mehr oder weniger ausgedehnten Stellen

des Halses, fast immer an der Beugeseite des Oberarmes, in der Ellen-
und Kniebeuge und am Fußrücken. *Die nach dem Eintritt der Geschlechtsreife am menschlichen Haarkleide erkennbaren Differenzen bestehen in
einem späteren und unvollständigeren Auftreten der Terminalbehaarung
beim weiblichen Geschlecht.* *Das Kopfhaar des Weibes* weist im allgemeinen
eine größere Länge auf als beim männlichen Geschlecht, dessen Kopfhaarwuchs in vorgeschrittenem Mannesalter physiologischerweise kürzer
und spärlicher wird. Die Achselbehaarung der Frauen unterscheidet sich
kaum von der der Männer, nur daß bei Frauen häufiger ein verspätetes
Auftreten derselben beobachtet wird. Die *Schambehaarung* der Frau
gleicht in ihrer Form und in ihrer Begrenzung durch eine fast gerade oder
nach oben schwach konvexe Linie der des Jünglings von 15—17 Jahren.
Beim Manne mit stärkerer Terminalbehaarung verliert sich die scharfe
Abgrenzung des Haarwuchses nach oben, indem sich die ganze vordere
Bauchwand, von der Mittellinie beginnend, bis zum Nabel und darüber
mit Terminalhaar bedeckt.

Als ausgesprochen sekundärer Sexualcharakter kann das Auftreten
des Terminalhaares als *Bart* beim Manne gelten. Beim Weibe verstärkt
sich wohl auch zur Zeit des Hervorbrechens der Terminalhaare in Achselhöhle und auf dem Schamberge die Flaumbehaarung von Lippen und
Wangen, nach kurzer Zeit jedoch bleibt das Wachstum des weiblichen
Bartflaumes stehen, um erst nach Verlust der Eierstockfunktion in der
Menopause eine neue Tendenz zur Ausbildung stärkeren Terminalhaares
erkennen zu lassen. Ein gut funktionierendes Ovarium scheint Bedingung
für die Beschränkung der Terminalbehaarung auf Achselhöhle und
Schamberg beim Weibe zu sein. Umgekehrt bildet bei dem Manne der
haarreichen Menschenrassen das Vorhandensein eines gut funktionierenden
Hodens die Bedingung für die völlige Ausbildung des Terminalhaares.

Ein interessanter Geschlechtsunterschied des menschlichen Haarkleides ist *an dem Verlaufe der Stirn-Haargrenze* zu erkennen. Bei Kindern
beiderlei Geschlechts zieht sie in Form eines geschwungenen, kontinuier-
lichen Bogens von der Präaurikulargegend der einen zu der anderen Seite.
Betrachtet man den Kopf eines Kindes bis etwa zum 15. Lebensjahre
von der Seite, so deckt das Capillitium, ähnlich einer Haube, den kindlichen Schädel. Nirgends zeigt die bogenförmige Linie der vorderen Haargrenze Zacken oder Einbuchtungen bis auf einen leicht angedeuteten Vor-
sprung an der höchsten Stelle des Bogens. Nach dem Eintritt der Pubertät
ändert sich die vordere Haargrenze beim Manne in ganz typischer und
charakteristischer Weise. Zu beiden Seiten der Mittellinie, rechts und
links in der Gegend der beiden Stirnhöcker, beginnt sich der Haarboden
allmählich zu lichten. Es entstehen beiderseits zwei einspringende
Winkel, die im Laufe einiger Jahre an Ausdehnung zunehmen und zur
Freilegung zweier dreieckiger Hautfelder führen. Diese zwei dreieckigen

Hautfelder verwandeln die vordere bogenförmige Grenze des kindlichen Capillitium in eine gebrochene Linie, die genau entsprechend der Mitte der Stirn eine deutlich vorspringende Zacke aufweist. Die griechischen Künstler kannten diese Zacke sehr wohl und sie zählt mit zu den Schönheiten des menschlichen Gesichts. Die Ausbildung dieser beiden eben geschilderten kahlen Flecke gehört zu den charakteristischen Stigmata des männlichen Kopfes und ist ein Zeichen des geschlechtsreifen Individuums genau so wie etwa der Schnurrbart. Ich habe vorgeschlagen,

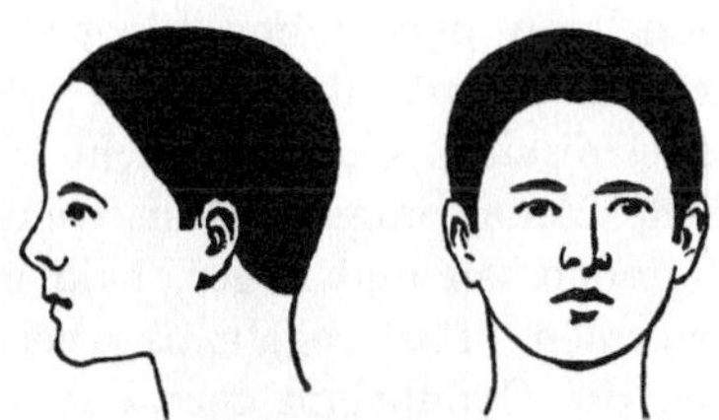

a) Haargrenze vor Eintritt der Pubertät

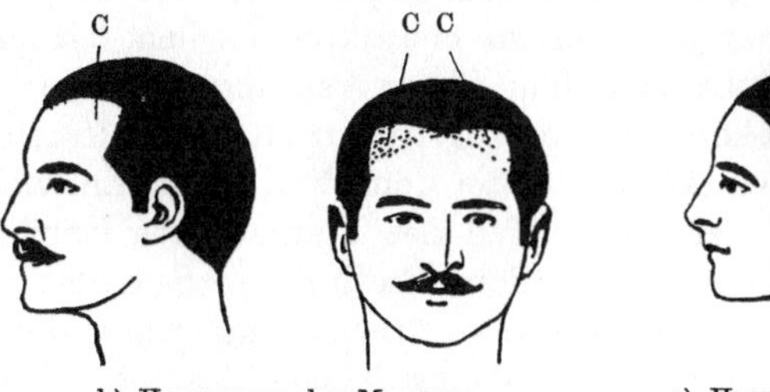

b) Haargrenze des Mannes　　　　c) Haargrenze der Frau
(C = Calvities frontalis)

Abb. 1.

diesen beiden kahlen Feldern einen eigenen Namen zu geben und sie als *Calvities frontalis adolescentium* zu bezeichnen. Bei Mädchen und Frauen verlaufen die vorderen Konturen der Haargrenze ganz analog wie beim Kinde in Form eines ungebrochenen Bogens. Die Stirnzacke ist oft kaum angedeutet, die Stirnhöcker werden nicht bloßgelegt, sondern bleiben mit dichtem Haarwuchs bedeckt. Erst, wenn die Frauen sich dem Klimakterium nähern, wenn ihre Gesichtszüge sich verschärfen und an der Oberlippe und am Kinn die ersten borstigen Härchen des Frauenbartes sich zeigen, dann beginnt auch an ihrer Haargrenze eine sichtbare Wandlung zum männlichen Typus. Die weiche bogenförmige Linie des Capillitium, die der Stirn des Weibes den frauenhaften Ausdruck verleiht, bekommt bald früher, bald später zwei charakteristische Einbuchtungen, die zwar niemals so tief einspringende Winkel wie beim Manne bilden, aber immerhin eine deutliche Anlehnung an die Calvities frontalis adolescentium erkennen lassen. Eine ebensolche Veränderung der vorderen Stirn-Haargrenze fand ich bei manchen Frauen während der Schwangerschaft angedeutet. Dieser Befund läßt sich mit der bekannten Tatsache, daß Schwangere so oft einen leichten Bartanflug zeigen, sehr gut vereinen. Ferner konnte ich beobachten, daß auch bärtige Frauen, die eine abnorm tiefe Stimme besaßen und infolge eines wenig ausgebildeten Genitales an Menstruationsstörungen litten, fast regelmäßig eine mehr weniger entwickelte Calvities frontalis darboten. Am interessantesten aber war es für mich, erwachsene Männer zu untersuchen, die jenen Symptomenkomplex aufwiesen, den man gewöhnlich als *eunuchoiden* Typus bezeichnet. Die Eigenart dieser männlichen Individuen ist durch die Unterentwicklung des Genitales, eine kindliche Stimme, mangelnden Bartwuchs und weibliche Behaarungslinie am Genitale charakterisiert. Bald sind sie hoch aufgeschossen und hager, bald untersetzt, fettleibig, von weiblichen Körperformen. Fast regelmäßig verlaufen bei ihnen die vorderen Grenzkonturen des Capillitium genau so wie beim Weibe und Kinde, d. h. von der einen Präaurikulargegend zur anderen zieht die Haargrenze in leicht geschwungenem Bogen, ohne die zwei normalen, für den geschlechtsreifen Mann so charakteristischen, einspringenden Zacken rechts und links von dem Stirnvorsprung des Haarbodens zu bilden. Das Zustandekommen der Calvities frontalis adolescentium läßt sich in folgender Weise erklären: Unter dem Einfluß der Entwicklung des Hodens wandelt sich der größte Teil des Flaumhaares beim Manne in Terminalhaar um. Diesen unter dem Einfluß der Sexualhormone sich bildenden Hautfeldern mit stärkerer Behaarung wäre die Calvities frontalis adolescentium als eine *Minusvariante* des männlichen Haarkleides gegenüberzustellen.

Zusammenfassend können wir als *Geschlechtsunterschiede der Behaarung beim Menschen die Verschiedenheit der Ausbildung des Terminalhaares bei Mann und Frau* bezeichnen.

Der weibliche Typus der Behaarung ist identisch mit dem des 15- bis 16jährigen Jünglings. Die Jugendlichkeit des weiblichen Typus bis zur Menopause äußert sich nicht nur in der Beschränkung des Terminalhaarwuchses auf Achselhöhle und Schamberg, in der Weiterbildung des Kinderkopfhaarwuchses, sondern bei näherer Prüfung ergeben sich alle als weiblich bezeichneten Eigenschaften, körperliche wie geistige, zugleich als charakteristisch für den jugendlichen Typus. Nicht nur somatisch, sondern auch psychisch bleibt die Frau, solange sie ein funktionierendes Ovarium besitzt, auf relativ jüngerer Entwicklungsstufe stehen und gleicht in dem Ablauf ihres Seelenlebens und in dem plötzlichen Durchbruche ihrer Affektäußerungen mehr dem Kinde.

Beim Manne ist der Eintritt der Geschlechtsreife verbunden mit der Verdrängung des Lanugohaarkleides durch Terminalhaare in Achselhöhlen und an den Geschlechtsteilen und durch die Bartentwicklung im Gesichte. Parallel mit den somatischen Eigenschaften des männlichen Typus und mit den seelischen Qualitäten des männlichen Charakters wird als Folge eines gut funktionierenden Hodens das Lanugohaar immer mehr und mehr zurückgedrängt und auf dem ganzen Körper bis auf geringste Reste durch Terminalhaare ersetzt. Auch die für den kindlichen Typus charakteristische Gruppenstellung der Kopfhaare geht dem Manne im späteren Lebensalter verloren; beim alternden Manne werden schließlich auch die Lanugohärchen am Naseneingang und im Ohr in Dauerhaare verwandelt, die als charakteristische Haarbüschel das beginnende Senium kennzeichnen.

Eine für das Haarkleid des Mannes charakteristische Anomalie ist die *Glatzenbildung*. Die Auffassung, daß sie ausschließlich auf eine Erkrankung des Haarbodens, nämlich die Seborrhoe, zu beziehen ist, scheint mir deshalb unrichtig, weil die komplette Glatze scharfrandig gegen das übrige, noch behaarte Capillitium abschneidet, während die Seborrhoe die gesamte Kopfhaut befällt. Was uns an der Glatze interessieren muß, ist die Tatsache, daß ja nicht nur der Haarausfall allein diesen Zustand charakterisiert, sondern neben demselben stellt sich ein atrophisierender Prozeß im Laufe der Jahre ein, der das Epithel und das Bindegewebe miteinbezieht. Genetisch beruht der Haarausfall nicht auf einer primären Schädigung der Haarmatrix oder des Follikelapparates durch Bakterien der Seborrhoe, sondern es liegt hier überstürzte Haarneubildung mit vorzeitiger Erschöpfung der Regenerationsquellen vor. Diese überstürzte Haarneubildung spielt sich unter dem Einfluß bestimmter hormonaler Reize im stürmischen Tempo ab und braucht dabei die dem Epithel von der Anlage her innewohnenden Reparationsenergien in kürzester Zeit auf. Meiner Ansicht nach ist die Glatzenbildung eine Minusvariante des männlichen Haarkleides, welche der seborrhoischen Konstitution eigentümlich ist. Unterstützt wird diese Meinung durch folgende Befunde: 1. Fehlen der Glatze bei geschlechtsreifen Frauen, 2. Fehlen der Glatze bei Eunuchen, 3. Fehlen der Glatze bei bestimmten Völkerstämmen trotz vorhandener Seborrhoe. Die Muselmanen Algiers sind trotz intensiver Seborrhoe frei von Glatze.

4. Haarfarbe, Ergrauen und Färben der Haare.

Die Haarfarbe.

Die Farbe des menschlichen Haares ist von dreierlei Faktoren abhängig. Die wichtigste Rolle spielt das Melanin, welches in Form von korpuskulären Farbstoffkörnern in den Zellen der Haarpapille und des Haarschaftes in größerer oder geringerer Menge vorhanden ist. Außerdem mischt sich diesem lichtblond bis tiefschwarz abgetönten Melanin die

Eigenfarbe der Hornzellen bei, welche in dünner Schicht grünlich durchscheinend ist. Die Tatsache, daß Hornzellen einen grünlichen Farbenton besitzen, ist zuerst von UNNA festgestellt worden. Diese Tingierung betrifft die Hornsubstanz in ihrer Gänze, sie ist nicht wie die Schwarzfärbung an korpuskuläre Elemente gebunden, welche in der Zelle suspendiert sind, sondern diffus auf die gesamte verhornte Masse verteilt. Zerlegt man z. B. ein Rinderhorn in dünne Scheiben, so kann man im durchfallenden Lichte diese grünliche Nuance deutlich erkennen. Albinotische Individuen zeigen ganz die gleiche grünliche Tinktion ihrer Haarsträhne; diese Haare entbehren jeglichen korpuskulären Pigments und bestehen ausschließlich aus vollkommen ungefärbten Hornzellen, wodurch sie den typischen, ganz eigenartigen Stich ins Grünliche erhalten. Die angeborene Pigmentarmut des Haares ist auch mit anderen Symptomen des Albinismus vergesellschaftet. Die gesamte Hautoberfläche scheint vollkommen ungefärbt, desgleichen die Chorioidea und die Iris. Mitunter ist der Albinismus in Generationen vererbbar.

Auch der Luftgehalt des Haarschaftes ist imstande, den optischen Eindruck der Farbe zu beeinflussen. Er verursacht gemeinsam mit dem Schwunde des Melanins das Ergrauen des Haarkleides.

Die Farbe des Haares steht in gewisser Beziehung zu seinem Durchmesser. Die dünnsten Haare sind blond, etwas dicker sind die braunen und schwarzen und am dicksten die sogenannten roten. Nach den Angaben eines englischen Autors enthält ein blondes Capillitium 140000 bis 150000 Haare, ein braun- bis schwarzhaariges etwa rund 100000 und ein rothaariges nur deren 30000. Die Dicke des roten Haares macht es auch begreiflich, daß wir bei Rothaarigen so außerordentlich selten Glatzenbildung finden, weil eben diese dicken Haarschäfte der progredienten Atrophie, wie sie der Glatzenbildung zugrunde liegt, erfolgreich widerstehen. Zwei Varianten der Haarfarbe, welche wir in der Säugetierreihe noch häufig vorfinden, fehlen dem menschlichen Haarkleide. Die sogenannte Wildfarbe des Haares entsteht dadurch, daß der einzelne Haarschaft in verschiedenen Segmenten verschieden gefärbt ist. Blonde Ringe wechseln in bunter Reihe mit bräunlichen und schwarzen. Diese Schutzfärbung zeigen sehr viele freilebende Tiere, und sie verlieren sie durch Domestikation. Die zweite Farbe, welche das menschliche Haarkleid nicht mehr aufweist, ist die als Schimmelfärbung bezeichnete weiße Nuance. Ursprünglich war sie die Schutzfarbe der in arktischen Regionen freilebenden Säugetiere. Bei Menschen kommt die Schimmelfarbe des Haarkleides nicht mehr vor, sie ist nicht identisch mit dem Prozesse des Ergrauens.

Farbenänderungen des Haares können unter den verschiedensten Umständen auftreten. Im allgemeinen sind in der Jugend die Haare hell und werden allmählich dunkler. Die blonden Haare der ersten

Kindheit werden oft bräunlich, in der Jugend braunhaarige Individuen zeigen im späten Alter Schwarzfärbung. Schwere Infektionskrankheiten, bei denen die Haare zum Ausfalle kommen, können die Ursache dafür abgeben, daß der Nachwuchs anders gefärbt erscheint. Es können blondhaarige Menschen nach dem Überstehen eines langdauernden Typhus dann für kurze Zeit dunkle Haare bekommen und umgekehrt. Großes Aufsehen machte eine Zeit hindurch die Mitteilung, daß bei Krebskranken bestimmte Änderungen in den dem Lichte ausgesetzten Anteilen des Haarkleides vorkommen. SCHRIDDE beobachtete am Kopfe und im Gesichte von Patienten, die an ausgedehnter Krebserkrankung litten, ein Nachdunkeln des Haarkleides. Die Haarschäfte werden nach seiner Angabe schwärzer, straffer und dicker. Dabei geht der normale Glanz des Haares verloren. Neben dieser Haarverfärbung macht sich auch eine deutliche Pigmentierung der unbehaarten Stellen bemerkbar, deren Ursache in einem abnormen Eiweißzerfall, bedingt durch die Krebskrankheit, zu suchen ist. Zahlreiche Autoren haben diese Befunde nachgeprüft und die Ansicht vertreten, daß die sogenannten Krebshaare sich auch manches Mal bei Leuten vorfinden, die vollständig frei von Krebs sind. Es ist nur auffallend, daß gerade krebskranke Menschen über 50 Jahre oft noch tiefschwarzes Kopfhaar besitzen und daß auch ihre Barthaare viel pigmentreicher sind, als ihrem Alter entspricht. Das Auftreten dieser schwarzen Haare ist nach GALEWSKYS Meinung bei älteren Leuten gar nicht so selten; es ist dies eine Art Gleichgewichtsstörung in der Pigmentverteilung: während der eine Teil des Haarkleides schon zu ergrauen beginnt, hyperpigmentiert ein anderer vorübergehend.

Nach *Röntgenbestrahlungen* bemerkt man mitunter, daß die nachwachsenden Haare anders gefärbt und geformt sind als vorher. FUHS hat Kinder demonstriert, welche wegen Pilzerkrankungen des Capillitium bestrahlt worden waren und deren früher schlichte Kopfhaare in Form von Locken nachwuchsen. Auch Farbenänderungen vom Lichten ins Dunkle und umgekehrt sind bei solchen Kindern möglich.

Von außen einwirkende *Schädlichkeiten chemischer Natur* welche bei den verschiedenen Berufsarten das Haarkleid treffen, können Farbenänderungen hervorrufen. Bekannt sind die Rotfärbungen der Haare in Anilinfabriken, die Grünfärbung in Kupferwerken. Auch intern und extern angewandte Medikamente können die Haarfarbe beeinflussen. Arsenkuren, in Form von Pillen und Injektionen verabreicht, bedingen oft ein stärkeres Pigmentieren der Kopf- und Barthaare. Von äußerlich auf die Kopfhaut applizierten Medikamenten, welche aus verschiedener Ursache verordnet werden, können manche als unangenehme Nebenerscheinung Farbenänderungen des Kopfhaares nach sich ziehen. Bekannt ist dies vom Chrysarobin, welches eine mahagonirote Nuance hervorrufen kann. Auch Betanaphthol und Resorzin verändern weiße und blonde Haare, ein Umstand, auf den man bei Verschreibung von Haarwässern Rücksicht nehmen muß.

Das Ergrauen.

Ein außerordentlich interessanter und noch vollständig ungeklärter Prozeß ist das Ergrauen des Haarkleides, welches entweder inselförmig auftritt und dann als *Poliosis* bezeichnet wird, oder das gesamte Haarkleid diffus befällt: *Canities*. Die Ursache des Ergrauens liegt in dem Schwunde des Pigments und in dem Eintritt von Luft in den Haarschaft. BLOCH hat mit Hilfe seiner Dopareaktion nachgewiesen, daß das Pigment beim ergrauenden Haare geringer wird und im Bulbus des weißen vollständig fehlt. Die Matrixzellen der Haarpapille enthalten keine Substanzen mehr, die sich mit Dopa tingieren. Die Färbung des normalen Haares wird verursacht durch Funktion der in den Haarmatrixzellen vorhandenen Dopaoxydase. Das physiologische Ergrauen der Kopf- und Barthaare beruht nach BLOCH auf einem im Alter eintretenden Schwund dieser Substanz. Es wird nicht das früher pigmentierte Haar sekundär pigmentlos, sondern es wird vielmehr durch ein weißes ersetzt. Man sieht im mikroskopischen Bilde oft in der unmittelbaren Umgebung der pigmentlosen Haarpapille — teils dicht an dieselbe angelagert, teils verstreut im angrenzenden Bindegewebe — verästelte mesodermale Chromatophoren. Zahlreiche Pigmentforscher (METSCHNIKOFF, EHRMANN u. a.) haben angenommen, daß beim Ergrauen das Abströmen des Pigments in die Chromatophoren des Papillarkörpers eine Rolle spielt.

Inseln in Form von grauen *Haarschöpfen* auf dunkel gefärbtem Capillitium finden wir mitunter als familiäre Eigentümlichkeit, welche sich in Generationen weiter vererbt. Aber auch durch Krankheit können solche ergraute Stellen auftreten und längere Zeit bestehen bleiben. Die *Vitiligo* des behaarten Kopfes geht mit der Bildung derartiger depigmentierter Territorien einher, welche bei sonst dunklen Haaren eine förmliche Scheckung des Kopfhaares zur Folge haben. Heilt eine *Alopecia areata* des Capillitium aus, so beobachten wir manches Mal, daß die Haare vollkommen depigmentiert, fast weiß, nachwachsen und erst nach langer Zeit ihre normale Farbe wieder annehmen.

Viel häufiger als das inselförmige Ergrauen ist das *diffuse*. Es ist mit zunehmendem Alter physiologisch. Allerdings ist der Zeitpunkt des Grauwerdens individuell außerordentlich verschieden; es gibt Familien, in denen alle Mitglieder sehr frühzeitig ergrauen, ohne daß sie sonst irgendeine Konstitutionsanomalie aufweisen. Bemerkenswert ist die Beobachtung, daß Männer, welche im frühen Lebensalter schon grau werden, niemals eine Glatze bekommen. Jugendliche Grauköpfe scheinen zur progressiven Atrophie der Haarpapille, wie sie der Glatzenbildung zugrunde liegt, nur wenig disponiert zu sein. Die Canities des Haarkleides wird im allgemeinen durch chronische, mit Schwächung des Organismus einhergehende Krankheiten, durch depressive Gemütszustände, durch Kummer und Sorgen begünstigt. Lebhaft diskutiert wird in der Literatur die Frage des *plötzlichen Ergrauens.* Einwandfreie Beobachter haben solche Fälle veröffentlicht. Es handelt sich immer um Menschen, die infolge eines schweren Schrecks oder Schocks im Laufe einer Nacht ergrauten. Bekanntlich soll z. B. das Haar der Maria Antoinette einen Tag vor ihrer Hinrichtung erbleicht sein. Auch im Weltkriege sind vereinzelte Fälle plötzlichen Ergrauens beschrieben worden, welches bei Soldaten nach Granatverschüttungen sich einstellte. Versuchen wir, dieses plötzliche Ergrauen zu erklären, so müssen wir auf einen histologischen Befund zurückgreifen, den seinerzeit LANDOIS erheben konnte. Ein Mann ergraute im Laufe einer Nacht während eines Anfalles von Säuferwahnsinn, in welchem er von schreckhaften Phantasiegebilden gequält wurde. LANDOIS fand in den histologisch untersuchten Haaren, und zwar sowohl in der Rinde als auch im Mark, zahlreiche Luftbläschen, welche dem Haare den exquisit grauen Schimmer verliehen. Beim plötzlichen Ergrauen handelt es sich scheinbar um eine akut einsetzende Auflockerung des Haarschaftes auf Grund einer durch Schockwirkung bedingten trophischen Störung. Wir können dieselbe besser verstehen, wenn wir uns daran erinnern, daß durch Angst und Schreck eine sogenannte Gänsehaut eintritt, welche durch Kontraktion der Musculi arrectores pilorum bedingt ist und mit einer Aufrichtung des Haarkleides einhergeht. Dauert die Sträubung des Haarkleides lange Zeit hindurch, so kann infolge des Muskelzuges eine Anämie der Haarpapille verursacht werden, welche bei längerer Dauer die strukturelle Beschaffenheit des Haarschaftes derart schädigen kann, daß Luftbläschen in die Rinden- und Markschicht eindringen.

Alle Versuche, das Ergrauen des Haarkleides wirksam zu bekämpfen, haben bis jetzt fehlgeschlagen. Manchmal gelingt es, durch rechtzeitig verabreichte *Arsentherapie* das Fortschreiten des Ergrauens hinauszuschieben; es ist jedoch sehr fraglich, ob es möglich ist, bereits depigmentierte Haare durch pigmentierte zu ersetzen. Auch allgemein roborierende Kuren sind vielfach versucht worden. LORAND empfiehlt Totalbestrahlungen des ganzen Körpers mit *Höhensonne* und behauptet, nach einer mehrwöchigen Kur Dichter- und Dunklerwerden des Kopfhaares gesehen zu haben. Vereinzelte Beobachter berichten von einer Pigmentierung bereits ergrauten Kopfhaares durch Röntgenbestrahlung; ich konnte mich jedoch niemals von diesem Effekt überzeugen. Auch nach Verwendung BUCKYScher *Grenzstrahlen* tritt trotz vorübergehender Pigmentierung der Kopfhaut keine Änderung im Pigmentgehalt des Haares ein. Große Hoffnungen knüpfte man an die Therapie des Ergrauens mit Drüsenextrakten und mit sogenannten *Verjüngungsopera-tionen*. VORONOFF erwähnt das Wiederwachsen pigmentierter Kopfhaare bei grauköpfigen alten Männern, denen er Affenhoden implantiert hatte. Desgleichen soll mitunter die Unterbindung der Samenleiter nach STEINACH einen derartig verjüngenden Effekt auslösen, ebenso liegen vereinzelte Beobachtungen vor über Wiederwachsen und Nachdunkeln der Haare nach durchgeführter Pinselung der Samenstranggefäße mit Karbolsäurelösung nach DOPPLER. Allen diesen Berichten gegenüber ist eine große Skepsis am Platze. Sie entbehren jeder objektiv festge-haltenen Grundlage, beruhen auf einem allgemeinen Eindruck des unter der Suggestion des Operateurs stehenden Patienten und bedürfen drin-gendst der Nachprüfung nicht voreingenommener Fachleute. Auch die diätetische Behandlung frühzeitigen Ergrauens ist höchst problematisch. Daß bessere Ernährung im allgemeinen das Haarkleid dichter, glän-zender und mitunter auch dunkler pigmentiert macht, ist eine den Tier-züchtern schon seit vielen Jahrhunderten bekannte Tatsache. In gewissen Grenzen gilt dies natürlich auch für den Menschen. Die Annahme, man könnte durch Zufuhr bestimmter Nährpräparate den Pigment-gehalt des Haares steigern, ist jedoch vollständig aus der Luft gegriffen und entbehrt jedes experimentellen Fundaments. Wenn daher Patienten mit ergrauten Haaren Abhilfe verlangen, so kann man, falls Arsenkuren und roborierende Maßnahmen den gewünschten Erfolg nicht brachten, sie nur auf das Haarfärben verweisen.

Färben der Haare.

Das *Färben* der Haare soll von einem in dieser Hinsicht besonders Erfahrenen vorgenommen werden. Für den Arzt ist es wichtig zu wissen, welche Schädigungen des Haares und der Haut durch diese Prozedur entstehen können. Am leichtesten ist es, dunkle Haare aufzuhellen, wie dies gewöhnlich mit den verschiedenen Wasserstoffsuperoxydprä-paraten vorgenommen wird. Etwas schwieriger bereits ist die Dunkel-färbung ergrauter Haare. Dringend widerraten muß man den Versuch, Haare umzufärben, weil dann immer ein geschecktes Aussehen die Folge ist. Allzu häufiges Bleichen der Kopfhaare mit Wasserstoffsuperoxyd-lösungen macht sie brüchig und kann die Ursache für Trichorrhexis und Trichoptilosis abgeben.

Wir unterscheiden zweierlei Methoden der Haarfärbung: Die *physi-kalische* besteht darin, daß vegetabilische Farbstoffe in der gewünschten Nuance direkt auf das Haar aufgetragen werden. Auf diesem Prinzip beruht die Färbung mit Henna. Dieses schon seit vielen Jahrtausenden bekannte Präparat wird aus den Blättern von Lawsonia inermis, einem im Oriente heimischen Strauch, hergestellt. Das Hennapulver kann durch Beimengen verschiedener Quantitäten von Indigo in seinen Farben variiert werden. Die Haarfärbung geschieht nach entsprechender Entfettung und Reinigung des Haarbodens durch Auftragen eines Breies, welcher durch Anreiben des Pulvergemisches mit Wasser frisch bereitet wird. Diese Methode ist absolut unschädlich. — Die *chemischen* Haarfärbemethoden bedienen sich synthetisch hergestellter, der Anilinfarbenreihe entnommener Derivate. Den Ausgangspunkt bildete seinerzeit das Paraphenylendiamin. Da man jedoch beobachtete, daß nach Anwendung desselben schwere Dermatitiden des Capillitium sich einstellten, so wurden in der Folgezeit Substitutionsprodukte dieser hautreizenden Substanz in den Handel gebracht, welche im allgemeinen gut verträglich sind. Hierher gehören das von ERDMANN eingeführte Aureol, das von TOMASZEWSKI empfohlene Eugatol und das Primal, welches MAX JOSEPH als unschädlich angibt.

SABOURAUD rät, vor Färbung des gesamten Capillitium die Verträglichkeit des Färbemittels an einer kleinen Stelle der Kopfhaut zu versuchen, um vor unliebsamen Überraschungen geschützt zu sein.

Die nach Haarfärbung mit Anilinderivaten bei überempfindlichen Individuen auftretenden Reaktionen können ein schweres Krankheitsbild bedingen. 10—20 Stunden nach der Färbung fühlt die Patientin am behaarten Kopf heftiges Jucken und Spannen. Mit freiem Auge bemerkt man vereinzelte rote Fleckchen. In der Folgezeit werden die Symptome außerordentlich stürmisch. Kopfhaut, Stirn und Wangen schwellen mächtig an, ein blasses, pastöses Ödem entsteht, die Augenlider werden polsterartig und die Augen selbst können nicht mehr geöffnet werden. Je nach der Körperlage der Patientin wechselt die Flüssigkeitsansammlung im Gesichte, und das Ödem kann auf die abhängigen Partien des Halses und auf die Sternalgegend übergreifen. Kleinste Bläschen schießen an den befallenen Hautpartien auf, klares oder blutig tingiertes Serum tritt aus und formt honiggelbe, fest anhaftende Krüstchen, wie wir sie von der Impetigo her kennen. Je nach dem Falle wechselt die Größe dieser Bläschen und Krusten. Merkwürdigerweise ist die Haut des Kopfes oft weniger befallen als die des Gesichtes und der oberen Körperregion. Die Patientin und ihre Umgebung ist aufs höchste erschrocken, und da oft das Haarfärben geheimgehalten wird, kann von dem Unerfahrenen die Diagnose Erysipel gestellt werden. Da aber die Temperatur niemals wesentlich erhöht ist und, wie oben erwähnt, das Ödem mit der Körperlage seinen Platz wechselt, wird alsbald auf eindringliches Befragen die richtige Diagnose ermöglicht. Mitunter schwellen auch die Lymphdrüsen am Hals an, selbst Nierenreizungen wurden beobachtet. Ebenso wie bei der Salvarsandermatitis können Mischinfektionen der Haut eintreten.

So sah ich in meiner Sprechstunde eine Patientin, welche vor einer Woche im Ausland eine Haarfärbung hatte vornehmen lassen. Kopfhaut, Gesicht und Hals boten das oben geschilderte Aussehen, außerdem aber tastete man auf dem prallgespannten, stark ödematösen Capillitium vier überwalnußgroße, brettharte, blauviolette, im Zentrum bereits erweichende furunkulöse Infiltrate, von denen aus lymphangitische Stränge zu den geschwollenen, äußerst schmerzhaften Nackendrüsen hinüberzogen. Heftige Schüttelfröste machten die Aufnahme der Patientin in eine Heilanstalt notwendig und ausgiebige, breite Inzisionen besserten ihren Zustand im Laufe von etwa 2 Wochen.

Wir sehen also, daß mitunter recht ernste Konsequenzen auf eine unsachgemäße Haarfärbung eintreten können. Die *Therapie* dieser manches Mal sehr stürmischen Erscheinungen hat nach folgenden Richtlinien zu geschehen: Die geschwollenen und ödematösen Hautpartien werden dick mit Borcreme (3% Solut. acid. bor. aquos., Lanolin. anhydric. aa 40,0, Vaselin. 20,0) bestrichen und mit Mullkompressen bedeckt, die mit 3%igem Borwasser getränkt sind. Die Augenentzündung ist mit Einträufelungen adstringierender Lösungen zu behandeln. Nach Rückgang der akuten Erscheinungen empfiehlt sich die Applikation indifferenter Schüttelpinselungen und milder Pasten. Derart überempfindliche Patienten sind vor jeder weiteren Haarfärbung zu warnen.

5. Anatomie und Wechsel der Haare.

Anatomie.

An jedem Haare unterscheidet man *Spitze, Schaft* und *Wurzel.* Mit dem Schaft ragt es frei über die Oberfläche heraus, mit der Wurzel steckt es in dem sogenannten Follikel oder Haarbalg, einer Einstülpung der Epidermis, die von geschichtetem Bindegewebe umschlossen wird. Die Wurzel sitzt mit ihrem unteren, hutförmig aufgetriebenen Ende der Haarpapille auf, welche eine kugelförmige Erhebung am Follikelboden darstellt und allseitig von dem Bulbus des Haares umschlossen wird. Nach außen mündet der Haarbalg mit einer trichterförmigen Erweiterung, dem sogenannten Follikeltrichter; in diesen öffnen sich auch die das Haar begleitenden Talgdrüsen. Unterhalb dieser Stelle ist der Follikel in der Regel am engsten, im Bereiche desselben treten hauptsächlich die Nerven an den Haarbalg heran, denselben in Form eines Geflechtes umspinnend. Zu den meisten Follikeln zieht ein eigener Muskel, der aus glatten Muskelfasern besteht. Dieselben entspringen meist mit mehreren Zipfeln im Corium knapp unterhalb der Papillarschicht; zu stärkeren Bündeln vereinigt, ziehen sie von hier in leicht S-förmiger Krümmung nach unten und außen derart, daß die dem Haare zugehörigen Talgdrüsen in die Öffnung des Winkels zu liegen kommen, dessen Schenkel einerseits vom Musculus arrector pili und andererseits vom Haarbalg gebildet werden. Ziehen sich die Muskel der Haare zusammen, so werden die Haare aufgerichtet und die Talgdrüsen entleert. Dieses Phänomen tritt bei plötzlicher Kältewirkung in Erscheinung, wird als Cutis anserina bezeichnet und hat offensichtlich den Zweck, die Körperoberfläche mit einer dünnen Fettschicht zu überziehen, so einer allzu raschen Verdunstung entgegenzuarbeiten und auf diese Weise den Körper vor Wärmeverlust zu schützen.

Der *histologische* Aufbau des Haares ist relativ einfach; durchwegs sind es verhornte Zellen, die dasselbe zusammensetzen. An vollausgebildeten Haaren unterscheidet man deutlich drei Zonen: das Mark, die Rindenschicht und das Deckhäutchen. Nicht jedes Haar besitzt ein Mark, beispielsweise mangelt es dem Lanugohärchen, und wo es vorhanden ist, findet es sich in der Regel nur in der Wurzel und nicht an der Spitze. Vor allem sind die dicksten Haare markhaltig; regelmäßig ist dies der Fall bei den Haaren des Bartes, der Augenbrauen und der Schamgegend. Die Zellen des Markes sind verhornte, kernlose Elemente von annähernd kubischer Gestalt; sie enthalten mitunter Luftbläschen, weshalb das Mark im auffallenden Licht als weißglänzender, im durchfallenden als schwarzer Streif erscheint. Die Rinde des Haares — stets der Hauptbestandteil desselben — ist aus den sogenannten Faserzellen aufgebaut, spindelförmigen Hornplättchen, die mit ihrer Achse parallel zur Richtung des Haares stehen und fest miteinander verkittet sind. Sie enthalten Pigment und bestimmen damit die Farbe des Haares. Gelegentlich finden sich zwischen den Rindenzellen in ähnlicher Weise, wie wir dies vom Haarmark geschildert haben, kleinste Luftbläschen.

Das Haar steckt mit seiner Wurzel im Follikel, welcher verschieden tiefe, taschenförmige Einsenkungen des Bindegewebes, die von Epithel ausgekleidet sind, bildet. Wir unterscheiden einen bindegewebigen Anteil des Balges und einen epithelialen, der als Wurzelscheide bezeichnet wird und hauptsächlich die Befestigung des Haares besorgt. Der bindegewebige Haarbalg besteht aus zirkulär verlaufenden kollagenen und elastischen Fasern. Wo der Balg vollausgebildet ist, ist er aus drei Lagen aufgebaut: einer äußeren, längsverlaufenden, einer mittleren, zirkulären, und einer inneren, homogenen, die Glashaut genannt wird. An diese schließen sich die Wurzelscheiden an, deren es bekanntlich zwei gibt: eine äußere und eine innere. Die äußere ist die direkte Fortsetzung des Oberflächenepithels, die innere Wurzelscheide, von der das Haar unmittelbar umschlossen wird, entsteht unabhängig von der Oberflächenepidermis aus Zellagen am Grunde der Haartasche; sie wächst mit dem Haar nach oben und endet an der Einmündungsstelle der Talgdrüse in Form von Hornschüppchen und Bröckeln. Beim Durchtritt durch den Haartrichter besitzt das Haar demnach keine innere Scheide mehr.

2*

Haarwechsel.

Während der Haarwechsel im Tierreiche sehr häufig das gesamte Haarkleid auf einmal befällt — ein Prozeß, den man als *Mauserung* bezeichnet —, vollzieht sich derselbe beim Menschen vollkommen unmerklich und ist nur auf wenige Haare und Haargruppen beschränkt. Die einzelnen Haararten haben eine sehr verschiedene Lebensdauer. Dieselbe beträgt bei den Flaumhaaren nur $4^{1}/_{2}$ Monate und ist auch bei den Augenwimpern sehr kurz, während sie beim Kopfhaar 3—5 Jahre und bei manchen Frauenhaaren sogar über 7 Jahre erreicht. Das Wachstum des Haares kommt, wenn seine Lebensdauer abgelaufen ist, zum Stillstand, worauf früher oder später seine Ausstoßung erfolgt. Dieselbe ist zunächst in einer verminderten Nahrungszufuhr zur Haarpapille gegeben. Infolgedessen sistiert der Zellnachschub in den Schichten der inneren Wurzelscheide und der Rindensubstanz, nachdem die Bildung der Markzellen, sofern eine solche überhaupt stattfand, schon früher eingestellt wurde. Dadurch, daß sich von außen nach innen zuerst die Wurzelscheide und dann der Haarschaft von der Papille loslösen, nimmt das Ende des Haares die Form eines nach unten abgerundeten Kolbens an. Die Papille wird durch fortschreitende Atrophie zu einer kleinen Zellgruppe von gallertigem Aussehen, verschwindet aber nicht ganz. Mit dem erlöschenden Wachstumsdruck des im Haarbalg zentral gelegenen Haarzylinders beginnt sich ein Gegendruck, welcher von dem bindegewebigen Anteile der äußeren Wurzelscheide ausgeht, geltend zu machen. Das Kolbenhaar rückt im Haarbalg empor und zwischen der Haarpapille und dem Kolbenhaare schließt sich infolge des Gewebsturgors das Lumen der Haartasche. In diesem Zustande kann das Kolbenhaar längere Zeit liegen bleiben; von ihm führt zu der nun vollständig atrophischen Papille ein Epithelstrang, der aus der zusammengefallenen äußeren Wurzelscheide besteht. Die Ausstoßung des Kolbenhaares erfolgt, wenn das neue Haar gebildet wird; letzteres bringt es eigentlich erst vollständig zum Ausfall. Das neue Haar entsteht dadurch, daß die atrophische Haarpapille wieder aufblüht; sie nimmt allmählich an Umfang zu und nähert sich mehr und mehr ihrer ursprünglichen Gestalt. In dem Abschnitt des Epithelstrangs, der der Haarpapille anliegt, treten in Form von Kern- und Zellteilungen Regenerationserscheinungen auf, die zur Bildung einer regelmäßig angeordneten Epithelhaube um die sich vergrößernde Papille führen. Es kommt so zur Entwicklung eines neuen Haarkegels. Die Zellen im Bereiche desselben vermehren sich so stürmisch, daß sie bald in dem ihnen zugewiesenen Raum nicht mehr Platz finden und sich nur dadurch solchen schaffen, daß sie die heranwachsende Papille nach abwärts drängen. Während dieses Hinabdrückens der Papille wird der Haarkegel allmählich länger, die Differenzierung seiner Zellen schreitet fort und führt zur Bildung des neuen Haares.

Dasselbe durchbricht die früher kollabierten Anteile der inneren Wurzelscheide, bohrt sich gewissermaßen einen Kanal hindurch und kommt so an das alte Haar heran. Der Follikel beherbergt demnach jetzt zwei Haare: Ein Papillen- und ein Kolbenhaar. Je mehr ersteres hervorwächst, um so mehr wird der Kolben gelockert; derselbe wird gewissermaßen von dem jungen Haare vor sich hergestoßen und fällt schließlich aus.

Bei jungen Männern, welche an beginnender Glatzenbildung leiden, ist ein wesentlich rascherer Haarwechsel festzustellen, als er normalerweise an der Scheitelregion des Schädels zu beobachten ist. Der gesunde Haarboden stößt die Haare nur relativ sehr langsam aus und, wenn wir bei normalen Individuen die ausgekämmten Haare untersuchen, so finden wir die Zahl derselben sehr gering, und sie sind sämtliche an ihrem freien Ende von der Schere des Friseurs abgeschnitten. Wenn aber überstürzter Haarwechsel vorliegt, so zeigen die untersuchten Haare ein freies Spitzenende, da sie häufig schon ausfallen, bevor sie von der Schere des Friseurs gekürzt worden sind. Es lassen sich daher aus dem mikroskopischen Befunde der ausgekämmten Haare in dieser Hinsicht Rückschlüsse auf die Schnelligkeit des Haarwechsels ziehen (POHL-PINKUS).

Der Haarwechsel geht an dem Haarbalg und der Haarpapille nicht spurlos vorüber, die Papille rückt stets etwas nach aufwärts, mit anderen Worten, jedes neue Haar bildet sich an einer höheren Stelle des Follikels als sein Vorläufer, aber auf der alten Papille. In diesem eigenartigen Neubildungsvorgang liegt schon begründet, daß jeder Haarwechsel den Follikel näher seinem Ende bringt, und in der Tat wir sehen, daß der Balg im selben Verhältnis der Verödung anheimfällt, als dieses Spiel sich wiederholt. Follikel, in deren Inneren ein reger Haarwechsel stattgefunden hat, erscheinen durchwegs nur mehr als kurze Einstülpung des Oberflächenepithels, oft nicht weiter als bis in die Mitte der Cutis reichend; tragen sie überhaupt noch ein Haar, so ist dies nur mehr ein kurzer, dünner Stummel. Vom Boden des Balgs aber zieht ein gefäßhaltiger Bindegewebsstrang, der *Haarstengel*, bis in die Subcutis und meldet, wo der Follikel seinerzeit seinen tiefsten Punkt gehabt hat.

II. Die Überbehaarung.

1. Hypertrichosis lanuginensis.

Die *Hirsuties universalis* oder *Hypertrichosis lanuginensis* besteht darin, daß die fötalen Lanugohaare nicht, der Norm entsprechend, knapp vor der Geburt ausgestoßen und durch das Haarkleid des Kindes ersetzt werden, sondern sie bleiben vielmehr als gleichmäßiges seidiges Haar bestehen, welches *fellähnlich* die ganze Körperoberfläche überzieht.

Die Haare selbst wechseln freilich wie alle Haare, denn auch hier hat jedes nur eine bestimmte Lebensdauer. Nach dem Ausfall wächst die gleiche Haarart nach, nur daß sie sich im Laufe des Lebens ein wenig verstärkt und sehr verlängert. Es entsteht eine weiche, feine Haarbekleidung des ganzen Körpers, die in seidigen Strähnen auch Stellen bedeckt, welche sonst nur ganz kurze Lanugo tragen. Dieser Zustand ist außerordentlich selten, jedoch sind eine ganze Anzahl solcher Fälle bekannt, die als Abnormitäten zur Schau gestellt wurden. Man nennt sie gemeinhin Hunde- oder Pudelmenschen. In der Wiener dermatologischen Klinik z. B. fanden sich die lebensgroßen Porträts einer mit Hirsuties universalis behafteten Familie (Vater, Sohn und Tochter aus dem 16. Jahrhundert). Im Jahre 1873 stellte VIRCHOW in der Berliner medizinischen Gesellschaft zwei russische Haarmenschen vor, und zwar Vater und Sohn. Bekannt ist auch Shwe-Maong, der Stammvater einer asiatischen Haarmenschenfamilie.

Am interessantesten sind die *Behaarungsverhältnisse im Gesichte*. Es fehlt eigentliches Kopfhaar und an dessen Stelle sind weiche, seidenartige, mittellange Haarstränge vorhanden. Nase und Stirn sind von ähnlichem Haar bedeckt, das über die Augen herabhängt. Wimpern und Brauen sind seidig. Die Ohren tragen außen lange Büschel, ebensolche kommen aus der Ohrmuschel heraus. Kinn- und Bartgegend sind schon in der Kindheit lang behaart, desgleichen der Körper und die Extremitäten Sehr wichtig ist die Tatsache, daß diese Hypertrichosis lanuginensis mit *Anomalien des Gebisses* vergesellschaftet ist. Es sind oft nur Schneidezähne vorhanden oder an deren Stelle sogar nur indifferent stiftförmige Zahnbildungen. Zahnwechsel scheint nie eingetreten zu sein und nach Zahnverlust kommt es zu keinem Ersatz. Genetisch beruht die Hypertrichosis lanuginensis auf einer Hemmungsbildung des Haarkleides infolge einer Entwicklungsschwäche der Haut. Letztere vermag die embryonalen Haare nicht auszustoßen, infolgedessen findet auch kein Ersatz durch neu sich differenzierende Haare statt. Eine *Therapie* dieser Affektion ist natürlich aussichtslos.

2. Hypertrichosen, bedingt durch Mißbildungen.

Hypertrichosis bedingt durch Mißbildungen finden wir im Verlauf der Wirbelsäule als Begleiterscheinung der *Spina bifida* und im Bereiche sogenannter *tierfellähnlicher Muttermäler*. Die Überbehaarung in der Gegend der Lendenwirbelsäule oder des Kreuzbeines vergesellschaftet sich mit Defekten, welche dadurch entstehen, daß die Membrana reuniens superior sich nicht entwickelt; das Medullarrohr bleibt dann hinten entweder in breiter Ausdehnung oder an umschriebener Stelle offen und ist nur von Haut überkleidet. Diese Wirbelsäulenspalte kann leicht durch Abtasten festgestellt werden.

Überbehaarungen auf Muttermälern sind häufig so dicht und ausgedehnt, daß sie mit Tierhaut große Ähnlichkeit haben und an Ratten-, Affen- oder Hasenfelle erinnern. Mütter solcher Kinder geben oft an, daß sie während der betreffenden Schwangerschaft durch plötzliches Erscheinen desjenigen Tieres, dessen Haarbildung die Kinder auf ihrem Muttermal tragen, erschreckt worden seien. Der Aberglaube und die retrospektive Autosuggestion in solchen Dingen sind ja sehr verbreitet, und derartigen Aussagen ist ein kausaler Wert nicht sicher beizumessen. Solche Naevi piliferi sind stark pigmentiert, behaart und können oft große Teile des Rumpfes bedecken. Bald breiten sie sich nach Art eines spanischen Jäckchens über die Rücken- und die Seitenteile des Thorax aus, bald gleichen sie, wenn sie die unteren Partien des Rumpfes und der Hüfte einbeziehen, einer Schwimmhose.

3. Irritative Hypertrichosis.

Überbehaarung als Folge umschriebener Hautreize ist häufig zu beobachten. Blasenziehende Pflaster und entzündungserregende Salben, welche lange Zeit auf ein und dieselbe Hautstelle aufgetragen werden, können infolge intensiver Durchblutung ein wesentliches Dickerwerden der Flaumhaare bedingen. Werden entzündete Gelenke oder gebrochene Knochen lange Zeit durch Schienenverbände fixiert oder eingegipst, so läßt sich nach Abnahme des Verbandes oft eine sehr dichte Überbehaarung konstatieren; sie dürfte mit der unter dem Verbande herrschenden erhöhten Temperatur und mit den durch Ruhigstellung geänderten Zirkulationsverhältnissen zusammenhängen. In diese Gruppe gehört die Hypertrichosis in der Umgebung von Verbrennungsnarben, welche durch die lange dauernde Hyperämie während des Heilungsprozesses bedingt ist. Interessant ist ein Versuch CAPIESKOS, der zwölf Personen einen Monat lang täglich eine Hand heiß baden ließ. Diese Hände zeigten dann eine deutlich stärkere Behaarung als die der unbehandelten Seite. OPPENHEIM beobachtete, daß Arbeiter, welche am Rücken Säcke tragen, durch das ständige Scheuern Hyperpigmentierung und Überbehaarung an derjenigen Seite des Rückens erkennen lassen, auf welcher sie die Lasten zu tragen gewohnt sind. In die Gruppe der irritativen Hypertrichosis gehört auch das gesteigerte Haarwachstum nach häufigen Bestrahlungen mit ultraviolettem Licht und mit Röntgenstrahlen in kleiner Dosis. Der letztgenannte Befund bildet ja die Grundlage für eine Therapie der Alopecia areata mit sogenannten kleinen Reizdosen.

LINSER hat zur Kenntnis der irritativen Hypertrichosis wertvolle experimentelle Beiträge geliefert. Er zog auf rasierter Kaninchenhaut mit einem Skalpell oder einem scharfen Löffel kreuzförmige Figuren. Im

Bereiche der angeritzten Hautstellen wuchsen die Haare viel dichter und rascher als an den vorher rasierten, aber nicht verwundeten Stellen. Der gleiche Autor demonstrierte im Jahre 1925 einen 30jährigen Mann mit einer Hypertrichosis am rechten Oberarm, aufgetreten nach einer intensiv reagierenden PONNDORF-Impfung.

Die abnorme Nerven- und Gefäßinnervation ist der ätiologische Faktor bei der *Hypertrichosis neurotica*, welche sich bei Nervenentzündungen und Nervendurchschneidungen entwickeln kann. Es sind Fälle bekannt, wo in dem Versorgungsgebiet durchschnittener peripherer Nerven Überbehaarung eintrat. Bei einer Frau, deren Nervus musculo-cutaneus beim Aderlaß verletzt worden war, bedeckte sich der Arm derselben Seite einige Zeit später dicht mit Haaren. Auch nach Kriegsverletzungen durch Schuß und Stich sind ähnliche Befunde erhoben worden. GERSON z. B. hat bei der nach Schußverletzung auftretenden Hypertrichosis festgestellt, daß sie dort entsteht, wo Nervenverletzungen so angeordnet sind, daß die Tiefensensibilität erhalten, die Oberflächensensibilität herabgesetzt ist. Auch bei Neuritiden haben verschiedene Autoren ein ähnliches Verhalten konstatiert.

4. Hypertrichosis, bedingt durch endokrine Störungen.

Gewisse Abnormitäten in der Verteilung und im Wachstum des Haarkleides stehen im Zusammenhang mit atypischer Entwicklung der endokrinen Drüsen. Sehr interessant ist die Beziehung der Behaarung zur *Hypophyse*. Die hypertrophischen Vorgänge, welche wir bei Hyperpituitarismus am Skelett beobachten, gehen parallel mit ähnlichen an der äußeren Haut. Die Verplumpung und Vergröberung des Gesichtes und der Extremitätenenden ist vergesellschaftet mit einer Hypertrophie der Haarpapillen und einer Hypersekretion der Hautdrüsen, so daß die Oberfläche fettig durchfeuchtet erscheint. Eine eigentümliche Neigung zu Hypertrichosis zeigen manche von Hyperpituitarismus befallene Patienten. Insbesondere bei Frauen bemerkt man das Wachsen dunkler Haare zwischen den Mammae, auf dem Abdomen und an den Schienbeinen, auch das Sprießen von Barthaaren nach Art des Altweiberbartes ist bekannt. Im allgemeinen kann gesagt werden, daß das Haarkleid der Frau durch „Akromegalisation" zum männlichen Typus hin sich verändert, während beim Manne die männlichen Geschlechtscharaktere des Haarkleides noch ausgeprägter werden. In seltenen Fällen beobachtet man bei Akromegalie Erwachsener einen Wechsel der Haarfarbe derart, daß blonde Haare dunkler werden.

Sehr interessant sind die Fütterungsexperimente mit *Hypophysensubstanz*, welche an den Versuchstieren die Erscheinungen des Hyperpituitarismus hervorruft. So zeigten z. B. junge Ratten, welche 25 bis 40 Tage hindurch einen Extrakt der Gesamthypophyse erhielten, ein dichteres und buschigeres Haarwachstum als Kontrolltiere. Robertson stellte aus Hypophysenvorderlappen ein Tethelin genanntes Hormon dar und konnte bei Mäusen zeigen, daß die Verabreichung dieses Präparates einen sehr guten Einfluß auf das Haarkleid hatte. Ältere Versuchstiere, deren Fell bereits spärlich und unansehnlich geworden war, bekamen wieder glänzenden und üppigen Haarwuchs. Diese Ergebnisse brachte der Autor in Zusammenhang mit den obenerwähnten hypertrophischen Vorgängen in der Epidermis bei Akromegalie.

Die *Zirbeldrüse* besitzt bekanntlich die Fähigkeit, die *Entwicklung der vorzeitigen Geschlechtsreife* und der *sekundären Geschlechtscharaktere* zu verzögern. Nach Frankl-Hochwart und Biedl bedingt *Hypofunktion der Zirbeldrüse* abnormes Größenwachstum, übermäßig rasches Wachstum der Haare, vorzeitige Entwicklung der Geschlechtsorgane und des Geschlechtstriebes sowie übermäßig rasche Entwicklung der Intelligenz. Kinder mit dieser Anomalie können schon im ersten Lebensjahre auffallende Größe der Geschlechtsteile und dichte Schambehaarung aufweisen. In der Folgezeit kann sich bei Knaben sogar schon ein Bartwuchs einstellen. Ich selbst hatte Gelegenheit, einen derart vorzeitig geschlechtsreifen 8jährigen Jungen zu untersuchen, und konnte bei ihm nicht nur eine üppige maskuline Schambehaarung finden, sondern auch an seiner Stirn-Haargrenze den für den erwachsenen Mann charakteristischen Verlauf erkennen. Bei diesem Kinde zeigte die Stirn-Haargrenze nicht die für dieses Lebensalter eigentümliche bogenförmige Linie, sondern sie war rechts und links entsprechend der Gegend der Stirnhöcker in Dreiecksform ausgespart, so daß eine typische Calvities frontalis adolescentium bestand.

Eine häufige Ursache für Hypertrichosis ist der sogenannte *suprarenalgenitale Syndrom* von Kraus. Es handelt sich bei diesen Fällen um in frühester Jugend auftretende Nebennierentumoren, welche vorzeitige Geschlechtsreife und Hypertrichosis vor allem in der Schamgegend und in den Achselhöhlen zur Folge haben. Die überwiegende Anzahl der Beobachtungen betrifft *Mädchen*, welche als charakteristische Trias *Hypertrichosis, Fettsucht* und *Pubertas praecox* aufweisen. Sehr bemerkenswert ist, daß die von dem Syndrom befallenen Mädchen eine Hypertrichosis zeigen, welcher der männlichen Behaarung ähnelt. Brust, Oberarme und Oberschenkel sind dicht besetzt mit kürzeren oder längeren, dunklen, kräftigen Haaren, die reichlichen Pubes lassen ebenfalls eine mehr männliche Konfiguration erkennen, indem sie sich nach dem Nabel zu in eine breit behaarte Linea alba fortsetzen. Achselhaare sind deutlich vorhanden; besonders interessant ist der in allen Fällen nachweisbare, kurze Stoppelbart um Mund und Kinn, der sich gegen die Backen zu allmählich verliert. Das Zustandekommen der Vermännlichung beruht nach der Ansicht vieler Forscher auf einer Überfunktion der Nebennierenrinde. Das Ovarium ist in solchen Fällen nicht imstande, die haarwuchsfördernde Funktion der Nebennierenrinde einzudämmen, und so entwickelt sich die Hypertrichosis nach männlichem Typus. Den vermännlichenden Einfluß auf das weibliche Haarkleid erklärt Krabbe in folgender Weise: Der die Hypertrichosis erzeugende Nebennierentumor entwickelt sich aus Zellen, welche im Embryonalleben in der Nebennierenrinde eingeschlossen blieben und als Mutterzellen der männlichen Keimdrüse zu betrachten sind. Sie müssen daher bei Mädchen einen vermännlichenden Einfluß ausüben, bei Knaben eine vorzeitige Geschlechtsreife und ein verfrühtes Auftreten der sekundären Geschlechtscharaktere des männlichen Haarkleides nach sich ziehen.

Diese kurze Darstellung des Einflusses der endokrinen Drüsen auf das Zustandekommen eventueller Überbehaarung berechtigt zu dem Schlusse, daß bei den mit *Hypertrichosis behafteten Frauen* derartige Anomalien vorliegen. Viele dieser Fälle bieten Zeichen einer gestörten Sexualfunktion, Menstruationsanomalien, Frigidität, Sterilität, Störungen im Geburtsverlauf infolge von Wehenschwäche oder Rigidität der Weichteile und eine mangelhafte Stillfähigkeit. Oft zeigen derartige Frauen Genitalhypoplasien, Myome, männliche Beckenformen und parenchymarme Brüste. Hie und da verrät sich auch Pseudohermaphroditismus masculinus durch eine scheinbar abnorme Behaarung des Individuums, welches wegen der Ausbildung des äußeren Genitales zunächst für ein Weib gehalten wurde. Man soll daher bei dauernd „amenorrhoischen Frauen“ mit Hypertrichosis stets an diese Möglichkeit denken und nach weiteren Anhaltspunkten für die Geschlechtsbestimmung suchen. Hypertrichosisformen der Frau, die mit Sicherheit auf endokrine Störungen zurückzuführen sind, kennen wir:

a) in der Gravidität,

b) im Klimakterium.

Halban hat im Jahre 1906 die Aufmerksamkeit darauf gelenkt, daß in der *Schwangerschaft* die Kopfhaare stärker werden und wachsen. Den das Haarwachstum begünstigenden Einfluß der Gravidität konnte Halban an Kaninchen beobachten, denen er einen Teil der Haare abrasierte. Bei trächtigen Kaninchen wuchs das rasierte Haar viel rascher nach als bei den Kontrolltieren. Dank der Wachstumsförderung des Haarkleides in der Schwangerschaft wird ein seborrhoischer Haarausfall durch eine Gravidität nicht selten vorübergehend gebessert. Nach Sabouraud sistiert derselbe regelmäßig im dritten Monat der Schwangerschaft, um sich 80—90 Tage nach der Entbindung wieder einzustellen. Die Wachstumsimpulse erstrecken sich aber nicht nur auf das Kopfhaar, sondern auch auf die Flaumhaare, und so befällt die Graviditätshypertrichose in erster Linie das Gesicht, die Partien des Rumpfes im Bereiche des Sternum und der Linea alba sowie die Streckseiten der Extremitäten.

Nach dem Erlöschen der Eierstockfunktion kommt es zur Ausbildung der sogenannten *klimakterischen Hypertrichosis*. Sehr häufig sieht man bei älteren Frauen im Bereiche des Kinns, der Oberlippe, seltener der Wangen die Umwandlung von Flaumhaaren in starke Terminalhaare. Selten nimmt jedoch dieser „Altweiberbart" solche Dimensionen an, daß ein ausgesprochener männlicher Behaarungstypus vorliegt. Vom theoretischen Standpunkt ist sicher das gesteigerte Haarwachstum, welches mitunter erst nach Ablauf der Klimax im Postklimakterium einsetzt, von großem Interesse. Die Ansichten über die Ursachen des Altweiberbartes sind noch geteilt: Die einen sehen in ihm die Manifestation eines der Spezies Mensch zukommenden Artmerkmales, welches beim Verlöschen der hemmenden Keimdrüsenfunktion in Erscheinung tritt, die anderen glauben, daß diese artspezifische Haarbildung von der Frau nur infolge ihres zäheren Festhaltens an der Jugendform des Menschen in viel höherem Alter als vom Manne erreicht wird. Bemerkenswert ist, daß sich das Haarwachstum fast immer auf die genannten Stellen beschränkt, während die Schambehaarung und sonstige Behaarung den weiblichen Typus behält. Der Umstand, daß man einen Altweiberbart nur selten bei jugendlichen kastrierten Frauen sieht, spricht dafür, daß weniger der Ausfall einer hemmenden Keimdrüsenfunktion als das Alter der betreffenden Frau für seine Entstehung verantwortlich zu machen ist.

Der geringste Grad der Hypertrichosis ist das bei dunkelhaarigen Europäerinnen nach der Pubertät sich bildende „*Rassebärtchen*", bestehend in dem Hervorbrechen schwacher, wimperartig gestalteter Härchen über den Mundwinkeln bei sonst völlig normalem femininem Haarkleid. In höheren Graden kann der Frauenbart immer mehr und mehr dem des Mannes ähnlich werden. Die behaarten Hautfelder liegen rechts und links vor dem Ohr und erstrecken sich nach unten bis in die Gegend des Kieferwinkels und nach vorne bis in die Mitte der Wange. An der Oberlippe und am Kinn stehen die Haare teils borstig, teils gewellt in dichten Reihen und reichen bis zum Hals und Kehlkopf herab. Typisch für den Frauenbart ist auch in seiner stärksten Ausbildung das Freibleiben eines Hautfeldes beiderseits in der Verlängerung der Nasolabialfalte. Dieses Phänomen ist deswegen interessant, weil dadurch die Bartbildung bei der Frau an die des Eunuchen erinnert.

Frauen mit typischen langen Männerbärten, aber sonst vollständig weiblichem Habitus sind als seltene Abnormitäten bekannt, meist werden sie auf Jahrmärkten zur Schau gestellt. Sie müssen wegen ihres Bartes keineswegs zu den Hermaphroditen gehören, sondern können im übrigen vollständig weiblich ausgebildet sein, ja es ist sogar ein Fall einer bärtigen Frau bekannt, welche ein normales Kind gebar. Diese Frauen mit vollständig ausgebildeten Männerbärten sind ein merkwürdiges Spiel der Natur, welches seine Analogie in den hahnenfedrigen Hennen und den geweihtragenden Hirschkühen findet.

Aber nicht nur auf das Gesicht, sondern auch auf andere Körperregionen kann sich die Dauerhaarbildung beim Weibe erstrecken. Es zeigen sich dann borstige Härchen in der Gegend des Brustbeines und an den Höfen der Brustwarzen. Die Streckseiten der oberen und unteren Extremitäten sind nicht mehr von dem normalen, kaum sichtbaren Flaum bedeckt, sondern ganz ähnlich wie beim Manne dicht behaart. Das typische Dreieck der weiblichen Schambehaarung verliert seine scharfe geradlinige Begrenzung nach oben und zeigt die Form eines Rhombus, dessen längerer Durchmesser in die Linea alba fällt und am Nabel endet.

5. Therapie der Hypertrichosis.

Haare lassen sich entweder *vorübergehend* oder *definitiv* entfernen. Die in der Kosmetik verwendeten Mittel zur vorübergehenden Entfernung der Haarschäfte sind entweder mechanischer oder chemischer Art.

Die *mechanischen* Prozeduren bestehen im Rasieren, Absengen oder Abreiben mit Bimsstein. Beim Rasieren dient die Seife als chemisches Agens, welches die Haare durch das Alkali erweicht und zum Quellen bringt. Das Rasieren hat bei Frauen gar nicht selten die Unannehmlichkeit, daß die anfänglich dünnen Haare durch noch stärkere ersetzt werden und dann die dunklen Haarstümpfe mehr hervortreten. Des weiteren zeigt sich durch den mechanischen Reiz mitunter eine leichte Hyperpigmentierung der umgebenden Haut. — Ebenso ungeeignet wie das Rasieren sind die anderen mechanischen Mittel. Das Ausziehen mit der Haarpinzette ist schmerzhaft und fördert den dickeren Nachwuchs. Außerdem entstehen durch ungeschicktes Auszupfen sehr häufig Epithelverletzungen, die zu entzündlichen Knotenbildungen Anlaß geben. Um kleine Gruppen dicht beieinander stehender Haare (z. B. auf Muttermälern) rasch zu entfernen, hat UNNA sogenannte Salbenstengelchen (Styli resinosi) herstellen lassen, welche vor dem Gebrauch ähnlich wie Siegellack erwärmt, auf die Haargruppe aufgedrückt und mit raschem Zuge abgehoben werden müssen. Statt dieser Haarstengelchen kann man auch festhaftende Pflasterstückchen (hergestellt aus einem Gemisch von Kolophonium und Bienenwachs) in ähnlicher Weise benützen. Das Absengen, welches schon im Altertum mit heißen Nußschalen geübt wurde, wird auch heute noch an minder empfindlichen, grob behaarten Hautstellen, z. B. an den Waden, mit Hilfe einer nichtrußenden Bunsenflamme vorgenommen. — Das Abreiben mit Bimsstein empfehlen wir gerne zur Entfernung dunklen Flaums, und zwar in Kombination mit der von SCHWENTER-TRAXLER angegebenen bleichenden Natriumsuperoxydseife. Dieselbe enthält eine unverseifbare haltbare Grundlage von 3 Teilen Paraffinum liquidum und 7 Teilen Sapo medicatus exsiccatus und wird je nach der Empfindlichkeit der Haut in der Stärke von 5—20% hergestellt. Die zu enthaarende Stelle wird mit der Pernatrolseife (Firma Mielck, Hamburg) durch etwa 5 Minuten eingeschäumt; man beginnt am besten mit der 5%igen Pernatrolseife, um Hautreizungen zu vermeiden. Hierauf wird mit einem entsprechend geformten, feinstkörnigen Toilettebimsstein die behaarte Haut in gleichmäßigen parallelen Streichungen in der Richtung vom Ohr nach dem Kinn poliert, bis sie sich leicht rötet. Es gibt zwei Arten von Poliersteinen, einen wetzsteinförmigen und einen mit Handgriff, beide sind von der Schwanen-Apotheke in Hamburg zu beziehen. Der Bimsstein muß vorher mit heißem Wasser befeuchtet werden. Die Haut darf niemals wundgerieben sein. Die leichte Rötung, welche sich nach dem Polieren zeigt, wird durch Einreiben mit einer indifferenten Creme leicht zum Rückgang gebracht; hierzu eignet sich: Zinc. oxyd., Bismut. subnitr. $\overline{aa}$ 3,0, Unguent. emoll. 30,0.

Einfacher als das Verfahren von SCHWENTER-TRAXLER ist das bloße *Entfärben* des dunklen Haarflaumes mit Wasserstoffsuperoxydpräparaten. Die Haare werden nicht nur unansehnlicher, man hat auch den Eindruck, daß sie in ihrer Entwicklung gehemmt werden. Zweckmäßig ist das Auftragen des Perhydrol Merck entweder in Salbenform oder als Umschlag. Als Salbe verschreibt man Perhydrol Merck 3,0, Lanolin. anhydric. 10,0, Unguent. emoll. ad 20,0. Während des Einreibens müssen die Augen geschlossen werden, da sonst intensives Brennen der Bindehaut eintritt. Das Perhydrol Merck kann auch als Umschlag aufgelegt werden. Man verdünnt es im Verhältnis 1:5—10 und läßt einen damit getränkten Gazebausch, den man mit Guttaperchapapier bedeckt, 1—2 Stunden liegen. Das wiederholt man täglich, bis die Haare möglichst hell und wenig auffallend geworden; dann genügt es, den Umschlag in größeren Zwischenräumen zu applizieren, um das gewünschte Resultat zu erhalten.

Um die über die Haut ragenden Haarschäfte vorübergehend zu entfernen, sind schon seit alters her *chemische Mittel* in Verwendung. Die Wirkung der chemischen Enthaarungspräparate beruht meist auf der Zerstörung der Haarsubstanz durch Sulfide. Da diese Substanzen bei Gebrauch Schwefelwasserstoff bilden, so belästigen sie durch ihren Geruch. Bei den Handelszubereitungen hat man sich mit mehr oder minder Erfolg bemüht, diesem Übelstand durch Zusatz von Riechstoffen abzuhelfen. Die Depilatorien enthalten als wirksame Substanz entweder Auripigment oder die Hydrate und Sulfhydrate der Alkalien und alkalischen Erden und werden meist gemeinsam mit Ätzkalk verschrieben.

Das Auripigment, Operment, Arsenium sulfuratum citrinum As_2S_3, darf wohl als ältestes Enthaarungsmittel angesehen werden. Wegen des großen Gehaltes an arseniger Säure findet dasselbe heutigentags nur

wenig Anwendung. Das Rhusma turcorum (türkisches Enthaarungsmittel) wird in folgenden Varianten verschrieben: Nach PASCHKIS: Calc.
hydrat. 30,0, Auripigment pulv. 5,0. *M.* exact. *S.* Mit der nötigen Menge
Wassers zu einer sehr weichen Paste zu mengen. Oder nach DÉBAY:
Calc. ust. 8,0, Auripigm. 1,0, Liqu. kali caust., Album. ovor. qu. s. ut f.
pasta mollis. *S.* Dépilatoire. Oder nach DELCROIX: Calc. viv. 30,0,
Gumm. pulv. 60,0, Auripigm. 4,0. *S.* Dépilatoire. Oder nach NEUMANN:
Calc. hydrat. 40,0, Auripigm. 10,0, Amyli 30,0. Aqu. cal. qu. s. ut f.
pasta mollis. *S.* Pasta. Die Depilatorien mit Auripigment sind für zarte
Haut mitunter stark reizend und es eignen sich daher für kosmetische
Zwecke mehr jene Präparate, welche Hydrate und Sulfhydrate der
Alkalien und alkalischen Erden enthalten. Das BÖTTGERsche Depilatorium besteht aus Calciumsulfhydrat, welches stets frisch bereitet
werden muß (*Rp.* Calc. hydr. sulf. in Aqua 20,0, Ungt. Glycerin, Amyl.
a̅a̅ 10,0, Essent. citr. gutt. 10. *S.* 1—2 mm dick auf die zu enthaarenden
Stellen aufzutragen und nach 10—30 Minuten abzuwaschen), es bildet
sich durch Sättigen von Kalkbrei mit Schwefelwasserstoff und ist in
Wasser wenig löslich. Der H_2S wird in den aus Ätzkalk in Wasser be-
reiteten dünnen Brei so lange eingeleitet, bis die Masse damit völlig ge-
sättigt ist und eine bleigraue Farbe angenommen hat. Das Natrium-
sulfhydrat und das Baryumsulfhydrat werden ebenfalls zur Herstellung
von Depilatorien verwendet, und zwar nach BOUDET: Natr. sulfhydrat.
3,0, Calcar. caustic., Amyl. a̅a̅ 10,0. *M.D.S.* Äußerlich; oder Baryi sulfhydrat. 5,0, Cretae praeparat. 10,0. *M. D. S.* Äußerlich. CLASEN bevorzugt
statt des Baryumsulfhydrats das Baryum sulfuratum und verschreibt
Baryi sulfurat. 25,0, Zinc. oxydat., Amyl. a̅a̅ 12,5. Das REDWOODsche
Enthaarungsmittel ist, da es sich leicht zersetzt, jedesmal kurz
vor dem Gebrauch herzustellen, und besteht aus: Solut. concentrat. Baryi
sulfurat. 50,0, Amyl. q. s. ut f. past. *S.* Äußerlich. Endlich sei noch darauf hingewiesen, daß auch die Strontium-Schwefelverbindungen gute Depilatorien
abgeben; die Verschreibungsweise ist folgende: Strontii sulfuric. 8,0, Zinc.
oxydat., Amyl. a̅a̅ 12,0. Ein nicht hautreizendes und in der Zusammensetzung konstantes, Sulfide enthaltendes Depilationspulver wird von der
Firma Beiersdorf als UNNAsches Depilatorium im großen hergestellt.

Die Anwendungsart sämtlicher Depilationspulver ist folgende: Sie
werden mit Wasser zu einer Paste verrieben und auf die zu enthaarenden
Stellen messerrückendick aufgetragen. Die Dauer der Applikation beträgt
bei Schwefelalkalien (Natrium, Baryum, Calcium) 10—30 Minuten, bei dem
UNNAschen Depilationspulver 7—10 Minuten, bei Auripigment 2—5 Minuten. Den besten Anhaltspunkt gibt das Gefühl des Patienten. Sobald das
leichte Jucken, das auf die Applikation folgt, einem intensiveren Brennen
Platz macht, ist das Mittel zu entfernen. Bei zu langer Dauer wird die Haut
entzündet, ihrer Epidermis beraubt und, da dies nicht überall geschieht,

rot gefleckt. Die Pasten und mit ihnen die erweichten Haare werden mit einem vollkommen stumpfen Messer (Papiermesser oder Spatel aus Elfenbein) in der Art, wie es beim Rasieren geschieht, abgeschabt. Hierauf wird die Haut mit sehr viel lauem Wasser abgewaschen und, da sie nach dieser Prozedur stets gerötet und empfindlich erscheint, nach sorgfältigem Abtrocknen (Abtupfen mit Watte, ohne zu reiben) eingefettet (Mandelöl oder Unguentum emolliens). Bei dunklen Haaren läßt man auf die gut eingefettete und darnach wieder leicht abgetrocknete Haut Puder auftragen.

Im Gesichte weiblicher Individuen, wenn es sich um die Entfernung weicher, wenig gefärbter Haare handelt, empfiehlt sich das Böttgersche oder Unnasche Depilatorium oder Schwefelbaryum mit Amylum, welche die Haut verhältnismäßig am wenigsten reizen und bei genügend energischer Wirkung eine Wiederholung der Prozedur nicht allzubald notwendig machen. Am heftigsten wirkt Auripigment, mit Kalk und Wasser zu einer Paste angerieben. Die entzündliche Reizung und Anätzung erstreckt sich bei häufigerer Applikation sämtlicher Depilatorien mitunter auch auf das Innere des Haarfollikels; dadurch kann eine Verödung des Haarbalges erfolgen und manchmal eine vollständige Heilung der Hypertrichosis eintreten, allerdings mit Bildung kleinster deprimierter Närbchen.

Die besten Behandlungsmethoden der Hypertrichosis sind diejenigen, welche die *Haarpapille* zerstören; dieselbe verhält sich zum Haare so wie das Periost zum Knochen. Ein Wiederwachsen des Haares ist ausgeschlossen, wenn die Haarpapille vernichtet ist. Dies kann erstens durch *Elektrolyse*, zweitens durch *Elektrokoagulation* und drittens durch *Röntgenbestrahlung* erreicht werden.

Die *Elektrolyse* mit der am negativen Pol angeschlossenen Nadel ist das älteste Mittel zur Dauerepilation. Die Nadel muß an einem kurzen und leichten Nadelhalter armiert, am besten in einem Winkel von etwa 90° gebogen, möglichst fein und nicht allzu spitzig sein. Als Nadelmaterial eignet sich am besten Platiniridium. Vorsichtig tastend führt man die Nadel in den Haartrichter und trachtet, in die Papille einzudringen; nun schließt man den Strom; aus dem Follikel quellende Wasserstoffbläschen zeigen die Wirkung des Stromes an; je nach der Dicke der Haare und der Beschaffenheit der Haut sind Stromstärken von 2—3 MA und eine Dauer von 10 bis 15 Sekunden erforderlich. Verschiedene Autoren haben Verfahren angegeben, um gleichzeitig mehrere Haare elektrolytisch zu epilieren. Die Epilationsnadeln (bis auf die metallische Spitze durch Emaillack isolierte, sogenannte Kromayer-Nadeln) werden eine neben der anderen in den Haarfollikel eingestochen, so daß in jedem Haartrichter eine Nadel zu liegen kommt. Hierauf schaltet man die Nadeln, deren jede an einem dünnen Kupferdraht hängt, gemeinsam an den negativen Pol und läßt dann einen entsprechend stärkeren Strom hindurchgehen, da sich dieser ja auf mehrere Papillen verteilt. WEIDENFELD verzichtet auf die dünnen Kupferdrähte und taucht durch geeignetes Drehen des Kopfes der Patientin die freien Enden sämtlicher Nadeln in einen mit Wasser gefüllten Becher, der mit der Kathode in leitender Verbindung steht. Der richtige Stromeffekt der Elektrolyse ist daran zu erkennen, daß das zu epilierende Haar sich vollständig schmerzlos entfernen läßt. — Eine weitere Methode der Haarfollikelzerstörung ist das Ausbrennen des Follikels auf kaustischem Wege. Die Anfänge dieser Methode gehen auf UNNA zurück, der nach dem Prinzip des Paquelin einen „Mikrobrenner" (Schwanen-Apotheke, Hamburg) konstruierte. Der zum Glühen gebrachte Platinkonus überträgt die Wärme auf einen angelöteten Kupferzylinder und von diesem wird die Hitze durch eine biegsame Platiniridiumnadel in den Follikel geleitet. Hierdurch wird der Verbrennungseffekt auf einen sehr feinen, eben sichtbaren Punkt beschränkt und der periphere Erhitzungsbezirk möglichst verkleinert. Der UNNAsche Mikrobrenner eignet sich zur Epilation von Barthaaren und Naevushaaren mit dauernder Follikelverödung. Statt des UNNAschen Instrumentes hat man in letzter Zeit für diesen Zweck die von WIRZ angegebene galvanokaustische Nadel (hergestellt bei Siemens & Halske) herangezogen. Diese wird nicht selbst zum Glühen gebracht, sondern sie leitet ganz ähnlich wie beim Mikrobrenner die Hitze einer glühenden Platinspirale in den Follikel. Sie ist wesentlich einfacher im Gebrauche, da sie an jeden Apparat für Galvanokaustik angeschlossen werden kann.

Das Prinzip der Haarwurzelzerstörung durch Wärme hat seine höchste Vervollkommnung in der *Elektrokoagulation* erreicht. Wenn man bei Anwendung des Diathermiestromes die indifferente Elektrode dem Patienten in Form einer Blechhülse in die Hand gibt und gleichzeitig die Oberfläche der differenten Elektrode durch Montieren an eine Nadel auf ein Minimum reduziert, so gelingt es — entsprechende Stromintensität (100 MA) vorausgesetzt —, die Gewebsdurchwärmung am differenten Pol derart zu erhöhen, daß eine Gewebszerstörung (Elektrokoagulation) der Haarpapille infolge der lokalen Hitze eintritt. Diese exakte Dosierung des Diathermiestromes ist nur bei fein abstufbaren Instrumentarien, wie sie ja jetzt schon von vielen elektromedizinischen Firmen hergestellt werden, möglich. Der zur Elektrokoagulation benützte Nadelhalter muß aus sehr gut isolierendem Material bestehen. An seinem Ende ist ein rechtwinkelig abgeknicktes Zwischenstück befestigt, in welches eine etwa 2 cm lange und spitzige Epilationsnadel geklemmt wird. Ein Druckknopf zum raschen Schließen und Öffnen des Diathermiestromes ist an dem Nadelhalter angebracht. Die Elektrokoagulation eignet sich nicht sehr für die Oberlippe und für dünnen, weichen Haarflaum, am besten zu verwenden ist sie für Haare von kräftiger, borstiger Struktur. Man geht mit sogenannten feinen Pearl-Nadeln (Nr. 8) etwa 3—4 mm in den Haarkanal hinein, schließt den Strom durch Betätigung des Knopfkontaktes am Handstück und schiebt dann die Nadel mit geschlossenem Strom noch etwa $^1/_2$—1 mm tiefer. Die Epilationsnadel darf nicht etwa senkrecht zur Hautoberfläche eingestoßen werden, sondern wird parallel zu dem zu epilierenden Haare in den Haarkanal eingeführt. Die richtige Lage der Nadel zeigt sich meist daran, daß das Haar etwas mit zurückgeschoben wird. Zu achten ist auch darauf, daß die Patientin mit ausreichend langen Haaren erscheint; bei vorher zu kurz geschnittenen kann man weder die richtige Einführung der Nadel kontrollieren, noch das koagulierte Haar mit der Pinzette entfernen. Da die notwendige Stromstärke individuell verschieden ist und so genau dosiert sein muß, daß zwar eine Koagulation der Haarwurzel erreicht wird, aber keine Veränderung auf der Haut eintreten darf, muß man in jedem Falle vorher an einer weniger sichtbaren Stelle (etwa unter dem Kinn) den Eingriff vornehmen. Das Haar muß nach der Elektrokoagulation, die etwa zwei Sekunden dauert, auf leichten Zug mit der Epilationspinzette vollständig schmerzlos aus dem Follikel herausgehoben werden können. Die Vorteile der Elektrokoagulation gegenüber der Elektrolyse sind erstens die wesentlich kürzere Dauer des Eingriffes und zweitens die Tatsache, daß die Zerstörung des Haarfollikels eintritt, auch wenn man die Haarpapille um ein Geringes verfehlt hat, da der Wirkungsbereich der Gewebsnekrose etwas ausgedehnter ist als bei der Elektrolyse. Viele Patienten empfinden auch die Elektrokoagulation weniger schmerzhaft als die Elektrolyse.

Der epilatorische Effekt der *Röntgenstrahlen* legte den Gedanken nahe, dieselben zur Beseitigung der übermäßigen Behaarung zu verwenden. Leider waren die ersten Versuche mit ungefilterten weichen Strahlen sehr entmutigend. Jene Fälle, bei denen eine definitive Enthaarung erfolgte, wiesen schwerste Röntgenschädigungen (Ulcera, Teleangiektasien, Pigmentverschiebungen) auf; Ärzte und Patientinnen waren beide enttäuscht. Manche erfahrene Dermatologen stehen auch heute noch unter dem Eindrucke dieser Mißerfolge und lehnen die Röntgenbestrahlung des Frauenbartes ab. Dieser abweisende Standpunkt ist aber nach unseren heutigen Kenntnissen nicht mehr aufrechtzuerhalten. Grundlegende Arbeiten der letzten Jahre haben uns Methoden gelehrt, welche einerseits eine vollständige Abtötung der Haarpapille möglich machen, anderseits die Keimschicht des Epithels und die Gefäße des Papillarkörpers insoweit schonen, daß das Auftreten einer sogenannten Röntgenhaut vermieden werden kann. Das Prinzip der gegenwärtig geübten Lokalbestrahlung bei Hypertrichosis beruht auf der Anwendung mittelharter Strahlen, welche einer Funkenstrecke von etwa 30—32 cm entsprechen. Die Filterung erfolgt durch 4 mm Aluminium. Die von mir geübte Bestrahlungsmethode gleicht ungefähr der von HOLZKNECHT angegebenen. Dieser, um die Röntgentherapie so hochverdiente Autor

hat durch grundlegende Untersuchungen die Behandlung des Frauenbartes in neue Bahnen gelenkt und den Weg gewiesen, auf dem wir, ohne
die Haut zu schädigen, zu einem befriedigenden Resultat gelangen können.
Das Gesicht wird in große, der Haarordnung entsprechende Regionen geteilt. Selbst bei kompletter Vollbartanlage besteht doch zwischen den
Gebieten der Kinnbart- und Backenbartformation eine haarlose und nur
mit Lanugo bedeckte Zone, welche zur Abgrenzung der Bestrahlungsfelder
verwendet werden kann. Die letzteren werden in folgender Weise
gruppiert: Je ein Feld rechts und links neben dem Ohr, herabreichend
bis etwa zum Angulus mandibulae. Sorgfältige Abdeckung der Parotis-
gegend ist unbedingt notwendig, um Schädigungen der Speicheldrüse zu
vermeiden. Die klinischen Symptome einer solchen bestehen in Schwel-
lungszuständen der Drüse mit folgender Funktionseinstellung. Patientin
klagt über Trockenheit im Munde, Rissigwerden der Zunge und Schmerzen
beim Schlucken; Rhagaden in den Mundwinkeln, in schweren Fällen
Stomatitis und Alveolarpyorrhoe vervollständigen das Krankheitsbild. In
das dritte und vierte Bestrahlungsfeld wird der Kinnbart derart einbezogen, daß wir bei überstrecktem, nach links bzw. nach rechts gedrehtem
Kopf die Kinn- und Submentalgegend der Strahlenwirkung aussetzen.
Die Oberlippe und das Mittelfeld des Kinns müssen, wenn notwendig,
eine selbständige Einzelbestrahlung erhalten, weil die Strahlenrichtung
hier fast oder ganz von vorne kommen muß (senkrecht zur Feldfläche),
um gleichmäßig verteilt zu sein. Die mittleren Anteile der Oberlippe
und das Lippenrot sind hierbei sorgfältig mit Bleiblech abzudecken. Die
Bestrahlung des Frauenbartes erfolgt daher entweder in zwei Feldern
(Kinn- und Submentalgegend rechts und links) oder in vier Feldern,
wenn Wange rechts und links hinzukommt, oder in sechs bzw. sieben
Feldern, wenn die seitlichen Teile der Oberlippe und die mittlere Kinn-
partie einbezogen werden. Die Grenzen der einzelnen Bestrahlungsfelder
werden mit kleinen Bleiplättchen (etwa 5×7 cm) bedeckt und dieselben
mit Holzklammern derart zusammengefügt, daß eine unerwünschte Über-
strahlung vermieden wird. Die einmalige Durchbestrahlung der einzelnen
Felder wird als eine Serie bezeichnet, welche daher 2, 4, 5 oder 7 Sitzungen
umfaßt, die in kurzen Intervallen von etwa 2—8 Tagen verabreicht werden.
Die Beeinflußbarkeit des hypertrichotischen Haares beruht auf einer
größeren Empfindlichkeit im Vergleiche zur Haut, doch ist der Unterschied nicht groß, da Hautoberfläche und Haarpapille nur eine geringe
Niveaudifferenz zeigen. Die Filterung der weichen Strahlen muß sehr
weitgehend sein, ebenso die primäre Härte des Lichtes. Die einzelne
Sitzung entspricht 8 HOLZKNECHT-Einheiten (etwa 450 r) durch 4 mm
Aluminium. Die Haare fallen meist schon nach der ersten Bestrahlung
aus, wachsen jedoch 5—6 Wochen nach dem Ausfall, allerdings meist
etwas spärlicher und dünner nach. Drei Monate nach der ersten Be-

strahlung wird eine neuerliche Serie verabreicht. Es tritt wieder Haarausfall ein und der nunmehr sich zeigende Nachwuchs ist schon wesentlich spärlicher und meist depigmentiert. Nach weiteren 3 Monaten kann, falls notwendig, eine dritte Bestrahlungsserie erfolgen, nach welcher eine Bestrahlungspause von mindestens einem halben Jahre eingeschoben wird. Hat auch die dritte Bestrahlungsserie keinen vollen Erfolg gezeitigt, so kann 6 Monate später die vierte und letzte gegeben werden.

Leichtere und schwere Hautatrophien, Teleangiektasien und Pigmententstellungen der früheren Anwendungsepoche sind bei dieser Methode, falls sie mit entsprechender Sorgfalt und mit exakter Dosierung durchgeführt wird, mit einer an Sicherheit grenzenden Wahrscheinlichkeit vermeidbar. Die Wahrung der Hautintegrität ist der wichtigste Erfolg der HOLZKNECHTschen Methode. Die Beseitigung der Überbehaarung im Gesichte gelingt fast immer und, wenn auch manchmal die Haare nicht vollständig schwinden, so sind die noch vorhandenen Reste kosmetisch wesentlich weniger störend. Manche Autoren versuchen, die Haarpapillen vor der Röntgenbestrahlung dadurch zu sensibilisieren, daß sie 24 Stunden früher die Haare auszupfen lassen, um durch diesen Wachstumsreiz die Haarpapille anzuregen, da erfahrungsgemäß im Stadium der Kernteilung die Zellen röntgenempfindlicher sind.

Zusammenfassend wäre also für die Röntgenbestrahlung der Gesichtsbehaarung folgende Indikation aufzustellen: Patientinnen, deren Gesichtsbehaarung so intensiv ist, daß wir mit Elektrolyse oder Elektrokoagulation in absehbarer Zeit niemals zum Ziele kommen können, sind, falls sie unbedingt darauf bestehen, von ihrer sie psychisch schwer deprimierenden und sozial schädigenden Entstellung befreit zu werden, einer vorsichtigen Röntgentherapie unter den angegebenen Kautelen zu unterziehen, wobei man sie darauf aufmerksam machen muß, daß schwere Röntgenschädigungen zwar mit Sicherheit zu vermeiden seien, jedoch unter Umständen im Verhältnis zur gegenwärtigen Entstellung geringfügige Hautrötungen auftreten können.

Die Röntgenbestrahlung borstiger Gesichtshaare gibt bezüglich Dauerheilung relativ die besten Resultate. Wesentlich röntgenresistenter ist im allgemeinen die dünnere Körperbehaarung, wie sie sich an den Extremitäten und an den oberen Rumpfpartien bei hypertrichotischen Frauen findet. Diese Haare lassen sich durch Röntgenstrahlen nur sehr schwer definitiv entfernen. Röntgendauerepilationen an den Unterschenkeln sind unbedingt zu unterlassen, weil sich sklerodermieähnliche Verhärtungen der dünnen Haut an der Vorderfläche der Tibia manchmal einstellen.

Bezüglich der Körperbehaarung kann man den Patientinnen insofern entgegenkommen, daß man, drei Wochen bevor sie ein Seebad aufsuchen, die Oberschenkel und Waden einer einmaligen Bestrahlung (7 H durch

3 mm Aluminium) unterzieht. Für die kurze Zeit der Badesaison fallen die Haare vorübergehend aus, wachsen jedoch im Herbst wieder nach.

Die Tatsache, daß die Hypertrichosis auf eine endokrine Störung zurückzuführen ist, rechtfertigt die Versuche, dieses Leiden durch Bestrahlung endokriner Drüsen indirekt beeinflussen zu wollen.

HOLZKNECHT berichtet über Erfolge mit sogenannter Reizdosen-, in Wirklichkeit Kleindosentherapie der Hypophyse und Ovarien; die erstere erhielt 4 H durch 4 mm Aluminium, die letzteren 2—4 H durch 5 mm Aluminium. Eine derart behandelte, mit Menstruationsstörungen und intensiver Hypertrichosis behaftete Patientin zeigte in der Folgezeit pünktliche, beschwerdelose Menses und deutliche Abnahme der Körperbehaarung. Die Besserung dieses Zustandes dauerte allerdings nicht an, doch hatte eine nach Jahresfrist vorgenommene analoge Bestrahlung von Hypophyse und Ovarien einen ähnlichen, allerdings wieder nur vorübergehenden Heileffekt. Die regelmäßige Folge von Applikation und Effekt ist nach HOLZKNECHT ein Hinweis auf die Möglichkeit einer rein ätiologischen Beeinflußbarkeit der Hypertrichosis durch Bestrahlung der Ovarien und Hypophyse. Die klinische Erfahrung, daß Überbehaarung als Folge von Nebennierentumoren auftreten kann, hat den Gedanken nahegelegt, die Hypertrichosis durch Bestrahlung der Nebennieren zu beeinflussen. HOLZKNECHT verabreichte halbe Erythemdosen in größeren Intervallen. Ungünstige Nebenwirkungen allgemeiner Art traten nicht ein. 7 Fälle wurden einseitig, 28 beiderseitig im Bereich der Nebennierengegend bestrahlt; aber nur ein Fall gab Abnahme von Extremitäten- und Rumpfbehaarung an. Die Bestrahlung der endokrinen Drüsen kann als alleinige Therapie der Hypertrichosis nicht in Betracht kommen, da ihr Effekt zu unsicher ist, hingegen dürfte sie die Ergebnisse der lokalen Hypertrichosisbestrahlung verbessern und vielleicht auch dann einen Erfolg erzielen, wenn die der Haut zuträgliche, erlaubte Serienzahl erreicht ist und kein vollständig zufriedenstellendes Resultat ergeben hat.

III. Die Fehlbildungen des Haarkleides und des Haarschaftes.

1. Atrichia und Hypotrichosis congenita.

Der intrauterine Mauserungsprozeß, welcher dem Abwerfen des fötalen Haarkleides zugrunde liegt, führt normalerweise nur zu einer ganz kurze Zeit bestehenden Haararmut, welche von dem Sprießen des kindlichen Haarkleides abgelöst wird. Nun gibt es vereinzelte Fälle, bei denen das kindliche Haarkleid nicht in normalem Umfang ausgebildet ist, sondern entweder vollständig oder teilweise fehlt. Es sind daher folgende Möglichkeiten gegeben: 1. Eine *universelle Atrichie*, d. h. ein vollständiger Mangel jedes Haares am Körper von der Geburt an, ohne daß später

Haare nachwachsen. 2. Eine *universelle Hypotrichosis*, bei welcher das Kind mit Lanugo geboren wird, diese Haare fallen später aus und werden nur von einem spärlichen Nachwuchs von neuen Lanugohaaren ersetzt. Und 3. teilweises oder vollständiges Fehlen der Haare in *zirkumskripten* Gegenden, z. B. auf dem Kopf und an den Augenbrauen. Während der Pubertät wachsen die Haare nicht, man findet oft kahle Flecken in der Gegend der Nähte des Schädels, entsprechend der Verbreiterung des Gehirngewölbes bei Hydrocephalus.

Im allgemeinen kann man die Atrichie als eine Hemmungsmißbildung im Ektoderm bezeichnen, die oft nicht nur die Haare ergreift, sondern auch mit rudimentären oder vollständig fehlenden Zehen- und Fingernägeln einhergeht; selbst Zahndefekte werden mitunter beobachtet. Atrichia bzw. Hypotrichosis sind trichogenetische Haaranomalien, die auch mitunter familiär auftreten können.

Die *Prognose* der kongenital-atrophischen und dystrophischen Haarmißbildungen ist im allgemeinen recht ungünstig. Ganz aussichtslos sind jene Fälle, bei denen ein vollständiger Haarmangel vorhanden ist. Bei Hypo- bzw. Oligotrichosis können in späteren Jahren leichte Besserungen eintreten, da es mitunter möglich ist, insbesondere auf der Kopfhaut die kahlen Stellen durch üppiger wachsende Haare der Umgebung zu decken. Allerdings darf man nicht allzu optimistisch sein, denn auch die scheinbar besser funktionierenden Haarpapillen erzeugen nur selten festen, gesunden Nachwuchs, meistens sind auch diese Haare spröde, brüchig und hinfällig.

Da es sich um eine Mißbildung im Bereiche des Ektoderms handelt, ist die *Therapie* nur wenig aussichtsreich. Kleine Röntgenreizdosen zur Anregung der noch vorhandenen Haarpapillen, Allgemeinbestrahlungen mit künstlicher Höhensonne werden vielfach mit wechselndem Erfolge angewendet. Tastende Versuche, mit Hormonpräparaten das Wachstum des Haarkleides in Gang zu bringen, waren bis jetzt vollständig erfolglos.

2. Monilethrix. Moniletrichosis. Aplasia pilorum intermittens moniliformis. Spindelhaare.

Die charakteristischen Eigenschaften dieser seltenen Erkrankung be stehen in einer besonderen Gestaltung der Haare, vereint mit einer follikulären Hyperkeratose. Sobald sich die Umbildung zum kindlichen Haarkleide vollziehen soll, tritt ein Verhornungsprozeß der Follikelöffnungen in Erscheinung und nun sprießen abnorm gestaltete Haare. Diese finden sich bald auf dem gesamten Capillitium, bald nur an umschriebenen Partien desselben, dann hauptsächlich in der Gegend des Hinterhauptes; aber auch in den Augenbrauen, Augenwimpern, Achselhöhlen, an den Geschlechtsteilen und selbst hier und da auf dem Stamme und den Extremitäten kommen sie zur Beobachtung. Ihre Verteilung wechselt bei verschiedenen Mitgliedern ein und derselben Familie.

Die Vererbbarkeit von Follikelhyperkeratose und Monilethrix geht meistens parallel, doch finden wir auch Familien (Rosenthal und Speiregen), in welchen der Vater Follikelhyperkeratose und die Kinder dieselbe Affektion kombiniert mit Spindelhaaren zeigen. Aus der Kuppelung der beiden Merkmale — Follikelhyperkeratose und Monilethrix — ist zwar ersichtlich, daß diese Mißbildungen miteinander zusammenhängen, es wurde jedoch noch nie Monilethrix ohne Follikelhyperkeratose beobachtet. In ausgeprägten Fällen ist der Kopf von kurzen, größtenteils abgebrochenen Härchen bedeckt. Die Kinder scheinen stellenweise fast kahl, auch die von der Affektion verschonten Teile des Capillitium zeigen minderwertige Behaarung und machen einen zerzausten, ungepflegten und verwahrlosten Eindruck. Die befallenen Individuen sind im übrigen meist gesund. Strandberg berichtet über eine Familie, in der fünf Mitglieder betroffen waren, zwei Mädchen litten außerdem an verspätetem Durchbruch der zweiten Zähne, und Rosenthal und Speiregen sahen bei einem Kinde Cutis hyperelastica, Walzer eine Kombination mit Koilonychie. Die Vererbbarkeit dieser Affektion ist durch zahlreiche Beobachtungen festgestellt. In gleicher Weise werden Knaben und Mädchen befallen. In ein und derselben Familie finden sich oft Forme fruste der Erkrankung, sie zeigen im Gegensatz zu ihren Geschwistern nur kleine Scheiben von Monilethrix am Kopf oder vereinzelte Flecke follikulärer Hyperkeratose am Nacken. Monilethrix vererbt sich dominant ohne Geschlechtsgebundenheit.

Gesichert wird die *Diagnose* durch den Befund an den Haaren; dieselben zeigen im ganzen Verlaufe des Haarschaftes Anschwellungen und Einschnürungen, die vollkommen regelmäßig angeordnet sind und an das Bild eines Halsbandes oder eines Rosenkranzes erinnern, daher der Name Pili monileformes (Monile lat. = Halsband). Die spindelförmigen Auftreibungen erscheinen heller, die Einschnürungen dunkler. Diese Farbendifferenz beruht auf dem streckenweisen Auftreten von Luft in der Marksubstanz des Haares, und zwar entsprechend den Anschwellungen. Abgebrochene Exemplare sind mitunter im hyperkeratotischen Follikel der Kopfhaut zusammengerollt oder ähnlich wie eine Ziehharmonika zusammengeklappt. Die Haare zeigen ebenso viele Knoten als Internodien. Spindel und Zwischenraum sind immer von gleicher Länge, etwa im Durchschnitt 1 mm. Brechen Spindelhaare ab, so geschieht dies stets an einer verengten Stelle, welche dann mikroskopisch pinselförmig aufgefasert erscheint. Das Charakteristische der Monilethrix liegt in der intermittierenden Verschmälerung des Haarschaftes und stets fehlender Entwicklung der Marksubstanz an diesen Stellen.

Als eine keimplasmatisch veranlagte und vererbbare Verhornungsanomalie ist die Monilethrix zwar unheilbar, kann jedoch in leichteren Fällen durch geeignete Haarpflege wesentlich gebessert werden. Sabouraud berichtet über günstige Erfolge, welche den mit diesem Leiden Behafteten das Tragen einer Perücke ersparen. Diese *Behandlung* muß schon im schulpflichtigen Alter einsetzen und regelmäßig jeden Abend vorgenommen werden. Sie besteht in ausgiebigen Seifenwaschungen der Kopfhaut und nachfolgendem Einmassieren einer Teersalbe folgender Zusammensetzung: Ol. cadin., Vaselin., Lanolin. $\overline{aa}$ 20,0.

3. Pili annulati, Leukotrichia annularis (Ringelhaare).

Die Ringelhaare sind charakterisiert durch die Eigenschaft, daß zwar der Durchmesser des Haares an allen Stellen des Haarschaftes gleich bleibt, der Luftgehalt desselben jedoch intermittierend wechselt. Es resultiert daraus ein Haarzylinder, der eine ringelförmige Zeichnung aufweist, entsprechend den normal pigmentierten und den lufthaltigen Segmenten. Diese letzteren erscheinen deutlich aufgehellt, sind als grauweiße Ringe zu erkennen und als trophische Störungen zu deuten. Wir beobachten diese Affektion meist bei Kindern mit kongenital oder akzidentell geschädigtem Haarkleid. Diese Haaranomalie vererbt sich dominant ohne Bevorzugung eines Geschlechts. Man findet sie bei allen europäischen Rassen. Die Ringelhaare des Menschen unterscheiden sich in keiner Weise von denen wildlebender Tiere; sie kommen als normale Variante bei gewissen wildlebenden Meerschweinchenarten und anderen Nagetieren vor. Die Pili annulati sind analog den „blühenden" Nägeln ganz bedeutungslos.

Eine *Therapie* dieser Haaraffektion könnte mit Medikamenten, welche erfahrungsgemäß die Festigkeit der Haare erhöhen und ihren Dickendurchmesser vergrößern, versucht werden. Wir werden also solchen Patienten fleißiges Kürzen der Kopfhaare empfehlen und Arseninjektionen verabreichen. Auch längeres Einnehmen von Humagsolanpillen (s. S. 42), 3mal täglich 2 Pillen durch etwa 6—8 Wochen, könnte dieser Indikation entsprechen. Humagsolan ist ein von Zuntz angegebenes verdauliches Hornpräparat, durch welches die Bausteine des Haares dem Organismus in assimilierbarer Form zugeführt werden sollen.

IV. Die mechanischen Schädigungen des Haarschaftes.

1. Trichorrhexis nodosa, Trichoptilosis, Trichonodosis.

Das normale Haar stellt einen aus Hornzellen aufgebauten Zylinder dar, dessen Durchmesser in allen Abschnitten nur wenig variiert. Als Trichorrhexis nodosa bezeichnen wir eine Unterbrechung der Kontinuität des Haarfadens durch eine Anzahl hellgrauer Knötchen, welche bei oberflächlicher Betrachtung den Eindruck machen, als ob sich Nissen an den Haaren befänden. Schon bei näherem Zusehen bemerkt man mit freiem Auge, daß die Haare an den genannten Stellen aufgefasert erscheinen. Faßt man den Haarschaft mit einer Pinzette an, so reißt er an dieser Stelle durch und das Haarende hat das Aussehen eines Pinsels.

Versucht man ein von *Trichorrhexis nodosa* befallenes Haar abzubiegen, so nimmt es nicht — wie das normale — die Form eines Bogens an, sondern es entsteht eine winkelige Abknickung mit dem Scheitelpunkt im Knoten. Unter dem Mikroskope sieht man die Kutikula des Haares im Bereiche des Knotens und darüber hinaus geplatzt. Die beiden Fragmentenden sind in ihrer Rindensubstanz vielfach längsgespalten und gleichen zwei ineinandergesteckten Bürsten. Mitunter finden sich an diesen Stellen kleine, aus der Luft stammende Kohlepartikelchen abgelagert. Zwischen je zwei Knoten ist das Haar normal, innerhalb der Knoten verliert es mitunter die Marksubstanz.

Die Erkrankung lokalisiert sich besonders in die Haare des Kopfes und des Bartes, die des Körpers werden seltener betroffen, doch findet sich Trichorrhexis auch an den Schamhaaren. Sie befällt die Haare der Labia maiora und der Genitokruralbeuge, verschont jedoch die Gegend des Mons Veneris. Auch am Skrotum wurde sie in seltenen Fällen gesehen. Ausnahmsweise sind die Haare der Achselhöhle erkrankt.

Einige interessante Beobachtungen bezüglich der Genese der Trichorrhexis nodosa möchte ich anführen. Als die Frauen noch Locken aus falschem Haar verwendeten, sah man die Trichorrhexis nodosa nicht nur auf den eigenen Haaren, sondern auch auf den falschen. Selbst die toten Haare der Rasierpinsel zeigen Veränderungen, die makroskopisch und mikroskopisch identisch sind mit Trichorrhexis.

Eine Stütze der mechanischen Theorie ist in der Tatsache gelegen, daß zur Zeit, da Schnurrbartbinden üblich waren, die Trichorrhexis nodosa im Schnurrbart wesentlich häufiger beobachtet wurde als jetzt.

Endlich sieht man Trichorrhexis nodosa häufig an Haaren, die mit Wasserstoffsuperoxyd entfärbt worden waren. Alles deutet darauf hin, daß die Trichorrhexis nodosa eine mechanische Ursache hat. Eine gewisse Debilität des Haares ist allerdings zu ihrem Zustandekommen notwendig, und so befällt sie besonders gerne Patienten, die sich in einem schlechten Ernährungszustand befinden. Bei zarten, dünnen Haaren wird sie sich häufiger einstellen als bei dicken; blondhaarige Individuen sind stärker disponiert als schwarzhaarige. Trichorrhexis nodosa kann auch an umschriebenen Partien des Kopfes entstehen, wenn an einem begrenzten Abschnitt des Capillitium energische Einreibungen mit Salben oder Tinkturen vorgenommen werden. So z. B. wurde bei einem Studenten, welcher wegen Seborrhoe der Kopfhaut eine energische LASSARsche Kur durchführte, eine Trichorrhexis nodosa am Scheitel konstatiert, welche mit dem Aufhören der Einreibungen verschwand und deshalb auf eine rein mechanische Ursache, nämlich das intensive Reiben der Haare, zurückzuführen war. Bekannt ist ferner Trichorrhexis nodosa an Körperstellen, die wegen vorhandener Parasiten (Filzläuse) intensiv mit Desinfizientien, wie Sublimatspiritus u. dgl., behandelt werden. JOSEPH sah Trichorrhexis nodosa bei Patienten, welche in den Mons pubis graue Salbe einmassierten.

Als mechanische Insulte des täglichen Lebens kommen in Betracht der Gebrauch von Kämmen mit sehr dicht beieinanderstehenden Zähnen oder harten Bürsten, ferner das Waschen der Haare mit stark alkalischen Seifen, das Färben der Haare mit ungeeigneten Substanzen, das Trocknen des noch feuchten Kopfhaares mit rasch wirkenden Heißluftapparaten. Gerade der plötzliche Flüssigkeitsentzug muß auf ein hygroskopisch so empfindliches Gebilde, wie es der Hornfaden des menschlichen Haares darstellt, in dem Sinne einwirken, daß einzelne Stellen rascher austrocknen als die Umgebung. Auf diese Weise entstehen ringförmige Sprünge, von denen aus eine Auffaserung der Rinde nach oben und unten erfolgt.

Die Mehrzahl der Autoren sieht die *Ursache* der Trichorrhexis nodosa in der mechanischen Schädigung eines an sich wenig widerstandsfähigen Haarzylinders. Wenn es auch gelingt, mikroskopisch in den knötchenförmigen, aufgefaserten Gebilden des Haarschaftes Bakterien nachzuweisen, so ist doch deren ätiologische Rolle sehr zweifelhaft. MARKUSFELD war einer der ersten Autoren, der die Trichorrhexis nodosa als eine durch Parasiten hervorgerufene Erkrankung beschrieb; BEIGEL deutete die Auftreibung im Inneren des Haares mit teilweiser Berstung als eine Folge durch Bakterien bedingter Gasentwicklung. HODARA hat in den von Trichorrhexis besonders heimgesuchten Haaren der Türkinnen einen Mikroorganismus gefunden, welcher in seiner Morphologie außerordentlich variabel war. Er trat bald als Stäbchen, bald als Kügelchen, bald in Flaschenform auf. SPIEGLER wies in Barthaaren, welche von Trichorrhexis nodosa befallen waren, einen Krankheitserreger nach, der bald in Form eines Coccus, bald in Gestalt eines großen Stäbchens nachgewiesen werden konnte. Er bediente sich zu dem Nachweis eines modifizierten, zuerst von HODARA geübten Verfahrens. Die Haare wurden in Äther entfettet und mit Wasserstoffsuperoxydlösung entfärbt. Nach Auswaschen in sterilem Wasser Färben mit Anilinwasser-Gentianaviolett, hierauf LUGOLsche Lösung und Differenzieren in Anilinöl so lange, bis der Haarschaft farblos ist. Sodann Einbetten in Xylol. Zur Züchtung der Bazillen nach der HODARAschen Methode wurden die Haare zunächst 5—6 Tage lang in Alkohol gelegt, um sie oberflächlich zu desinfizieren, und dann auf die üblichen Nährböden gebracht. Auf Agar wachsen runde, schmutzigweiße oder weißgraue Pünktchen. In der Gelatinestichkultur erstrecken sich die punktförmigen Kolonien durch den ganzen Stich bis

zum Boden des Röhrchens, sind aneinandergereiht, zum Teil zusammen-
fließend, zum Teil getrennt. Von diesem Stich als Zentrum entwickelt
sich eine kegelförmige Trübung des Nährbodens; die Achse dieses Kegels
ist von der Basis bis zur Spitze von einer Linie durchsetzt, die aus glänzenden, weißen, perlartig aneinandergereihten Pünktchen besteht. Die Mitte
des Kegels setzt sich aus wolkigen und strahligen Massen zusammen. So
interessant vom bakteriologischen Standpunkt aus diese Befunde sind,
so können sie doch nicht ätiologisch verwertet werden, da es bisher nicht
einwandfrei gelungen ist, mit den Reinkulturen der isolierten Keime das
Krankheitsbild am gesunden Haare zu reproduzieren. Keinesfalls sind
sie imstande, die mechanische Theorie zu erschüttern.

Teils vergesellschaftet mit der Trichorrhexis nodosa, teils auch als
selbständige Affektion finden wir die zuerst von DEVERGIE beschriebene
Trichoptilosis. Der Name wird von dem griechischen Worte $\pi\tau\iota\lambda o\nu$
(= Flaumfeder) abgeleitet. Diese Affektion beobachten wir häufig bei
dünnen, langen Haaren; sie zeigen gegen das Ende zu Auffaserung in der
Längsrichtung derart, daß die Hornlamellen als seitliche Sprossen von
dem Hornfaden abstehen. Die häufigste Ursache für diese Affektion sind
ebenfalls mechanische Insulte. BODIN fand sie auch im Anschluß an
Dermatosen behaarter Körperregionen, wie z. B. bei chronischen Ekzemen.

Wollen wir Trichorrhexis nodosa und Trichoptilosis erfolgreich behandeln, dann ist es notwendig, alle mechanischen Insulte auszuschalten
und durch geeignete Maßnahmen den Haarschaft zu kräftigen. Erfahrungsgemäß gelingt es, die Zartheit und Brüchigkeit der Haarschäfte
dadurch zu beeinflussen, daß man Arsenkuren verabreicht. Arsen geht
bekanntlich bei interner Verabfolgung in die Haarschäfte über und ist
ein Stimulans für die Haarpapille. Die Haare werden glänzender und
widerstandsfähiger. Die besten Erfolge erzielen wir mit Injektionskuren
gelöster Arsenpräparate (Natrium cacodylicum, Solarson u. dgl.). Eine
Injektionskur umfaßt etwa 12 Injektionen, je zwei in der Woche (Natr.
cacodyl. 0,1, bzw. Solarson 2,0). Die Widerstandsfähigkeit und die Dicke
des Haares kann auch durch Zufuhr dialysabler Hornsubstanz vermehrt
werden. ZUNTZ war der erste, welcher zeigen konnte, daß die Haare an
Stärke zunehmen, wenn dem Organismus die Bausteine des Haares in
resorbierbarer Form mit der Nahrung zugeführt werden. Versuche an
Schafen hatten ergeben, daß die Wolle an Dichtigkeit und Gewicht gewinnt, wenn der Nahrung der Tiere das von ZUNTZ erfundene Präparat
beigemengt wird. Für die humane Medizin wird eine analoge Substanz
in Pillenform hergestellt, die als Humagsolan in den Handel kommt. Man
verordnet eine mehrwöchentliche Pillenkur, und zwar 6 Stück pro Tag,
je 2 nach den Hauptmahlzeiten, durch etwa 2 Monate; insbesondere mit
gleichzeitigen Arseninjektionen ist die Humagsolankur erfolgreich und
erhöht die Resistenz des Haarschaftes.

Bei der *Pflege* eines an Trichorrhexis nodosa erkrankten Haarbodens ist die größte Vorsicht zu üben. Weiche Bürsten und weitzahnige Kämme sind zu verwenden, brüskes Haartrocknen mit allzu heißer Luft ist strengstens verboten, auch häufige Seifenwaschungen sind zu unterlassen, da erfahrungsgemäß derartige Haare sehr trocken sind. Um die Sprünge und Risse in den Haarschäften zu vermeiden, müssen die Haare mit Öl oder Salben behandelt werden. Die Applikationsweise ist folgende: Das verschriebene Medikament wird auf die innere Handfläche aufgetragen, mit einer weichen Bürste wird mehrmals über dieselbe gestrichen und das an den Borstenenden anhaftende Quantum genügt, um die Haare einzufetten. Als Haaröle kann man verschreiben: Resorcin. alb. 0,3, Acid. salicyl. 0,3, Ol. ricin. 15,0, Ol. oliv. 15,0, Ol. rosar. gtt. 3; oder Ol. amygdal. 27,0, Ol. bergamott. 3,0; oder das von KAUFMANN angegebene Sulfoformöl. Salben enthalten meist in kleinen Mengen Schwefel oder Teer: Zinc. oxyd. 2,0, Sulfur. praecip. 1,0, Unguent. simpl. 20,0; oder Sulfur. praecip. 1,5, Zinc. oxyd. 5,0, Acid. salicyl. 0,3, Ung. emoll. 30,0; oder Liqu. carbon. deterg. 1,5, Hydrarg. praecip. alb. 1,5, Ung. emoll. 30,0.

GALEWSKY hat unter der Bezeichnung der *Trichonodosis* Knotenbildungen an den Haaren des Kopfes, Bartes und Mons Veneris beschrieben, die bei oberflächlicher Betrachtung an Trichorrhexis nodosa erinnern, bei genauer Lupenuntersuchung jedoch als einfache Schleifenbildungen sich darstellen. Diese sind besonders bei trockenem und etwas krausem Haar nicht selten und kombinieren sich sogar mit Trichorrhexis nodosa an anderen Stellen des Haarschaftes. In den Hohlräumen der Schleifen verfangen sich gerne feinste Federn, Baumwollfasern, Staubpartikelchen u. dgl., und es entsteht so eine von kleinsten Fremdkörpern ausgepolsterte Nestbildung am Haarschaft. Am Mons pubis muß man sich hüten, derartige Formationen mit Eiern von Filzläusen zu verwechseln. Das Zustandekommen dieser Anomalie ist rein mechanisch und auf ungeschicktes Kämmen oder Durchwühlen des Haares zu beziehen. Möglicherweise spielt dabei auch eine Ungleichmäßigkeit des wachsenden Haarschaftes eine Rolle, welche sich in einer Krümmung nach der im Wachstum zurückbleibenden Seite auswirkt. Interessant ist, daß derartige Knotenbildungen an juckenden Stellen der Hautoberfläche häufiger zur Beobachtung kommen, was als eine Stütze der mechanischen Genese verwertet werden kann. Eine *Therapie* dieser Veränderung kann nur darin bestehen, die von Knotenbildung befallenen Haare abzuschneiden und durch entsprechende Verhütung mechanischer Insulte bei den nachwachsenden Haaren der Trichonodosis vorzubeugen.

2. Trichotillomanie.

Unter Trichotillomanie verstehen wir die Sucht, Haare büschelweise auszureißen. Wir finden diese Gewohnheit bei nervös veranlagten Kindern und Erwachsenen. SABOURAUD beobachtete sogar schon Säuglinge, welche im Momente des Einschlafens Haarlocken um ihre Finger wickelten und sie in großer Zahl ausrupften. Im schulpflichtigen Alter begegnen wir dieser schlechten Gewohnheit nicht selten. Manche Kinder pflegen sogar die ausgerissenen Haare zu kauen und mitunter zu schlucken, so daß eine gewisse Analogie mit dem Nägelbeißen sich unwillkürlich aufdrängt. Man bemerkt auf dem Haarboden einzelne kahle Fleckchen, entsprechend den büschelweise ausgerissenen Haaren. Diese Stellen lokalisieren sich natürlich an jene Punkte des Haarbodens, welche das Kind mit seinen Händen leicht erreichen kann, also in erster Linie an die beiden Schläfen, an die Gegend hinter den Ohren und an den Scheitel. Die Enthaarung erfolgt unregelmäßig; es stehen oft einzelne übriggebliebene Haare an den gelichteten Flecken, junge nachwachsende Haare sind häufig als schwarze, eben sichtbare Pünktchen zu sehen. Beim Erwachsenen ist die Trichotillomanie mitunter Begleiterscheinung von Gemütskrankheiten. Das Ausreißen der Haare gilt ja schon seit alters her als Zeichen der Trauer und des Seelenschmerzes, daher darf es uns nicht wundern, wenn melancholische und hysterische Patienten das Symptom der Trichotillomanie in besonders ausgeprägtem Maße zeigen. Aber auch Nichtpsychopathen können von dieser schlechten Gewohnheit befallen sein; sie zupfen, wenn sie intensiv über etwas nachdenken, an den Kopfhaaren und reißen sie büschelweise aus. Manche Frauen zeigen dieses Symptom während der Schwangerschaft. FRIEDENTHAL hat der Trichotillomanie eine sehr interessante Deutung gegeben. Er meint, daß die durch das Zupfen und Reißen am Haarschaft bedingte leichte Schmerzempfindung einen Reiz abgibt, welcher die Hirnrinde zu intensiverer Arbeit anregt. Das Zupfen und Reißen am Schnurrbart z. B., welches bei geistigen Arbeitern so häufig beobachtet wird, wäre ebenfalls als eine Forme fruste der Trichotillomanie zu deuten.

Das genannte Leiden ist nur auf *psychischem Wege zu heilen;* ebenso wie das Nägelbeißen, kann es nur auf erzieherischem Wege und durch entsprechende Aufklärung beeinflußt werden. Wichtig ist die richtige Diagnose, um Verwechslungen mit Herpes tonsurans, mit Alopecia areata bei Schulkindern hintanzuhalten.

V. Die Saprophytien des Haarschaftes.

Als Saprophytien des Haares bezeichnet man parasitäre Erkrankungen, welche dadurch charakterisiert sind, daß die Erreger auf dem Haare wachsen, ohne in dasselbe einzudringen. Wir zählen zu diesen Affektionen die hierzulande ziemlich häufige Trichomykosis palmellina und die vorwiegend in Südamerika, aber auch sporadisch in Europa festgestellte Piedra.

1. Trichomykosis palmellina

nannte PICK eine meist rötlich-blonde Individuen befallende Haaraffektion.
Er beobachtete sie an den Haaren der Achsel, Brust, des Handrückens,
an der Innenseite des Oberschenkels und in der Schamgegend. Eine
Prädilektionsstelle sind die Achselhöhlen, und wir können hier zweierlei
Stadien unterscheiden. Im Beginne der Erkrankung findet man eines
oder das andere der Achselhaare durch eine klebrige Masse verdickt,
welche das Haar entweder zirkulär einscheidet oder ihm nur höckerig aufsitzt. Diese Auflagerung zeigt verschiedene Nuancen von Bernstein-
bis Rotgelb. Das Haar erhält dadurch eine unebene, höckerige Oberfläche
und ist stellenweise gar nicht als solches zu erkennen. Sein Umfang erreicht oft das doppelte Maß und darüber. Seine Länge kann wie in den
meisten Fällen eine normale sein, sehr häufig aber findet man es verkürzt
und an seiner Spitze von einem Knopf gekrönt, der nach Art einer Haube
dem Haarende aufsitzt. Die Auflagerungen sieht man an verschiedenen
Stellen des Haarschaftes, bald in der Nähe der Follikelmündung, bald in
dem weiteren Verlauf, jedoch dringen sie niemals in den Haartrichter ein.
Die meisten anderen Haare können vollständig normal sein, doch findet
man bei mikroskopischer Untersuchung häufig an zahlreichen Haaren
warzenartige Erhebungen, wo makroskopisch noch nichts Pathologisches
zu sehen war.

Bei langem Bestande der Affektion sind die freien Haare in der Minder-
heit, hingegen beobachtet man viele Stümpfe, die oft ganz von diesen
Massen umgeben sind und gegen das Ende statt dünner immer dicker
werden. Von frisch epilierten Haaren kann man die Auflagerungen leicht
abschaben, trocknen die letzteren jedoch ein, so ist es viel schwerer, sie
von dem Schafte zu isolieren. Man reißt bei derartigen Versuchen Längs-
stücke des Haares mit oder zerreißt sie ganz. Die Prädilektionsstelle der
Trichomykosis ist die Achselhöhle, und zweifellos steht die Schweißsekretion in Zusammenhang mit ihrem Entstehen. Wenn die Erkrankung
die Schamhaare befällt, erreicht sie niemals so exzessive Grade als in den
Axillen.

Als *Ursache* der Erkrankung hat bereits PICK Spaltpilze nachgewiesen
und gefunden, daß der geleeartige Überzug der Haare aus einer Zoogloea
der betreffenden Keime besteht. Wie schon erwähnt, spielt die Haarfarbe des Individuums eine gewisse Rolle. Lichtblonde und rötlichgelbe
Achselhaare werden am häufigsten befallen, braune seltener und schwarze
bleiben fast immer verschont. CASTELLANI hat im Jahre 1911 die Auflagerungen an den Haaren einer genauen bakteriologischen Untersuchung
unterzogen. Seine Befunde weichen von denen der früheren Autoren
insofern ab, als die letzteren verschiedene Kokken als Krankheitserreger
beschrieben, während CASTELLANI einen außerordentlich feinen Fadenpilz
isolierte, der mit den Kokken nur in Symbiose lebt. Je nach der Farbe

der Auflagerungen unterscheidet er eine Trichomykosis axillaris flava, rubra und nigra. Alle drei bilden den Haaren fest anhaftende, etwas klebrige, knotige Massen, die dem Namen entsprechend gefärbt und je nach der Art, mit der wir es zu tun haben, zusammengesetzt sind. CASTELLANI fand bei der gelben Varietät in enormen Mengen einen feinen Pilz, welchen er als Nocardia tenuis bezeichnete. Bei der schwarzen Art stellte er die gleichen Erreger fest und überdies einen schwarzes Pigment produzierenden Coccus, der in Symbiose mit ihm lebt. In der roten Varietät schließlich konstatierte er wiederum den feinen Fadenpilz, vergesellschaftet mit einem rotes Pigment erzeugenden Coccus. Mikroskopisch handelt es sich bei der gelben Trichomykosis um enorme, das Haar einscheidende Massen von Nocardia tenuis, eingebettet in eine amorphe homogene Kittsubstanz, während bei den beiden anderen Arten zu diesen genannten myzelialen Bestandteilen sich noch große Mengen von den obenerwähnten Kokken gesellen, die die Pilzlager in Form knotenförmiger Massen umsäumen. Im einzelnen haben wir es bei den gelben, durch Nocardia tenuis bedingten Knoten mit einer großen Anzahl von stäbchenartigen Gebilden, den bazilliformen Hyphen von Nocardia zu tun, welche grampositiv, aber nicht säurefest sind. Werden die Knötchen längere Zeit in Alkohol oder Formalin konserviert, so verlieren die Pilze ihre Grambeständigkeit. Die stäbchenartigen Hyphen variieren in der Länge von 2—8 μ, die Durchschnittsbreite ist 0,14—0,3 μ; sie verlaufen gerade oder leicht gebogen, zeigen selten Abzweigungen, liegen fest aneinandergedrängt und sind eingebettet in eine offenbar von den Myzeten produzierte Kittsubstanz. Letztere ist an die Rinde des Haares fixiert und liegt zum Teil unter der Kutikula und den oberflächlichen Lagen der Wurzelscheide. Die Kultur der Nocardia tenuis gelang zuerst PORCELLI 1917, nachdem vorher bei den Züchtungsversuchen immer nur die begleitenden Kokken gewachsen waren. Dieser Autor verwendete Spezialnährböden: Blutagar, Zuckeragar, Urinagar.

Die *Behandlung* der Trichomykosis palmellina ist relativ einfach; es empfiehlt sich, die infizierten Achselhöhlenhaare zu rasieren und die nachwachsenden ständig dadurch möglichst keimfrei zu halten, daß man zweimal täglich Eintupfungen mit desinfizierenden spirituösen Lösungen vornimmt. Als solche wären zu empfehlen 1%iger Sublimatspiritus oder 5%iger Formalinspiritus oder 1%iger Jodspiritus. Auch Seifenwaschungen mit Spiritus saponatus kalinus sind anzuraten.

2. Piedra,

zu deutsch Stein, ist die spanische Bezeichnung einer in Kolumbien heimischen Saprophytie des Haares. Diese Veränderung wurde zunächst BEIGELsche Krankheit genannt, weil BEIGEL sie 1869 beschrieben hatte. Er erkannte die parasitäre Ursache und bezeichnete die Krankheit mit dem Namen „Chignonfungus", weil er sie auf falschen Haaren feststellen konnte. Osario hat dann 7 Jahre später eine genaue klinische Schilderung gegeben. Die Affektion manifestiert sich in kleinen, steinharten, rosenkranzähnlichen, nebeneinandergelagerten Knötchen. Besonders deutlich nimmt man diese winzigen Konkremente wahr, wenn man das befallene Haar zwischen zwei Fingernägeln hindurchzieht. Die Auflagerungen sitzen in ziemlich regelmäßigen Abständen, etwa $1/_2$—$1^1/_2$ cm voneinander entfernt. Bis zum Jahre 1890 hielt man die Piedra für ein exotisches Leiden; sie wurde in erster Linie in Südamerika beobachtet. In der Folgezeit fand man auch in Europa ganz vereinzelte Fälle. Behrend beschrieb den ersten Fall in Berlin, Unna veröffentlichte eine ganze Reihe identischer Beobachtungen in Hamburg. Heute ist es so gut wie erwiesen, daß es neben der exotischen auch eine autochthone Form der Piedra gibt; die kolumbische befällt in erster Linie das Capillitium und verursacht kleine, beim Durchschneiden knirschende Knoten, die einheimische ist meist an die Schnurrbarthaare lokalisiert, ihre Knoten sind relativ größer und weich.

Von der Piedra wird nur der freie Haarschaft befallen, der in der Epidermis steckende Teil ist vollständig frei und gesund.

Wenn man ein Piedrahaar *mikroskopisch* mit mittlerer Vergrößerung im Niveau eines Knotens untersucht, so sieht man, daß letzterer durch den Parasiten formiert ist und den Haarschaft umgibt, ohne dessen Struktur wesentlich zu verändern. Der Knoten selbst ist von mehr oder weniger unregelmäßiger ovoider Gestalt und durch Parasitenzellen gebildet, welche als doppeltkonturierte Sporen erscheinen, einen Kern mit Kernkörperchen besitzen, gegeneinander gehäuft, abgerundet oder öfters polyedrisch durch den gegenseitigen Druck sind, und zwar von der Art, daß das Ganze ein mosaikähnliches Aussehen gewinnt. Vuillemin und Schächter haben den mikroskopischen Aufbau von Beginn an verfolgt: Eine primäre Pilzzelle lagert sich an den Haarschaft, verlängert sich fadenförmig und zerfällt durch senkrechte Scheidewände in Tochterzellen. Diese Tochterzellen machen den gleichen Prozeß mit, wodurch eine ganze Serie von Zellen entsteht, teils in der Verlängerung des primären Fadens, teils durch Ramifikation seitlich aufsitzend. Durch Juxtaposition dieser gestrahlten Zellserien entsteht ein knotenförmiges Gebilde. Die einzelnen Pilzelemente, welche rapid wachsen, komprimieren sich gegenseitig und verändern durch seitlichen Druck ihre Form derart, daß man bei älteren Knoten den Eindruck eines Mosaiks polygonaler Zellen erhält. Zwischen den Pilzzellen kommt es zur Abscheidung einer Zwischensubstanz von gelatinöser und klebriger Konsistenz, die auf Gelifikation der äußeren Membran zurückzuführen ist. Diese klebrige Masse verklumpt zwar die Pilzelemente untereinander und bedingt beim Eintrocknen die steinharte Konsistenz, jedoch ist sie nicht die Ursache der festen Fixation am Haare.

Vuillemin konnte feststellen, daß innerhalb der Knoten die dem Haarschaft anliegenden Pilzzellen wie krallenförmige Bildungen zwischen die äußersten Kutikulazellen eindringen und so die gesamte Pilzmasse an das Haar fixieren.

Die Sporengröße variiert je nach dem Lande, aus welchem das Untersuchungsmaterial stammt. Die *Piedra columbensis* zeigt große Sporen, die *europäische* hingegen kleine. Man unterscheidet verschiedene Varianten des Piedra erzeugenden Pilzes, der als *Trichosporon* bezeichnet wird. Der Parasit der kolumbischen Piedra heißt *Trichosporon giganteum*. Seine Sporen messen 12—14 μ im Durchmesser. Die Kulturen sind auf Agar erst gelblich, dann weiß und pudrig, auf Gelatine gleichen sie weißem Flaum, in Bouillon bildet sich auf der Oberfläche ein dichter, gerunzelter, bald weiß bestäubter Belag. Mikroskopisch sind in den Kulturen die langen Fäden vielfach aus zylindrischen Segmenten zusammengesetzt, teilweise zeigen sie spindelförmige Anschwellungen. Die Sporen sind einzeln oder in Haufen, eiförmig oder rund oder polygonal.

Bei *Piedra nostras* wurden verschiedene Parasiten isoliert. Die Sporen am Haare sind wesentlich kleiner, nur etwa 2—5 μ im Durchmesser. Das von Beigel beschriebene Trichosporon bildet auf Gelatine oder Agar Kulturen von weißer Farbe, zerebriformer Oberfläche, die sich später mit einem weißen Flaum bedecken und mit einer fein radiären strahligen Zone umsäumen.

Trichosporon ovoides Behrend formt Sporen, die in ihrer Größe sehr schwanken. Die Kulturen sind zuerst feucht mit randständigen Ausläufern, später werden sie weiß und pulverig. Die Sporen des *Trichosporon ovale* Unna sind elliptisch geformt, 4—5 μ lang, 2—3 μ breit, die Kulturen auf Agar sind trocken wie die des Trichosporon ovoides. Der Behrendsche Pilz verflüssigt Gelatine nach 7 Tagen, der Unnasche überhaupt nicht oder erst nach langer Zeit.

Die Trichospora sind echte *Epiphyten* der Haare. Behrend erklärt die Pathogenese der Piedrainfektion und ihre besondere Häufigkeit in Kolumbien mit der dort landesüblichen Gewohnheit der Frauen, ihre Haare mit Leinsamenwasser zu befeuchten. Dieses ist eine schleimige Flüssigkeit und scheinbar ein guter Nährboden für den Pilz, auch bedingt es bei seinem Eintrocknen die Härte der Knoten und die eventuelle Verklebung des Kopfhaares. Die gelegentliche Ansiedlung von Piedrapilzen auf Schnurrbarthaaren hierzulande dürfte darauf zurückzuführen sein, daß in den verschiedenen kosmetischen Präparaten (Brillantine u. dgl.), welche zur Fixation des Schnurrbartes dienen, die Krankheitserreger enthalten sind.

Die *Prognose* der Piedra ist eine sehr günstige; innerhalb kurzer Zeit kann man durch gründliche Seifenwaschungen und Desinfektion mit Sublimat (1:1000) Heilung erzielen.

VI. Der Haarausfall.

Die Erkrankungen des Haarkleides, welche zu Haarausfall führen
können, haben ihren Angriffspunkt entweder am fertigen Haar oder an
der Haarpapille. Zur besseren Übersicht wollen wir die ersteren als
pilogene und die letzteren als *papillogene* Alopecien bezeichnen. Zu den
pilogenen Alopecien zählen wir die *infektiösen* Alopecien, d. h. jene Arten
des Haarausfalles, welche dadurch entstehen, daß pathogene Keime von
außen her in den Haarschaft und in die Haartasche eindringen. Zu den
papillogenen Alopecien gehören jene Schädigungen des Haarkleides, welche
ihren Angriffspunkt an der *Haarpapille* haben und durch *Anomalien der
inneren Sekretion*, durch *Stoffwechselstörungen*, durch *Infektionskrankheiten*,
Intoxikationen und *trophoneurotische* Störungen bedingt sein können.

1. Die pilogenen Alopecien.

a) Mykotische Erkrankungen des Haares.

Zu denselben rechnen wir die durch Fadenpilze bedingten Infektionen,
von denen wir klinisch *drei* Typen differenzieren können: die *Mikrosporie*,
die *Trichophytie* und den *Favus*.

Die *Mikrosporie* (GRUBY-SABOURAUD) ist vorwiegend eine Erkrankung
der Kinder. Sie ist in Paris und London entschieden weitaus häufiger
als in Wien. Ihr endemisches Auftreten und ihre Kontagiosität hat die
Pariser Stadtbehörde veranlaßt, die erkrankten Kinder aus den öffent-
lichen Schulen zu entfernen und alle infizierten kleinen Patienten, isoliert
von den gesunden, in einem Internat unterzubringen, in welchem die oft
Monate dauernde Behandlung unter SABOURAUDs Leitung vorgenommen
wird. Die exquisite Übertragbarkeit der Mikrosporie macht es allen
Ärzten, die sich mit Haarerkrankungen befassen, zur Pflicht, die
Symptome dieses Leidens genau zu kennen; denn eine Schulendemie
läßt sich nur dadurch vermeiden, daß man die ersten Fälle bereits
diagnostiziert und vom weiteren Schulbesuch ausschließt. Wo immer
eine Mikrosporie des Kopfes gefunden wird, muß man die Geschwister des Kindes und seine Schulkameraden genau inspizieren. Auf
diese Weise ist es SCHRAMEK und mir gelungen, in einigen Spielschulen
Wiens die mit Mikrosporie behafteten Kinder ausfindig zu machen und
einem weiteren Ausbreiten dieser Affektion, deren Vorkommen bei uns
selbst von namhaften Kennern geleugnet wurde, Einhalt zu tun. Die
typische Mikrosporieplaque ist am Capillitium eine runde oder ovale,
zirka 4—5 cm im Durchmesser haltende, scheinbar haarlose Scheibe, die
wie mit grauer Asche bestreut aussieht. Dieser Herd schuppt zwar ziemlich stark, zeigt jedoch keine Zeichen entzündlicher Hyperämie. Bei
näherer Prüfung bemerkt man 3—4 mm lange, über das Niveau der Haut
emporragende Haarstümpfe, die alle in gleicher Höhe abgebrochen sind.

Sämtliche im Gebiete des Krankheitsherdes liegenden Haare sind affiziert, nicht ein einziges intaktes Haar ist zu sehen. Faßt man mit einer Pinzette zu, so gelingt es leicht, ohne irgend eine Schmerzäußerung von seiten des Patienten die Stümpfe büschelweise zu epilieren, sie folgen dem leisesten Zuge.

Rings um diesen „plaque primaire ou maitresse" finden sich zerstreut über die ganze Kopfhaut größere und kleinere, runde, schuppende Fleckchen, sämtlich Autoinfektionen jüngeren Datums. Manchmal umfassen sie nicht mehr als drei bis vier Haare und unterscheiden sich von der gesunden Umgebung durch einen leicht rosigen Farbenton. Zu ihrer Diagnose bedarf es eines kleinen Kunstgriffs. Der Kopf des mikrosporieverdächtigen Kindes wird kurz geschoren und der Patient so gegen das Fenster gestellt, daß das Tageslicht schief auffällt. Nun streicht man mit dem Daumen, an der Stirn-Haargrenze und an den Schläfen beginnend, der Richtung der Haarströme entgegen, bis zur Scheitelhöhe hinauf. Gesunde Haare springen wie die Borsten einer Bürste sofort wieder in ihre ursprüngliche Lage zurück; kranke haben infolge der Durchwachsung des Schaftes durch Pilzmycelien ihre Elastizität eingebüßt und brechen ab oder verharren in der veränderten Stellung.

Den *Verdacht* einer Mikrosporie erwecken muß also ein Krankheitsherd folgenden Aussehens: *Ein intensiv grau bestaubter, fast völlig reaktionsloser, schuppender, meist kreisrunder Plaque*, in dessen Bereich, einer abgemähten Wiese ähnlich, sämtliche Haare in gleicher Höhe abgebrochen sind.

Die *Diagnose* einer Mikrosporie ist gesichert durch den mikroskopischen Befund am erkrankten Haar. Epiliert man ein solches, so findet man den ganzen noch vorhandenen Schaft des Haares eingescheidet von einer weißlichen Manschette, die mikroskopisch aus sehr kleinen, untereinander gleichen, rundlichen Sporen besteht. SABOURAUD hat folgendes Bild gewählt: Man hat den Eindruck eines mit einer klebenden Masse bestrichenen und in *feinem Sande gerollten Glasstabs*. Die am Rande des Krankheitsherdes stehenden Haare zeigen uns den Weg, den der Parasit nimmt. Zunächst wird der Haartrichter infiziert und von einem dichten Sporenkegel umsäumt, in dessen Achse das Haar gelegen ist. Ein Teil dieses Pilzlagers reicht zwischen Schaft und Wurzelscheide der Kutikula entlang nach abwärts und zerfällt in kleinste Dauerformen, die sich zur Manschette anordnen. Andere Mycelien durchdringen die äußeren Lagen des Haars und wachsen als feinste Fäden gegen die Haarzwiebel hinunter. Einige Millimeter von dem Bulbus entfernt lichtet sich der äußere Mantel und die intrapilaren Hyphen werden als „ADAMSONsche Quaste" sichtbar.

Die *Trichophytie* ist viel wechselvoller in ihren Krankheitsbildern als die Mikrosporie. Wir unterscheiden eine *oberflächliche* und eine *tiefe*

Form. Die erstere (Herpes tonsurans) besteht aus polyzyklischen oder kreisrunden, schuppenden Plaques am Capillitium. Die intensivste Gewebsreaktion zeigen meist die Randpartien in Gestalt kleiner Krusten und Bläschen, während im Zentrum Abheilung erfolgen kann. Die *oberflächliche* Trichophytie des Kopfes ist in ihrem Aussehen wohl charakterisiert und in typischen Fällen von der Mikrosporie leicht zu differenzieren. Während die Mikrosporie nichts zeigt als eine kleienförmige Schuppung, sind die Herde oberflächlicher Trichophytie oft mit Krusten bedeckt. Im Gebiet eines Mikrosporieplaques sind sämtliche Haare erkrankt, alle in gleicher Höhe zirka 3—4 mm über der Epidermis abgebrochen und weißlich-grau verfärbt; die Trichophytie hingegen befällt nicht alle Haare, einzelne bleiben normal gefärbt und normal lang und stehen als ausgesparte, von der Infektion verschonte Haarbüschel mitten in dem haarlosen Fleck. Die Haarlosigkeit ist dadurch hervorgerufen, daß alle von den Trichophytonpilzen befallenen Haare nicht über dem Niveau der Haut, sondern schon an der Follikelmündung, also im Niveau der Haut, abbrechen. Nirgends sieht man Haarstümpfe, man muß vielmehr die infizierten Haarreste aus den Schuppen förmlich herausheben. Sie finden sich an der dem Papillarkörper zugewendeten Fläche der Auflagerungen als grauweiße, korkzieherartig gewundene oder kommaähnliche Gebilde. Mikroskopisch finden wir bei Trichophytie in den Haarstümpfen zahlreiche sporulierende, teils zueinander parallel verlaufende, teils sich überkreuzende, bandförmige Mycelfäden. Die einzelnen Glieder sind bald mehr rund, bald mehr abgeplattet. Vergleicht man das Mikroskoporiehaar mit einem gummierten Glasstabe, der in feinem Sande gerollt wurde, so erweckt das Trichophytiehaar, da es mit rundlichen, scharf konturierten Gebilden vollgepfropft ist, unwillkürlich die Vorstellung eines *Sackes voll Nüsse.* Diejenigen Trichophytonvarietäten, welche vorwiegend oberflächliche Herde hervorrufen, sind großsporig, wachsen ausschließlich im Haare *(Endothrixformen)*, diejenigen, welche besonders häufig tiefe Plaques erzeugen und meistens von Tieren auf den Menschen übertragen werden, sind kleinsporig, infizieren zuerst den Haarschaft, durchbrechen alsbald seine Kutikula und dringen sehr rasch in die Wurzelscheiden und das peripiläre Bindegewebe *(Endoektothrixformen)*. In letzterem Falle entsteht das Bild der *tiefen* Trichophytie.

Diese schon lang als *Sycosis* bekannte Affektion tritt zunächst an stärker behaarten Stellen auf (Kopf, Bart, Nacken, Handrücken). Die Erreger derselben schmarotzen oft auf unseren Haustieren und infizieren nur gelegentlich die Haut des Menschen, auf der sie dann um so heftigere Entzündungserscheinungen hervorrufen, da diese Änderung des Terrains eine Virulenzsteigerung zur Folge haben dürfte. In Ländern, deren Bevölkerung fast ausschließlich Landwirtschaft und Viehzucht betreibt, ist dieses Leiden weitaus häufiger als bei uns.

Die Sycosis erscheint klinisch als eine meist scharf umschriebene, prominente, leicht blutende Granulationsfläche, welche fast haarlos und von eitrigen Krusten und Pusteln bedeckt ist. Der mikroskopische Nachweis von Pilzelementen ist nur sehr schwer zu erbringen, oft sucht man vergebens in dem Eiter der Pusteln. Die Kultur aus dem letzteren gelingt meist ohne Schwierigkeit.

Allen *Favuserkrankungen* gemeinsam ist die Ausbildung eines „*Scutulum*". Das Scutulum ist ein napfförmig gestalteter, kreisförmiger, flacher, in der Mitte gedellter Pilzkuchen, der lediglich aus Pilzfäden und Sporen besteht und in seiner Mitte meist von einem Haare durchbohrt ist. Die Entstehung dieses in der Hornschicht gelegenen Pilzlagers ist nach Unna dadurch zu erklären, daß die Mycelien des Favus die Tendenz besitzen, nicht bloß flächenhaft zu wachsen, sondern an einzelnen Stellen, die nicht immer den Follikeln entsprechen müssen, nach allen möglichen Richtungen zu wuchern. Die peripheren Anteile sind natürlich besser ernährt als das Zentrum, welches einsinkt und so die Dellenbildung veranlaßt. Diese in der Haut liegenden Pilzmassen bedingen eine sehr mäßige, reaktive Entzündung, die klinisch nur durch eine geringe Hyperämie sich zu erkennen gibt. Auf der straff gespannten Kopfschwarte sind sie Ursache eines differentialdiagnostisch sehr wichtigen Symptoms, der *Atrophie*. Überall, wo Favusschüsselchen gesessen haben, finden sich später grubige Vertiefungen von derselben kreisrunden Form, ohne Haare und Hautrelief, glatt, glänzend und weiß. In typischen Favusfällen ist das Scutulum gut entwickelt und auf den ersten Blick zu diagnostizieren. Bei lange vernachlässigten Individuen jedoch, besonders bei Kindern, vergesellschaftet sich der Kopffavus oft mit ekzematösen Veränderungen (Favus squamosus Finger) und die zahlreichen aus Schuppen und Krusten bestehenden Auflagerungen können die Scutula verdecken, bzw. deren Ausbildung beeinträchtigen. Man hilft sich dann am besten durch Betupfen der Auflagerungen mit Alkohol, wodurch die aus Pilzelementen zusammengesetzten Anteile derselben eine schwefelgelbe Farbe gewinnen. Oft genügt es, den Kopf des Patienten einige Tage mit einer Flanellhaube abzuschließen, unter welcher dann zufolge der feuchten Wärme die Scutula rasch zur Entwicklung kommen. Endlich führt auch in manchen, diagnostisch schwierigen Fällen der eigenartige, an Mäuseharn erinnernde Geruch der Favösen auf die richtige Spur.

Gelegentlich, aber außerordentlich selten, können die Scutula ein ganz exzessives Wachstum zeigen, und zwar nicht nur auf dem Capillitium, sondern auch an der übrigen Haut des Stammes und der Extremitäten. Meist handelt es sich um verwahrloste Kinder oder schwerkranke ungepflegte Personen. Dann entsteht das klinische Bild des *Favus gigantus* welches jedem, der es einmal zu sehen Gelegenheit hatte, unvergeßlich bleibt; die bedauernswerten Patienten sind über und über mit schmutziggelben, oft fingerdicken, wabenartig durchlöcherten Pilzmassen bedeckt und verbreiten einen entsetzlichen Geruch.

Der Favus ist ein eminent *chronisches* Leiden von unbegrenzter Dauer. Während die Mikrosporie und die Trichophytie der Kinder in der Pubertät spontan zur Involution kommen, trägt ein Favuskind dieses Stigma der Armut und des Elends sein ganzes Leben mit sich herum. Die geringe entzündliche Gewebsreaktion verhindert das Zustandekommen einer Immunität, und vollständig schutzlos, mit Haut und Haaren, ist der Patient dem Favusparasiten ausgeliefert. Nur manches Mal bleiben einzelne Haare innerhalb der narbigen Kopfschwarte und entlang der Haargrenze — an der Stirn, den Schläfen und im Nacken — in Form eines schmalen dünnen Streifens ausgespart.

Die klinische *Diagnose* stützt der mikroskopische Befund am Favusscutulum und am Favushaare. Das Scutulum besteht in seinem zentralen Anteil ausschließlich aus Sporenhaufen. Peripheriewärts finden sich zahlreiche septierte und unseptierte Mycelien. *Das Favushaar bricht* im Gegensatz zum Trichophytiehaar und zum Mikrosporiehaar fast *niemals ab*. Es fällt entweder frühzeitig aus oder wächst trotz der Infektion unbehindert weiter; zahlreiche Luftkanäle durchziehen infolge der Auseinanderdrängung der einzelnen Zellschichten den Haarschaft und bedingen die charakteristische Graufärbung. Innerhalb des Haars sieht man Mycelfäden, die teils gerade, teils in leichtem Bogen dahinziehen. Die meisten sporulieren und bieten ein rosenkranzähnliches Bild, andere wieder zeigen keine Tendenz zur Septierung und verlaufen als doppelkonturierte, geschwungene Linien. Die Sporen sind bald mehr rechteckig, bald rund, untereinander an Gestalt different. Wenn favöse Haare ausfallen oder künstlich epiliert werden, so ist damit eine definitive Alopecie gesetzt, denn die narbige Beschaffenheit des Haarbodens hat zu einer Verödung der Haarpapillen geführt.

Eine Conditio sine qua non für die *Behandlung eines mykotischen Krankheitsherdes am Capillitium* und *im Bart* ist die gewissenhafte Epilation. Da wir mit unseren bakteriziden Medikamenten in die Haartrichter nicht eindringen können, so lange die Haare darin enthalten sind, so müssen wir dieselben entfernen. Das Auszupfen mit der Pinzette ist wohl nur bei ganz kleinen Plaques im Barte möglich. Es genügt nicht, ausschließlich nur die Haare des Krankheitsherdes auszureißen, sondern man muß rings um den Krankheitsherd eine etwa 5 mm breite Sicherungszone scheinbar gesunder Haare mitentfernen, da erfahrungsgemäß auch diese bereits von Pilzen infiziert sein können. Die Epilation des behaarten Kopfes und ausgedehnterer Flecke im Bart erfolgt wohl niemals mehr mit der Pinzette, auch das brutale Verfahren der Pechhaube wird nicht mehr angewandt. Die Methode der Wahl ist das *Röntgenverfahren*. Die grundlegenden Arbeiten von SABOURAUD und NOIRÉ haben uns in die Lage versetzt, mittels der von den genannten Autoren angegebenen Dosierungstablette die Epilationsdosis so genau einzuhalten, daß tatsächlich 18 bis 21 Tage nach der Bestrahlung die Haare teils spontan ausfallen, teils schmerzlos büschelweise ausgerupft werden können. Die Röntgenepilation des Capillitium erfolgt durch eine siebenstellige Totalbestrahlung mit einander überkreuzenden Feldern. Die SABOURAUD-Tablette liegt im Zentrum des Bestrahlungsfeldes am Fußpunkte des Zentralstrahls. Diese Fußpunkte werden gewählt: 1. am Scheitel (bregmales Feld), 2. und 3. rechts und links am Tuber frontale (frontale Felder), 4. und 5. rechts und links 4 cm oberhalb des äußeren Gehörganges (temporale Felder), 6. und 7. rechts und links unmittelbar hinter dem Processus mastoideus (okzipitale Felder). ARZT und FUHS haben mit der siebenstelligen Bestrahlung bei einzelnen Fällen in der Hinterhauptgegend schon dauernde Kahlheit beobachtet, was sie auf ein zu nahes Zusammenlegen der beiden hinteren Röhrenfußpunkte zurückführen. Sie schlagen daher vor, die beiden Okzipitalfelder in eines zusammenzuziehen, dessen Röhrenfußpunkt in die Nackengrube fällt. L. FREUND, der Entdecker der Röntgenepilation, pflegt auch die beiden frontalen Felder auf eines zu reduzieren, dessen Mittelpunkt in der Mitte der Stirn-Haargrenze liegt, und epiliert in fünf Feldern (Wirbel, Stirn, Hinterhaupt, beide Schläfen). Sämtliche Autoren bevorzugen bei der Epilation mittelharte Strahlen, da bei zunehmender Härte Erythemdosis und Epilationsdosis auseinanderrücken, so daß man zur Erreichung der Epilation mit kleineren Oberflächendosen auskommt. Die übliche Strahlenhärte entspricht einer Halbwertschicht von etwa 1,8 cm in Wasser und einer Funkenstrecke von 28 cm. Die gewohnte Filterung ist ein Aluminiumfilter von 2 mm. Die verabreichte Dosis beträgt 6—7 HOLZKNECHT-Einheiten. Die Bestrahlung erfolgt an aufeinanderfolgenden Tagen, um durch Einschalten der sogenannten Tiefenpause den Röntgenkater zu vermeiden.

Der *klinische Verlauf* der Epilation gestaltet sich derart, daß nach 14 Tagen die Haare locker zu werden beginnen und nach drei Wochen der Haarausfall vollendet ist. Der Schädel soll dann kahl wie eine Billardkugel sein. Mitunter bleiben vereinzelte Lanugohärchen noch stehen, die man mit der Pinzette auszupfen muß oder mittels Leinwandstreifen entfernen kann, welche, mit einer erwärmten Mischung von zwei Teilen Kolophonium und einem Teil Bienenwachs getränkt, auf die Kopfhaut aufgepreßt und nach dem Antrocknen mit raschem Zug abgezogen werden. Nach dem Eintritt der Epilation beginnt die medikamentöse Lokaltherapie (s. unten). Zwei Monate nach der Röntgenepilation sollen die Haare wieder nachwachsen. Die erste Haargeneration ist meist noch dünn und schwach pigmentiert. Sehr interessant sind Beobachtungen von FUHS und anderen Autoren, welche gesehen haben, daß nach Röntgenepilation glatthaarige Individuen mitunter in Lockenköpfe sich umwandeln.

Die *Bartregion* epilieren wir mit Röntgenstrahlen in vier einander überkreuzenden Feldern. Die Fußpunkte des Zentralstrahles liegen 1. und 2. rechts und links unterhalb des Gehörganges (buccale Felder), 3. in der Mitte des Kinns (mentales Feld für Kinn und Oberlippe, das Lippenrot wird durch Bleiblech geschützt) und 4. knapp unterhalb des Kinns (submentales Feld). Der Kopf wird maximal nach hinten gebeugt. Vor Einleitung der Bestrahlung müssen die Barthaare eine gewisse Länge — etwa 3 mm — erreicht haben, damit sie leicht ausgezupft werden können. Wir beobachten nämlich, daß die Barthaare nach der Röntgenbestrahlung alsbald aufhören zu wachsen. Waren sie vorher durch Rasieren vollständig gekürzt, so ist die Möglichkeit gegeben, daß die toten Haarstümpfe im Haarbalg stecken bleiben und weder spontan ausfallen noch mit der Pinzette auszuziehen sind. Diese in der Haut steckenden toten Haarstümpfe verursachen, falls sie infiziert sind, Neuinfektion des nachwachsenden Haars; sind sie gesund und werden sie durch das nachwachsende Haar nicht ausgestoßen, so geben sie mitunter Veranlassung zur Bildung knotenförmiger, fibröser Fremdkörpertumoren, welche kosmetisch stören.

Zur Epilation des behaarten Kopfes verwendeten italienische Autoren *Radiumpräparate* von 10 mg Radiumbromidgehalt, gefiltert durch 1 mm Messing und 4 mm Guttaperchapapier. Die Expositionszeit betrug 24 Stunden. Da die Fläche des behaarten Kopfes der Fläche von 32 bis 35 wirksamen Strahlenzonen dieser Präparate entsprach und 19 Präparate zur Verfügung standen, dauerte die Bestrahlung zwei Tage. Die Präparate wurden dabei auf der Oberfläche einer über den Kopf gelegten Haube befestigt. Die verabfolgte Strahlendosis betrug 7680—4800 mg-Stunden. 15 Tage nach der Bestrahlung trat vollständiges Effluvium ein und schon ein Monat später erfolgte der Haarnachwuchs. Der Vorteil dieser Methode liegt in der absoluten Strahlenkonstanz, der Nachteil in der benötigten großen Radiummenge.

Stehen Röntgen und Radium nicht zur Verfügung, so können wir die Enthaarung bei Kindern auch *mit interner Verabreichung von Thalliumpräparaten* vornehmen. Das Thallium gehört zu den Schwermetallen und ist ein Protoplasmagift, bei welchem der Haarausfall als Intoxikationssymptom zu deuten ist. Derselbe kommt auf dem Wege über das endokrine System (Nebennieren, Epithelkörperchen, Genitaldrüsen) zustande. Die italienischen und deutschen Autoren verwendeten vor allem zu therapeutischen Zwecken das Thallium aceticum cristallisatum purissimum MERCK. Die Behandlung mit Thalliumazetat erfolgt ausschließlich intern. Die Maximaldosis, die wir verabreichen können, beträgt 8 mg pro kg Körpergewicht des zu behandelnden Kindes. Bei Kindern zwischen 3 und 5 Jahren empfiehlt es sich, mit der Dosis auf 5—7 mg herunterzugehen. Die Gesamtmenge des Medikamentes, welche z. B. bei einem Kinde von

20 kg Körpergewicht 0,16 g Thallium aceticum beträgt, geben wir zwei Stunden nach dem Frühstück gelöst in etwa 30 ccm Wasser, dem als Geschmackskorrigens einige Tropfen Glyzerin zugesetzt werden. Der Haarausfall tritt 6—8 Tage nachher ein, ist etwa nach drei Wochen vollendet und erstreckt sich ausschließlich auf den behaarten Kopf mit Ausnahme der seitlichen Partien des Capillitium und der Stirn-Haargrenze. Die Thalliumepilation ist sicher brauchbar, jedoch niemals so gleichmäßig wie die Röntgenepilation. Sie ist natürlich wesentlich einfacher und billiger. Ist nach einmaliger Thalliumdarreichung der Haarausfall nicht eingetreten, so darf trotzdem wegen der hohen Giftigkeit des Präparates keine neuerliche Verordnung erfolgen. Es ist auch dringend zu widerraten, Thallium an Erwachsene zu verabreichen, da diese dagegen viel empfindlicher sind als Kinder. Der Angriffspunkt des Thalliums ist ja, wie bereits oben erwähnt, das endokrine System, welches beim Erwachsenen viel höher differenziert ist und daher viel leichter anspricht als beim Kinde.

Haben wir durch eines der angeführten Epilationsverfahren die Haare entfernt, so muß die weitere Behandlung berücksichtigen, ob eine oberflächliche oder eine tiefe Form der Erkrankung vorliegt, mit anderen Worten, ob es sich klinisch um einen sogenannten Herpes tonsurans oder um ein Kerion Celsi handelt. Bei dem ersteren genügt eine rein lokale desinfizierende Therapie, bei dem letzteren ist neben der antiphlogistischen und antiparasitären örtlichen Medikation auch zu versuchen, durch aktive Immunisierung und parenterale Eiweißinjektion die Abwehrkräfte des Organismus zu steigern.

Zur Heilung eines oberflächlich gelegenen, durch Dermatophyten bedingten, wenig entzündeten Herpes tonsurans an unbehaarten oder durch vorhergehende Epilation enthaarten Stellen benützen wir Antiparasitika, und zwar *Jod, Chrysarobin, Pyrogallol, Wasserstoffsuperoxyd, Quecksilberpräparate, Schwefel, Teerpräparate* und endlich als schälende Medikamente *Resorcin, β-Naphthol, Salizylsäure* und *Sapo viridis.* Lösungen der betreffenden Heilmittel haben den Vorteil der Sauberkeit und werden meist tagsüber verordnet; bei Nacht werden aus den verschiedenen Medikamenten kombinierte Salbenverbände angelegt.

Die offizinelle *Jodtinktur* leistet uns bei oberflächlichen, wenig entzündeten Pilzherden ausgezeichnete Dienste und wird 1—2mal täglich eingepinselt. Manche Autoren bevorzugen Verdünnungen derselben (Tinctura jodi 10,0, Spir. vin. dilut. 30,0). Jodtinktur darf niemals im Gesichte angewendet werden, da ihre Applikation lange dauernde Hyperpigmentierungen zur Folge haben kann, die außerordentlich stören.

Das *Chrysarobin* ist ein ausgezeichnetes Antimykotikum; man gebraucht es in Form von $^1/_2$—10%igen Salben und Pasten. Noch beliebter als in Salbenform ist die Applikation von Chrysarobin als 10%ige Schüttelpinselung, und zwar in Kollodium oder Traumaticin (= eine Lösung von

Guttapercha in Chloroform). An Stelle von Chrysarobin ist auch das im Krieg eingeführte Cignolin in Verwendung, welches sich glatt in Benzol löst und als $^{1}/_{2}$—1%ige Benzollösung verschrieben wird.

Pyrogallol findet Verwendung entweder in 5—10%iger alkoholischer Lösung oder als 2—3%ige Salbe, wobei wir es in Salbenform gerne mit anderen Medikamenten kombinieren.

Wasserstoffsuperoxydlösungen, in erster Linie das hochkonzentrierte Perhydrol, sind wegen ihrer stark bakterientötenden und exfoliierenden Wirkung von großem Vorteil und ganz besonders reinlich und sauber im Gebrauch. Sie wurden von mir in erster Linie bei Pityriasis versicolor empfohlen.

Quecksilberpräparate werden gegeben als 1%iger Sublimatspiritus zu Eintupfungen tagsüber, ferner als 2—5%ige weiße Präzipitatsalbe und endlich in Form des Hydrargyrum oleinicum in der von BROOKE empfohlenen Paste (s. unten).

Der *Schwefel* findet Verwendung als Sulfurpräzipitat in 10%iger Schüttelpinselung oder in öliger Lösung als das von der Firma Bayer hergestellte Mitigal und endlich in verschiedensten Salbenkombinationen.

Teerpräparate werden häufig verschrieben. Die HEBRAsche Teertinktur (Ol. rusci, Alcohol., Äther $\overline{aa}$ 10,0) ist stark bakterizid, juckstillend und sauber im Gebrauch. Teerähnliche, aus bituminösen Schiefern gewonnene Öle, wie Tumenol, Ichthyol, Cehasol, werden meistens mit Schwefel oder Resorcin in Pasten verschrieben. In jüngster Zeit ist es mir gelungen, reinen Steinkohlenteer nach einem eigenen Verfahren mit Schwefel zu kombinieren; dieses Präparat trägt den Namen *Sulfanthren*, ist milde und nicht hautreizend und wird im Laboratorium der Alpinen Chemischen A.-G. (Kufstein-Schaftenau) im großen erzeugt. Es hat eine sehr angenehme Konsistenz und läßt sich sowohl konzentriert als in verschiedenster Verdünnung mit den üblichen Salbengrundlagen mengen.

Resorcin und *β-Naphthol* benützen wir in 2%igen spirituösen Lösungen oder in 2—5%igen schälenden Salben.

Die *Salizylsäure* hat den großen Vorteil, hornerweichend zu wirken und als 10%iger Zusatz zu bakteriziden Salben dem pilztötenden Mittel (Teer, Schwefel) den Weg in die tieferen Epidermisschichten zu bahnen. Wir kombinieren gerne Salizylsäure mit der HEBRAschen Diachylonsalbe, welche den keratolytischen Effekt wesentlich steigert.

Sapo viridis endlich hat eine ausgezeichnet exfoliierende Wirkung und führt zur Elimination der der Hautoberfläche anhaftenden Parasiten.

Folgende Richtlinien gelten demnach für die Behandlung eines oberflächlichen Herpes tonsurans:

1. Enthaarung.
2. Betupfung mit spirituösen Lösungen von Desinfizientien tagsüber.
3. Salbenapplikation des Nachts.

Enthaarte Kinderköpfe werden 5 Tage hindurch 3mal täglich mit 10%iger Jodtinktur gepinselt, hierauf 2 Tage Pause, dann neuerliche 3tägige Jodpinselung. An offen getragenen Körperstellen (im Gesicht und an den Händen) ist Jodtinktur kontraindiziert, da sie, wie betont, Hyperpigmentierungen verursacht, und die Anwendung von Sublimat-, β-Naphthol- oder Resorcinspiritus und von Perhydrol angezeigt. Während der Nacht ist in den Krankheitsherd eine Salbe einzureiben. Salbenkombinationen, welche sich mir in der Praxis ganz besonders bewährt haben, sind folgende:

Die von *mir angegebene Schwefel-Steinkohlenteersalbe Sulfanthren* in der konzentrierten Originalform oder zur Hälfte mit anderen Salben versetzt.

Die WHITEFIELDsche Salbe: Acid. salicyl. 3,0, Acid. benzoic. 2,0, Adeps. benzoat. ad 30,0.

Die WILKINSON-Salbe: Ol. rusci, Sulfur. praecipit. āā 25,0, Sapon. virid., Axung. porc. āā 50,0, Cret. alb. 5,0. Es empfiehlt sich, in diesem Rezepte das Ol. rusci durch Sulfanthren zu ersetzen.

Die BROOKEsche Paste enthält ein ausgezeichnetes Antimykotikum im Hydrargyrum oleinicum. Ihre Verschreibung ist: Hydrargyr. olein. 28,0, Zinc. oxyd., Talc. venet. āā 7,0, Vaselin. 14,0, Acid. salicyl., Ichthyol. āā 1,5.

Die DREUWsche Salbe: Acid. salicyl. 5,0, Chrysarobin., Ol. rusc. āā 10,0, Sapon. virid., Lanolin. āā ad 50,0. Auch in der DREUWschen Salbe kann an Stelle des Ol. rusci Sulfanthren verordnet werden.

Bei *Herpes tonsurans* des Bartes verschreibe ich gerne über Nacht entweder eine Zinnober-Schwefelsalbe (Hydrargyr. sulfur. rubr. 0,2, Sulfur. paecip. 2,0, Ung. len. ad 20,0) oder: β-Naphthol 0,3, Sulfur. praecip. 3,0, Ichthyol. 1,0, Ung. Diachyl., Sap. virid āā 15,0.

Das *Kerion Celsi* bedarf selbstverständlich bei Lokalisation am behaarten Kopf oder im Bart der Epilation. Bei sehr starken örtlichen Reizerscheinungen und tiefer Infiltration muß die Röntgenbestrahlung solange hinausgeschoben werden, bis die akute Entzündung unter Umschlägen mit essigsaurer Tonerde oder Alkohol oder 1%iger wässeriger Resorcinlösung zurückgegangen ist. Nach der Enthaarung ist die antiparasitäre Therapie (spirituöse Lösungen tagsüber, Salbenapplikation während der Nacht) ebenso wie bei oberflächlichem Herpes tonsurans durchzuführen, nur muß man infolge des Reizzustandes der Haut die Konzentration der einzelnen bakteriziden Medikamente geringer wählen.

Eine wichtige Unterstützung der lokalen Therapie des Kerion Celsi bildet eine analog der Tuberkulin- durchgeführte *Trichophytinbehandlung*. Die Trichophytine werden aus alten Bouillonkulturen verschiedener Trichophyton- und Achorionarten hergestellt. Man injiziert subkutan oder intramuskulär unter die Haut der Schlüsselbeingrube, bzw. in die Glutaealgegend. Nach BRUCK sollen kräftige Reaktionen erzielt werden. Mit der Konzentration ist unter Berücksichtigung der Temperaturkurve, d. h. je nach der durch die zuletzt injizierte Dosis erreichten Reaktion, anzusteigen. Man gebe bei Erwachsenen zunächst 0,1 Trichophytin, 3—5 Tage später 0,2, wiederum nach 3—5 Tagen 0,5. Die Dosis kann unverdünnt oder auf das Gesamtvolumen von 1 ccm mit physiologischer Kochsalzlösung versetzt eingespritzt werden. In der Regel genügen drei Injektionen. Lokale Schwellung und Schmerzhaftigkeit der Injektionsstellen (bedingt durch spezifische Überempfindlichkeit der Haut gegen Trichophytin) wird mit kalten Umschlägen behandelt und geht rasch wieder zurück. Statt der Trichophytininjektionen kann man auch intrakutane Trichophytindepots zur Behandlung benutzen. In diesem Falle spritzt man in die gesunde Haut des linken Armes mit einer sehr dünnen Nadel ein ganz geringes Quantum (0,1 ccm) eines mit Kochsalzlösung verdünnten Trichophytins zwischen die Schichten der Epidermis ein, derart, daß eine linsengroße Papel entsteht. Man beginnt mit einer Trichophytin-Kochsalzlösung 1:40, steigt dann auf 1:20 und schließlich auf 1:10. Auch hierbei muß man genau die auftretenden Reaktionen beachten und zwischen den einzelnen Intradermoreaktionen einige Tage verstreichen lassen. Am Krankheitsherd selbst bemerkt man während der spezifischen Therapie typische Veränderungen: Er wird sukkulenter, näßt und eitert stark, um sich dann um so rascher zurückzubilden. Außer durch diese spezifische Therapie kann man stark infiltrierte Herde tiefer Trichophytie und Mikrosporie auch durch *parenterale Eiweißinjektionen* und durch Einspritzungen mit verdünntem Terpentinöl günstig beeinflussen. Als Eiweißkörper werden verwendet Milch, Aolan, Caseosan, Yatren-Casein und dergleichen in der Menge von 6—10 ccm, im allgemeinen genügen 2—3 Injektionen. Oleum therebinthinae rectificatum (in 10—20%iger Konzentration gelöst in reinem Olivenöl) empfiehlt KLINGMÜLLER. Es wird mit feiner Kanüle in der Glutaealgegend intramuskulär eingespritzt.

Endlich möchte ich noch darauf hinweisen, daß französische Autoren die *intravenöse Jodtherapie* bei Kerion-Formen erfolgreich herangezogen haben. Man injiziert täglich oder jeden zweiten Tag, im ganzen durchschnittlich 12mal, intravenös 5—10 ccm eines mit der vierfachen Menge physiologischer Kochsalzlösung verdünnten Lugol-Gemisches (Jod. puri 1,0, Kal. jodat. 2,0, Aqu. destill. 100,0).

b) Follikuläre Entzündungen des Haarbalges durch Eiterkokken.

Die akute Entzündung der Haarpapille erfolgt meist durch die Infektion des Haarbalges mit den *gewöhnlichen Eitererregern*. Es kommt zunächst zu einem kleinen peripilären Abszeß, dessen Inhalt sich nur dann entleeren kann, wenn das Haar entfernt wird. Konfluieren die einzelnen Follikulitiden miteinander, so entstehen oft ausgedehnte nässende, mit eitrigen Krusten bedeckte Granulationsflächen. Werden diese Abszeßchen nicht zur Ausheilung gebracht, so können die Haarpapillen vollständig zugrunde gehen. Follikuläre Eiterung des Haarbodens finden wir sehr häufig im Kindesalter, verursacht durch das Kratzen bei vorhandenen *Kopfläusen.* Die *Behandlung* ist relativ einfach. Pediculi capitis sind durch die üblichen Petroleumhauben möglichst rasch zu beseitigen. Die durch die Follikulitiden und Pyodermien bedingten Borken und Krusten sind zu erweichen und zu entfernen. Durch Umschläge ist ein Rückgang der entzündlichen Erscheinungen anzustreben, dann wird an die Epilation der Haare geschritten. Dies kann entweder durch Ausziehen derselben mit der Cilienpinzette oder durch vorsichtige Röntgenbestrahlung herbeigeführt werden. Auf die enthaarte Haut werden hornerweichende Medikamente aufgetragen, z. B. Unguent. diachylon oder Salicylvaselin, hierauf geht man zur Teerbehandlung über in der Art, daß die kranken Kopfpartien mit Oleum rusci bepinselt werden und darüber Unguent. diachylon Hebrae aufgelegt wird. Neben diesen Mitteln sind häufige Seifenwaschungen ratsam, auch 3—5%ige Präzipitatsalben können besonders gegen Ende der Behandlung mit Erfolg angewendet werden. Die Therapie muß mindestens so lange fortgesetzt werden, als neue Pusteln auftreten.

Bei Erwachsenen lokalisiert sich die Haarbalgentzündung weniger auf den behaarten Kopf, viel häufiger in das Gesicht, die Nase und den Nacken.

Folliculitis barbae (Sycosis simplex, S. vulgaris, S. coccogenes)

ist eine vorwiegend bei Männern vorkommende, staphylogene Erkrankung der Haarfollikel und deren Umgebung, die nicht selten durch ein vorausgegangenes seborrhoisches Ekzem oder einen Furunkel im Gesicht bzw. ein anderes, mit Eiterung einhergehendes örtliches Leiden verursacht wird; sie kann aber auch spontan im Anschluß an Schädlichkeiten, die mit dem Rasieren zusammenhängen, auftreten. Kleinste Verletzungen beim Aus- oder Nachrasieren, durch unzweckmäßige Messerführung oder unscharfe Klingen bedingt, ferner schlechte Rasierseifen, energischer Gebrauch des Alaunsteins sind hierfür anzuschuldigen. Das Zustandekommen der Affektion wird durch Zartheit der Gesichtshaut und durch besonders starken Bartwuchs begünstigt; mitunter erkranken auch hypertrichotische Frauen an Follikulitiden der Bartgegend, wenn sie beim Auszupfen der Haare verunreinigte Pinzetten benutzen und durch Zerren der Haarfollikel kleinste Epithelverletzungen setzen.

Eine weitere Ursache der Folliculitis barbae ist das *Einwachsen der Haare* am Halse an den Stellen, an denen der Kragenrand scheuert. Bei Patienten, die sich nicht täglich rasieren, werden durch das Reiben des Kragenrandes die Haare von ihrer Wachstumsrichtung abgedrängt und epidermiswärts zurückgebogen; dadurch bohren sie sich in die Hautoberfläche ein und krümmen sich korkzieherartig zusammen. Diese sogenannten eingewachsenen Haare erreichen oft eine beträchtliche Länge (0,5—0,75 cm) und führen zu einer entzündlichen Reaktion, welche erst zur Ausheilung kommt, wenn mit einer Pinzette das sogenannte eingewachsene Haar vollständig entfernt wird. Oft ist es notwendig, mit einem spitzigen Skalpell dieses spiralige Haargebilde aus der Epidermis förmlich auszugraben, um das Infiltrat zur Resorption zu bringen. Manche empfindliche Patienten zeigen zahllose derartige Entzündungsherde in der Kehlkopfgegend und an den seitlichen Halspartien.

Die Folliculitis barbae ergreift nur die starren, markhaltigen Grannenhaare und verschont die Lanugohaare. Die Entzündung beginnt im Haarbalg und verbreitet sich dann auf die Umgebung des Follikels. Es bilden sich zunächst kleine, von einer hyperämischen Area umgebene Knötchen, die sich alsbald in Pusteln umwandeln, welche von einem Haare durchbohrt sind; aus ihnen entleert sich gelblicher Eiter, der an der Oberfläche zu Krusten und Borken eintrocknet. Das Haar wird durch diesen Prozeß entweder sponton abgestoßen oder es läßt sich unschwer samt der Wurzelscheide ausziehen; die letztere ist glasig gequollen, verdickt und weißlich verfärbt. Durch Konfluenz einzelner Effloreszenzen entstehen gerötete und geschwollene Plaques, die stellenweise schuppen und die Follikulitiden nur an der Peripherie erkennen lassen. Im Schnurrbart entwickelt sich die Follikulitis meist im Anschluß an chronischen Schnupfen, dessen Sekret zur Infektion der Haarbälge führt. Die Oberlippe ist in solchen Fällen geschwollen und druckschmerzhaft, die einzelnen Knötchen können zu größeren oder kleineren Plaques konfluieren, welche mit grüngelben Krüstchen bedeckt sind. Oft erstreckt sich die Affektion auch auf den Naseneingang und führt zu kleinen Follikulitiden und Furunkeln im Naseninneren (Folliculitis nasi). Die Folliculitis barbae zieht sich häufig sehr lange hin und verläuft, wenn keine entsprechende Therapie einsetzt, ausgesprochen chronisch, indem immer wieder neue Stellen befallen werden, auch wenn die alten ausheilen. Da der Prozeß fast immer die Haarpapille intakt läßt, ist ein nennenswerter Haarverlust nicht zu befürchten.

Die *Diagnose* der Folliculitis barbae ist in ausgesprochenen Fällen leicht, doch können Verwechslungen mit *tiefer Trichophytie* (Sycosis parasitaria) vorkommen, die ähnliche Bilder erzeugt, aber unregelmäßig verteilte, scharf umschriebene Knoten bildet. Dieselben sitzen in der Hals- oder Kinngegend, sind meist deutlicher begrenzt und überschreiten die Ränder der behaarten Haut viel häufiger als die staphylogene Sykosis. Der Pilznachweis in den Haaren und die positive Kutireaktion mit Trichophytin sind wichtige Hilfsmittel zur Differentialdiagnose. Vom *Ekzem* unterscheidet sich die Sycosis vulgaris durch das Fehlen unregelmäßig konturierter, entzündlicher Plaques, welche auch auf die nicht bebarteten Abschnitte des Gesichtes übergreifen. Die *Impetigo* faciei steigt nicht in die Tiefe des Follikels und erzeugt oberflächliche Pusteln, die zu honiggelben, dicken Krusten eintrocknen.

Die durch Sykosis bedingte kosmetische Störung ist auffallend und lästig, da tägliches Rasieren zu neuen Infektionen der Haarbälge führt und daher verboten werden muß. Hierdurch sind aber zahlreiche Kranke, die beruflich auf ein gepflegtes Äußere Gewicht legen müssen, schwer geschädigt.

Die *Therapie* der Folliculitis barbae besteht zunächst darin, daß man das Rasieren für einige Tage untersagt. Die erkrankten Hautpartien werden hierauf mit einer Zilienpinzette sorgfältig epiliert und über die befallenen Stellen hinaus wird eine schmale Sicherungszone scheinbar gesunder Haare ebenfalls entfernt, um eine Neuinfektion zu verhindern. Sind die Herde ganz besonders ausgedehnt, so kann die Epilation auch mit Röntgenstrahlen durchgeführt werden. Wir epilieren den Bart in vier einander überkreuzenden Feldern, und zwar 1. Wange rechts, 2. Kinn mit Oberlippe, 3. Regio submentalis und 4. Wange links. Für jedes Feld ist eine Sitzung ausreichend (mittelharte Strahlung 7 H durch 2 mm Aluminium); Ober- und Unterlippe sind durch Bleiblech abzudecken. Auch vor Einleitung der Röntgenbestrahlung müssen die Barthaare eine gewisse Länge, etwa 3 mm erreicht haben, damit sie leicht ausgezupft werden können. Nach Röntgenbestrahlung gelingt es zirka am 18. Tage, die Haare schmerzlos zu entfernen.

Die *Epilation* mit der Pinzette oder mit Röntgenstrahlen kann jedoch nur vorgenommen werden, wenn keine allzu starken entzündlichen Reizerscheinungen vorhanden sind. Um dieselben zum Rückgang zu' bringen, empfehlen wir zunächst *Umschläge* mit essigsaurer Tonerde (1:5 Wasser) oder mit 70%igem Alkohol (1:2 Wasser) oder mit 3%iger wässeriger Borlösung oder mit 1%iger wässeriger Resorzinlösung. Besonders empfindliche Haut kann auch mit Kamillenteeumschlägen behandelt werden. Um die Krusten und die Infiltrate besser zu erweichen, legt man direkt auf die Haut eine dünne Schicht von Borcreme (3%ige Solutio acid. bor. aquosi, Lanolin. anhydric. $\overline{aa}$ 40,0, Vaselin 20,0), darüber kommen die obenerwähnten Umschläge, welche stündlich zu wechseln sind und deren resorptionsfördernde Wirkung durch Auflegen eines Thermophors gesteigert werden kann. Sind die akuten Reizerscheinungen geschwunden, so wird die Epilation durchgeführt. An der Hautoberfläche sich ansammelnde Sekretmassen werden zweimal täglich durch Waschungen mit Boraxwasser (2 Kaffeelöffel Kaiserborax auf einen Liter lauwarmen Wassers) vorsichtig entfernt und, falls dieses reizt, Bäuschchen mit Olivenöl oder Unguentum emolliens zur Reinigung verwendet. Auf die krustenfreie Haut appliziert man mehrmals des Tages je nach der Empfindlichkeit der Affektion entweder *Salbenverbände* oder *Schüttelpinselungen*. Man beginnt zunächst mit den mildesten Salben, z. B. Zinc.

oxyd., Bismut. subnitric. a̅a̅ 3,0, Unguent. emolliens 30,0 oder Hydrarg. praecipit. albi, Zinc. oxydat. a̅a̅ 1,5, Eucerin. anhydric. ad 30,0. Die Anwendung der angeführten milden Salben kann man ebenfalls mit Umschlägen kombinieren. Allmählich verwendet man stärkere Mittel, etwa Ichthyol 2—3%, Schwefel 5—10%, Tumenol 2—5%. Eine weiche, milde Tannin-Schwefel-Pasta hat ROSENTHAL für die Behandlung der Sycosis barbae angegeben: Acid. tannic. 0,4—1,0, Sulfur. praecipit. 1,0—2,0, Zinc. oxyd., Amyl. a̅a̅ 2,5, Vaselin. flav. ad 20,0. Bei weiterer Besserung des Zustandes kann man tagsüber Schüttelpinselungen und nur des Nachts Salbenverbände verordnen. Von guter Wirkung ist folgende Schüttelpinselung: Acid. salicyl. 1,0, Sulfur. praecipit. oder Thigenol. 1,0 bis 2,0, Zinc. oxyd., Talc. venet., Glycerin. a̅a̅ 10,0, Spirit. vin. dilut. 20,0, Aqua dest. ad 100,0, oder eine Zinnoberschüttelpinselung: Hydrarg. sulfur. rubr. 1,0, Sulfur. praecipit. 5,0, Zinc. oxyd., Talc. venet. a̅a̅ 10,0, Glycerin. 15,0, Spirit. vin. dilut. ad 100,0. Des Nachts hat sich im subakuten Stadium der Sykosis die BROOKESsche Pasta außerordentlich bewährt; sie enthält als wirksamen Bestandteil das Hydrargyrum oleinicum (Hydrarg. oleinici [5%ig] 28,0, Vaselin. flav. 14,0, Zinc. oxyd., Amyl. a̅a̅ 7,0, Acid. salicyl., Ichthyol. a̅a̅ 1,0). Diese Pasta muß so hergestellt werden, daß sie außerordentlich weich und leicht verreibbar ist, eventuell muß, wenn sie infolge langen Lagerns des Hydrargyrum oleinicum eine zu harte Konsistenz aufweist, reinstes Olivenöl zugesetzt werden. Will man auf subakute infiltrierende Herde von Sycosis barbae besonders energisch einwirken, so kann man über Nacht Pflaster auflegen lassen. Am besten eignen sich hierzu die sogenannten Trikoplaste, welche sich außerordentlich exakt der Hautoberfläche anschmiegen und dachziegelförmig übereinander in Streifen gelegt werden. Sie enthalten 2,5-, 5- oder 10%iges Salizylseifenpflaster mit Ichthyol- oder Karbol-Quecksilberzusatz. Am besten ist es, Pflaster- und Salbenapplikationen abwechselnd zu verwenden. Die von WASSERMANN angegebene Histopinsalbe hat oft einen günstigen Einfluß und eignet sich auch zur Verhütung von Rezidiven.

Als unterstützendes Verfahren der Lokaltherapie ist eine *Vakzinebehandlung* angezeigt. Am besten wirkt Autovakzine, welche in steigenden Dosen verabreicht wird. Man beginnt mit etwa 100 Millionen Keimen pro dosi und steigt in entsprechenden Intervallen auf 1000—3000 Millionen. Auch die *unspezifische Reizkörpertherapie* kann herangezogen werden in Form von intramuskulären Injektionen mit Aolan, Caseosan, Yatren oder dem von KLINGMÜLLER angegebenen Terpentin-Olivenöl-Gemisch. Oft werden wir gefragt, wann mit dem Rasieren wieder begonnen werden kann. Anfangs sind vorsichtig tastende Versuche angezeigt. Falls eine ganz milde Rasiercreme oder der Schaum einer überfetteten Seife (Niveaseife) gut vertragen wird, darf zweimal wöchentlich rasiert werden, sonst ist nur das Kürzen der Haare mit der Haarschneidemaschine gestattet.

Zur *Prophylaxe* der Sycosis barbae sind alle Schädlichkeiten zu vermeiden, die eine Infektion der Haarbälge mit sich bringen können. Ein besonderes Gewicht ist auf die Hygiene des Rasierens zu legen. Die zum Rasieren benutzten Gegenstände (Pinsel, Rasierapparat, Handtuch) müssen peinlich reingehalten werden. Manche Haut verträgt das Rasiermesser wesentlich besser als den Rasierapparat, da erfahrungsgemäß das Abschneiden der Haare weniger reizt als das Abhobeln. Die zum Rasieren benutzten Klingen müssen stets sorgfältig geschliffen sein und vor dem Gebrauche abgezogen werden, sonst reißen sie an den Haarbälgen und verletzen den Haartrichter. Das sogenannte Rasieren gegen den Strich ist bei Patienten, die zu Follikulitiden neigen, zu unterlassen. Die fabrikmäßig hergestellten Rasiercremes sind im allgemeinen den Rasierseifen vorzuziehen. Manche Haut verträgt die bloß mit den Finger aufzutragenden Präparate besser als den mit Wasser eingeriebenen Seifenschaum. Es ist ferner zweckmäßig, mit den einzelnen Rasiermitteln zeitweise zu wechseln. Wer eine sehr empfindliche Haut hat, verwende nach dem Rasieren etwas Kölnerwasser oder Salizylspiritus; hernach Einpudern oder Einfetten mit einer Spur Niveacreme. Kleine Hautabschürfungen oder sonstige Rasierverletzungen müssen durch Betupfen mit 1%igem Resorzinalkohol desinfiziert werden.

Die Folliculitis vestibuli nasi (Folliculitis vibrissarum)

ist eine oberflächliche Staphylodermie der mit starren Haaren versehenen Follikel des Naseneinganges und kommt sowohl allein als in Verbindung mit Sycosis vulgaris der Oberlippe vor. Ihre Entstehung verdankt sie ähnlichen Ursachen wie die Sycosis barbae. Im Naseneingang treten einzelne follikuläre Knötchen oder kleine Pusteln auf, aus deren Mitte ein Haar herausragt. Dieses läßt sich leicht ausziehen und sieht so aus, wie dies bei Sycosis vulgaris beschrieben wurde. Dicht beieinanderstehende Pusteln erzeugen größere Infiltrate, die mit Borken oder Krusten bedeckt sind und eine Anschwellung der Nasenspitze bewirken. Die Nase selbst ist hellrot, geschwollen und außerordentlich druckschmerzhaft. Das *Erysipel* ist im Gegensatz hierzu scharf begrenzt und geht meist mit Lymphdrüsenschwellungen und hohem Fieber einher. *Erfrierungen* der Nase zeigen einen dunkleren Farbenton und sind weniger druckempfindlich. Die Folliculitis der Vibrissen wird durch das Vorhandensein chronisch-entzündlicher Prozesse im Naseninnern begünstigt. Patienten mit *Rhinitis vasomotoria* oder hypertrophischen Schleimhautkatarrhen neigen besonders zu derartigen rezidivierenden Haarbalgentzündungen. Interessant ist die Tatsache einer gewissen *familiären Disposition.*

Die Erkrankung beginnt mit starkem Hitzegefühl an der Nasenspitze und mit einer umschriebenen Druckempfindlichkeit der Nasenhaut, welchem im Innern der Nase ein Knötchen entspricht, das von einem Haare durchbohrt wird. Gelingt es in diesem Zeitpunkte, das entzündete Haar zu epilieren, so kann sehr rasch Heilung eintreten. Andernfalls nimmt die Entzündung rasch zu, die Schwellung und Schmerzhaftigkeit erreicht einen hohen Grad und der Patient ist gezwungen, das Zimmer zu hüten. In diesem Stadium empfiehlt sich das Einlegen von Wattebäuschchen in das befallene Nasenloch. Zur raschen Erweichung des Knötchens tränkt man dieselben mit halbprozentiger wässeriger Resorcinlösung, mit 3%igem Borwasser oder mit einem Gemisch von essigsaurer Tonerde und Alkohol (1 Teil essigsaure Tonerde, 1 Teil 70%iger Alkohol, 4 Teile Wasser). Von manchen Autoren (KREN u. a.) werden statt der angeführten Antiphlogistika 0,25%ige wässerige Schmierseifenlösung (Sapo viridis) empfohlen. Ist die Entzündung und Schwellung zurückgegangen, so beschicken wir die Wattebäuschchen mit erweichenden desinfizierenden Salben (*Rp.* Acid. salicyl. 1,0, Ichthyol oder Cehasol 2,0, Zinc. oxyd. 2,0, Unguent. diachylon., Unguent. simpl. $\overline{aa}$ 10,0). Sehr bewährt hat sich mir in der Praxis bei Nasenfollikulitiden Protargolcreme (Protargol 3,0, solve in aqu. frigid. qu. s., adde Eucerin. anhydric. 10,0, Unguent. emollient. ad 30,0). Bei ungeeigneter Behandlung können sich aus kleinen und unscheinbaren Nasenfollikulitiden oft große Furunkel entwickeln, welche schwere Allgemeinerscheinungen bedingen, mitunter nach außen durchbrechen und durch Abstoßung nekrotischer Teile des Nasenflügels mit kosmetisch sehr störenden Defekten heilen. Ja, es sind auch Fälle beobachtet worden, in denen von einem derartigen Nasenfurunkel aus eine allgemeine Sepsis erfolgte. Man muß daher auch kleinen Follikulitiden der Nase entsprechende Aufmerksamkeit schenken und sie durch geeignete Therapie ehemöglichst zur Ausheilung bringen. Dieselbe wird wesentlich beschleunigt, wenn man die in Entwicklung begriffenen Haarbalgentzündungen einer *Kurzwellentherapie* unterzieht. Mitunter genügen einige Sitzungen (etwa 6—8) in der Dauer von 10—15 Minuten, um eine rasche Linderung der Schmerzhaftigkeit und Schwinden des Infiltrates zu erzielen.

Die beste *Prophylaxe* gegen die Folliculitis vibrissarum ist die entsprechende spezialärztliche *Behandlung* des chronischen Nasenkatarrhs in Verbindung mit sorgfältiger *Epilation* der Nasenöffnungen. Die Nasenhaare lassen sich büschelweise mit der Zilienpinzette leicht ausreißen, die dabei auftretenden Schmerzen sind äußerst gering; ein plötzliches Kitzelgefühl und ein Niesreflex werden manchmal ausgelöst. Bei empfindlichen Patienten kann man die endonasalen Härchen durch Einlegen eines entsprechend gefilterten *Radiumträgers* vollkommen schmerzlos entfernen (FUHS u. a.). Manche Autoren rühmen als Prophylaktikum gegen Folliculitis vibrissarum nach erfolgter Epilation das Einlegen von Wattetampons, die in *Pyocyanase* eingetaucht werden, oder das Einschmieren des Naseninneren mit der oben angeführten *Histopinsalbe*. In letzter Zeit ist auch von vielen Seiten die Verwendung von in *Antivirus* (BESREDKA, EPSTEIN u. a.) getränkten Gazebäuschchen empfohlen worden.

Dermatitis papillaris capillitii

ist eine in der Regel nur bei Männern an der Haargrenze des Nackens vorkommende Hauterkrankung. Es bilden sich vorerst derbe, follikuläre, mit Borken und Krusten bedeckte Knötchen und Pustelchen, die zusammenfließen und ein in die Tiefe reichendes Infiltrat erzeugen. Auf diese Weise entsteht unter dem Einflusse oberflächlicher, teilweiser Vernarbung ein blaßroter, derber, mit Einziehungen versehener Hautwulst, aus dem einzelne, in Büscheln stehende Haare herausragen. Diese Haarbüschel finden sich bei solchen Kranken auch schon normalerweise an anderen Stellen des Kopfes. Durch das Einschmelzen einzelner Abszesse kommt es zur Bildung kleinerer oder größerer Höhlen, aus denen sich das wuchernde Granulationsgewebe vorwölbt, wodurch teils ein papillomatöses, teils wabig-drusiges Aussehen hervorgerufen wird. In differentialdiagnostischer Hinsicht unterscheidet sich die Dermatitis papillaris capillitii von der manchmal am gleichen Orte lokalisierten *Akne conglobata* dadurch, daß letztere aus vereiterten Komedonen hervorgeht und kugelige, bläulich-graue Knoten bildet, die zentral erweichen und einen Eiter entleeren, der nicht wie bei der Dermatitis papillaris Staphylokokken in Reinkultur, sondern eine Mischflora enthält. Aus einzelnen, nicht vereiterten solchen Höhlen oder Atheromzystchen kommt auf Druck eine sebumartige Masse heraus. Nie führt dieser Prozeß zu einer sklerosierenden Entzündung; auch zeigt er nie solche Haarbüschel wie die andere Erkrankung. Dagegen findet man ähnliche konglobierte Acneknoten bei diesen Kranken gelegentlich auch am behaarten Kopf, in der Achselhöhle oder am Stamm. Die Dermatitis papillaris bleibt aber auf die Nackengegend beschränkt und wird nie universell.

Das Leiden ist sehr *hartnäckig* und verläuft *chronisch*. Es macht jedoch außer etwas Hautjucken keine wesentlichen Beschwerden; in kosmetischer Hinsicht wirkt allerdings die derbe Platte am Nacken störend. Auch ist die anhaltende Eiterung und Beschmutzung der Wäsche sehr unangenehm, wozu noch der Umstand kommt, daß das Tragen hoher oder steifer Kragen unmöglich wird. Die Kranken werden also sowohl in gesellschaftlicher Beziehung, als auch bei Ausübung des Sports oder in den Bädern durch den sonst gutartigen Prozeß belästigt.

Die *Therapie* der Wahl ist die *Röntgenbestrahlung*. Sie bringt im Laufe von 1—2 Monaten in nicht zu veralteten Fällen sicher Heilung, in schweren vorerst wenigstens deutliche Besserung. Besonders ernste und hartnäckige Formen sensibilisiert man vor Einleitung der Röntgenbehandlung durch energische Quarzlampenbelichtung bis zur Erzielung eines Erythems.

Auch Hochfrequenztherapie kann zu gleichem Zwecke benützt werden. Auf der Höhe der Reaktion läßt man dann je nach der Schwere des Falles $^1/_2$—$^3/_4$—1 Erythemdosis (Filter 1 mm Aluminium) folgen, wobei die Umgebung sorgfältig abzudecken ist. Nach 3—4 Wochen nötigenfalls Wiederholung mit gleicher Dosis. Es tritt zwar nach den mehrmaligen Erythemdosen eine leichte Atrophie der bestrahlten Hautstellen und eine stärkere Pigmentierung der Haare in der Umgebung auf, doch ist diese Nebenwirkung im Vergleich zu den Beschwerden des früheren Leidens nur gering einzuschätzen. In Ermanglung der Strahlentherapie, sowie als palliative Behandlung in der Zwischenzeit sind *spirituöse Betupfungen, Salben, Umschläge* und *Pflaster* zu verwenden; doch sind alle diese Mittel im Vergleich zur Röntgenbestrahlung minder erfolgreich.

Man verschreibt schälende und desinfizierende Salben, welche des Abends einzureiben sind (Acid. salicyl. 1,0—5,0, Sulfur. praecip. 10,0 bis 20,0, Acid. tannic. 5,0, Vaselin. flav. ad 100,0). Bei vorübergehenden Reizzuständen sind Umschläge mit sechsfach verdünnter essigsaurer Tonerde zu empfehlen, welche statt mit Wasser auch teilweise mit 50%igem Alkohol versetzt werden kann. Abwechselnd mit diesen können auch 1—2%ige Resorcinwasserkompressen aufgelegt werden. Eine intensivere Wirkung der feuchten Kompressen ist dadurch zu erreichen, daß über dieselben ein Thermophor gelegt wird. Tagsüber wäscht man die Stellen mit Schwefel-Resorcin-Salizylseife und betupft sie hernach mit 1—2%igem Salizyl-, 1—2%igem Resorcinspiritus oder 10%igem Formalinalkohol. Papillomatöse Partien werden nach Epilation der kranken Haare durch *Elektrokoagulation* oder *Galvanokaustik* zerstört. Hypertrophische Narben können durch Aufkleben von 10%igem Salizyltrikoplast oder Thiosinaminguttaplast zur Erweichung gebracht werden. Fibrolysininjektionen (pro dosi 2 ccm, 2mal wöchentlich, im ganzen 20—30 Einspritzungen) haben sich nicht sehr bewährt.

Die von Dermatitis papillaris befallene Hautpartie bedarf ständiger ärztlicher Überwachung. Einzelne aufschießende follikuläre Knötchen oder Pustelchen müssen mit spitzigem Messer eröffnet und sorgfältig entleert werden. Die kleinen Eiterhöhlen sind mit verdünnter Jodtinktur oder mit 5%iger Trichloracetessigsäure zu ätzen. Nach beendeter Behandlung ist vor allem darauf zu achten, daß durch entsprechende Maßnahmen das Scheuern der Kleider an der Nackenhaut vermieden wird. Das Tragen steifer Kragen ist daher zu verbieten.

c) Follikuläre Entzündungen des Haarbalges durch unbekannte Erreger.

Im Gegensatz zu den durch die bekannten Eiterkokken hervorgerufenen Follikulitiden des Haarbalges gibt es noch follikuläre Entzündungen des Haarbodens, welche unter dem gleichen klinischen Bilde kleiner, von einem Haare durchbohrter Pusteln verlaufen, deren Erreger jedoch noch unbekannt sind. *Hierher gehören die Folliculitis decalvans, die Alopecia parvimaculata und schließlich die Pseudopelade Brocq*, welch letztere jedoch nur mikroskopisch das Bild der Folliculitis zeigt. Die

Folliculitis decalvans

beginnt als kleine, von einem Haare durchbohrte Pustel, welche alsbald zu einer Kruste eintrocknet. Hebt man die Kruste ab, so stößt man auf einen nekrotischen, festhaftenden Pfropf, der mitsamt dem infizierten Haarfollikel eliminiert wird. Mitunter heilt der Prozeß in kurzer Zeit spontan ab, mitunter jedoch wird er chronisch und führt zur Entstehung scharf oder unregelmäßig begrenzter, haarloser, leicht narbig depigmentierter Fleckchen, in deren Peripherie man die kleinen, weichen, schuppenden peripilären Knötchen noch deutlich nachweisen kann. Die zweifellos bakterielle Erkrankung verursacht nur wenig Schmerzen, bedingt aber Drüsenschwellung am Nacken. Der Erreger derselben ist noch nicht einwandfrei festgestellt.

In dieselbe Gruppe durch follikuläre Entzündung erzeugte, kleinfleckige Kahlheit gehört auch die zuerst von DREUW im Jahre 1910 beschriebene

Alopecia parvimaculata.

Aus den Berichten jener Autoren, welche Gelegenheit hatten, Parvimaculataepidemien zu beobachten, geht hervor, daß es sich um kleinfleckige, aus einzelnen oder gehäuften, rundlichen oder auch ' eckigen Aussparungen zusammengesetzte Krankheitsherde handelt, die bisher nur bei Kindern beobachtet wurden, welche in Internaten oder Schulen der Ansteckung ausgesetzt waren. Einzelne Epidemien betrafen nur jüdische Kinder, fast regelmäßig Knaben. Die Erkrankung scheint, wenn schnell behandelt, ohne Atrophie der Haut abzuheilen, in nicht behandelten Fällen mit Atrophie der Haut und dauerndem Haarverlust. In den Krankheitsherden fehlen Parasiten und Schuppen, die Entzündungserscheinungen treten klinisch vollkommen in den Hintergrund und unterscheiden dadurch diese Affektion von der Folliculitis decalvans.

Die *Therapie* der Folliculitis decalvans und der Alopecia parvimaculata muß möglichst rasch einsetzen, um die Entstehung des atrophischen Stadiums zu verhindern. Es empfiehlt sich Kurzschneiden der Haare, Waschen des Kopfes mit Schwefelseife, Betupfen der Haare morgens und abends mit folgender Lösung: Ol. rusci 20,0, β-Naphthol. 4,0, Acid. salicyl. 4,0, Resorcin. 4,0, Ol. Ricin. 30,0, Spirit. sapon. kalin. ad 200,0; Einsalben der erkrankten Stellen über Nacht mit Sulfur. praecipit. 10,0, Resorcin. 4,0, Vaselin. flav. ad 100,0.

Die Pseudopelade BROCQ.

Die Schilderung dieses von BROCQ im Jahre 1885 aufgestellten Krankheitsbildes betrifft einen kleinfleckigen Haarausfall, der von dem wenig Geübten vielleicht mit Alopecia areata verwechselt werden könnte. Da die französische Schule letztere Affektion als Pelade bezeichnet, hat BROCQ für seine Krankheit den Namen Pseudopelade gewählt. Deutsche Autoren haben den Ausdruck „Pseudopelade" durch „Alopecia parvimaculata circumscripta atrophicans" ersetzt. Die Krankheitssymptome sind außerordentlich charakteristisch. Eines Tages bemerkt der Patient an einer Stelle seines Haarbodens, welche meist der Scheitel- oder Hinterhauptregion entspricht, eine Aussaat kleiner, glatter Fleckchen von länglichovaler Form und unregelmäßiger, meist reihenförmiger Anordnung. Die Regellosigkeit ihrer Verteilung ähnelt nach SABOURAUD „Fußstapfen im Schnee". Untersucht man jedes Fleckchen sorgfältig, so erkennt man, daß es sich um kleine Narben handelt. Das normale Relief der Kopfhaut ist verschwunden, die Öffnungen der Haartrichter sind nicht mehr sichtbar, die Hautoberfläche ist glatt und glänzend, bei seitlichem Druck gelingt es, feinste, zigarettenpapierähnliche Fältchen hervorzurufen, die bekanntlich charakteristisch für atrophische Hautprozesse sind. Diese Fleckchen sind von der normalen Kopfhaut scharf abgegrenzt, man sieht nirgends atrophische Haare in der Peripherie wie bei der Alopecia areata, es fehlt jedes Zeichen von Rötung oder Gewebsinfiltration, und unerklärlich bleibt uns, wieso es eigentlich zu dieser Narbe des Haarbodens gekommen ist. Ein Fleckchen sieht aus wie das andere, alle sind klein, ein bißchen länger als breit, von der Größe einer Linse bis zu der eines Kleinfingernagels. Wenn diese Fleckchen miteinander konfluieren, was allerdings nur mitunter der Fall ist, dann bilden sie vollkommen unregelmäßig begrenzte, von verschonten Haarstreifen durchzogene, landkartenähnliche Aussparungen des Haarbodens, deren Entstehen aus kleineren Effloreszenzen noch deutlich zu erkennen ist. SABOURAUD unterscheidet nach ihrem Verlaufe relativ gutartige und relativ bösartige Fälle. In den ersteren bestehen etwa 10—12 Fleckchen, voneinander durch normale Haare getrennt und ohne Tendenz zur Konfluenz. Damit hat die Krankheit ihren Höhepunkt erreicht, sie bildet keine neuen Herde und ist zum Stillstand gekommen. Die schwereren Formen charakterisieren sich dadurch, daß zunächst die kahlen Stellen zusammenfließen und dann in rascher Folge im Laufe der nächsten Monate in regelloser Anordnung um diese Mutterherde kleine Fleckchen aufschießen. Der Haarboden sieht aus wie von Motten zerfressen und ist siebartig durchlöchert.

Das Merkwürdige an dieser Haaraffektion ist die Tatsache, daß man immer nur atrophische, in ihrem Aussehen vollkommen gleichartige Fleckchen zu Gesicht bekommt. Wie diese entstehen, ist aus dem *klinischen* Bilde nicht zu erkennen, da jede Entzündung fehlt. Auf diese

Tatsache muß ich ganz besonders aufmerksam machen, denn sie ist ein wichtiges *differentialdiagnostisches* Moment in der Abgrenzung der Brocqschen Krankheit von anderen Formen kleinfleckiger, narbiger Alopecie (z. B. der Folliculitis decalvans capillitii). Die Haare bei der Pseudopelade Brocq zeigen keinerlei charakteristische Veränderungen. An der peripheren Randzone ganz frischer Krankheitsherde folgen die scheinbar makroskopisch normalen Haare dem leisesten Zuge, in ihrem bulbären Anteil ist der Haarschaft erweicht, leicht zerknittert und von einer dünnen, gelatinösen Manschette umscheidet.

Der Pseudopelade Brocq scheint ein außerordentlich schleichender, mit klinisch fehlenden Entzündungserscheinungen einhergehender, an die Haarwurzeln sich lokalisierender Krankheitsprozeß zugrunde zu liegen, dem die Haarwurzel und der Haartrichter zum Opfer fallen und der in loco morbi einen irreparablen Defekt des Haarbodens zur Folge hat. Im *histologischen* Bilde sind die kranken von den gesunden Partien scharf abgegrenzt. Die glatten Fleckchen zeigen im Papillarkörper deutlich sklerosierte Närbchen, welche von einem Netzwerk noch erhaltener Bindegewebsfasern durchzogen werden. Der Haarfollikel und seine Talgdrüse sind vollständig verschwunden, am längsten erhalten bleibt noch der Musculus arrector pili, der den einstigen Sitz der Haarpapille kennzeichnet. Aber auch er schwindet in den älteren Herden. Vollkommen dunkel ist das Agens, welche diese Krankheit hervorruft. Obwohl es nicht gelingt, das Virus mikroskopisch darzustellen, so scheint es doch ein Mikroorganismus zu sein, der von außen her in den Follikel einwandert, die Haare zum Absterben bringt und den Haarboden narbig verändert.

Die Pseudopelade Brocq befällt meist erwachsene Personen. Die bei Kindern von Dreuw beschriebene kleinfleckige Alopecie, welche in ihrem klinischen Bilde an die Pseudopelade erinnert, ist eine ansteckende und epidemisch auftretende Affektion, welche höchstwahrscheinlich mit der in Rede stehenden Erkrankung nichts zu tun hat. Interessant ist die Beobachtung von Photinos, der in einer ausgezeichneten und gründlichen Monographie über dieses Leiden den Nachweis erbringt, daß das männliche Geschlecht häufiger befallen wird wie das weibliche. Von 143 registrierten Fällen betrafen 100 Männer und 43 Frauen. Nach einer persönlichen Erfahrung werden im allgemeinen Schwarzhaarige von dieser Erkrankung häufiger heimgesucht als Blonde. Auch der seborrhoische Haarboden ist weniger disponiert wie der nichtseborrhoische, sonst immer gesunde.

Die *Differentialdiagnose* der Pseudopelade ist leicht. Die Alopecia areata unterscheidet sich von ihr durch die wesentlich größeren, immer kreisrunden oder polyzyklisch begrenzten Herde und durch die fehlende Atrophie, ferner durch das Vorhandensein des charakteristischen, wie ein Ausrufungszeichen gestalteten Haares und endlich durch die Möglichkeit ihrer restitutio ad integrum. Alle anderen, mit kleinen Narben des

Capillitium einhergehenden Krankheitsprozesse, wie Impetigo, Sykosis, Folliculitis, lassen in irgendeinem Stadium stets entzündliche Reizerscheinungen erkennen, man sieht Infiltratbildung, Schuppen, Krusten, abgebrochene Haare u. dgl. Am meisten erinnert die Pseudopelade noch an abgeheilten Favus, jedoch dieser läßt sich gewöhnlich schon durch die Anamnese mit Sicherheit ausschließen.

Die *Prognose* der Pseudopelade BROCQ ist insofern ungünstig, als die einmal dem Krankheitsprozesse zum Opfer gefallenen Fleckchen wegen vollständiger Vernarbung der Follikel niemals sich wieder mit Haaren bedecken. Das einzige, was wir leisten können, ist eine desinfizierende Behandlung der noch gesunden Teile des Haarbodens, welche ein weiteres Fortschreiten des Leidens hintanhält. Schon bei der ersten Untersuchung des Patienten haben wir die ärztliche Pflicht, nach dem Stellen der sicheren Diagnose ausdrücklich darauf hinzuweisen, daß auf einen neuerlichen Haarwuchs der einmal erkrankten Partien nicht zu hoffen ist.

SABOURAUD empfiehlt, auf die Krankheitsherde abends vor dem Schlafengehen eine Schwefelemulsion zu pinseln, welche über Nacht liegen bleibt und des Morgens durch Seifenwaschung entfernt wird. Man verordnet: Sulfur. praecipit. 10,0, Spirit. vin. (90%) 20,0, Aqua dest. 70,0. Diese Schwefelbehandlung muß nach SABOURAUDS Erfahrung viele Monate hindurch fortgesetzt werden. Um die weißlich glänzenden Närbchen innerhalb des dunklen Haarbodens weniger sichtbar zu machen, kann man sie mit einem in der Kerzenflamme leicht angerußten Korkstöpsel bestreichen. An Stelle der oben erwähnten Schwefelsuspension kann man auch eine stärker wirkende Schwefelteersalbe verschreiben: Ol. cadin. 10,0, Lanolin. 10,0, Vaselin. 10,0, Sulfur. praecipit. 1,0, Acid. pyrogall. 1,0, Cinnabar (Hydrarg. sulfur. rubr.) 1,0, Ol. rosar. gtt. V. *S.* Pomade. Diese starke Salbe ist nur 1—2mal wöchentlich in die Krankheitsherde einzureiben, an den übrigen Abenden wäre das ganze Capillitium mit einem teerhaltigen Spiritus energisch zu frottieren (Liqu. carbon. deterg. 3—5,0, Tct. chin. simpl. 10,0, Tct. caps. 6,0, Tct. canthar. 4,0, Spir. colon. 20,0, Spir. vin. dil. ad 200,0).

d) Die seborrhoische Infektion des Haarbodens und die mit ihr vergesellschaftete Glatzenbildung beim Manne

wird in dem Kapitel Seborrhoe ausführlich besprochen (s. S. 145).

2. Die papillogenen Alopecien.

a) Haarausfall, bedingt durch Anomalien der inneren Sekretion und des Stoffwechsels.

Am längsten bekannt ist der Einfluß der Schilddrüse auf das Haarkleid. Bei *Myxödem*, welches auf eine Unterfunktion der Thyreoidea zu beziehen ist, sind charakteristische Veränderungen festzustellen. Das Haar wird dünn, trocken, glanzlos und frühzeitig grau. Insbesondere auf dem Kopf wird es zuerst spärlich, aber auch in den Axillen und am Mons Veneris fällt es aus. In schweren Fällen werden selbst Schienbeine und Zehen sowie Vorderarme haarlos. Auf dem Capillitium entstehen als Folge des *Hypothyreoidismus* charakteristische bandartige Alopecien, welche entweder an die Stirngegend sich lokalisieren oder zu einer Enthaarung der Nackengegend führen („Kasuarhals"). Bei ausgesprochenen Kretins sind die Augenbrauen meist sehr kurz und dünn gesät. Das äußere Drittel ist besonders häufig befallen und fehlt mitunter vollständig. Dieses *Augenbrauensymptom*, von HERTOGHE zuerst beschrieben, ist ein anerkanntes und besonders häufiges Kennzeichen des Hypothyreoidismus, es findet sich aber auch manches Mal bei Individuen mit anderen endokrinen Störungen. Interessant ist, daß manche Autoren die Alterserscheinungen am menschlichen Haarkleide in Beziehung bringen zu einer im späteren Leben einsetzenden senilen Atrophie der Schilddrüse, welche abnorme Trockenheit der Haut, Brüchigkeit der Nägel und Haarverlust nach sich zieht.

Auch *Hyperthyreoidismus* kann sich mitunter am Haarkleid zu erkennen geben. Ausgiebiger Haarausfall am Capillitium, bald diffus, bald in Form von kahlen Flecken, wird mit dieser Funktionsstörung der Schilddrüse in Beziehung gebracht.

Im Tierexperiment gelingt es, ähnliche Verhältnisse zu erzeugen. Viele Autoren konnten feststellen, daß thyreoidektomierte Tiere Veränderungen am Haarkleide zeigen, die Haare werden trockener, struppig und lassen sich leicht ausziehen. Wenn man solchen Tieren kahle Stellen im Fell durch Ausrupfen erzeugt, so wachsen die Haare wesentlich langsamer nach als bei normalen. Andererseits konnte der Beweis erbracht werden, daß Zufuhr von Schilddrüsenextrakt in ganz geringen Mengen bei neugeborenen weißen Ratten die Entwicklung der Haare und Nägel beschleunigt, während andererseits übermäßige Mengen dieses Präparates imstande sind, bei anderen Versuchstieren Ergrauen und Haarausfall hervorzurufen.

Die Entfernung der *Glandula parathyreoidea* erzeugt bekanntlich Symptome von Tetanie. Auch bei diesem Leiden sind Veränderungen des Haarkleides beschrieben, welche sich in Form von Haarausfall oder Spärlicherwerden des Haarwuchses zu erkennen geben. Allerdings tritt dieses Symptom in den Hintergrund gegenüber den nervösen Störungen (allgemeine Unruhe und Schlaflosigkeit), den fibrillären Zuckungen an den Skelettmuskeln und an den Augenlidern.

Sehr interessant ist die Beziehung des Haarkleides zur *Hypophyse*. Unterentwicklung der Hypophyse (Hypopituitarismus) bedingt folgende Erscheinungen: Die Haut ist glatt und weich, die Haare des Capillitium unverändert, hingegen fallen sie in den Achseln und am Mons Veneris öfters aus. Männer mit Unterfunktion der Hypophyse ändern ihr Haarkleid im Sinne des weiblichen Typus. Bekanntlich unterscheiden wir verschiedene Formen des Hypopituitarismus:

1. Zwergwuchs mit Unterentwicklung des Genitales und fehlender Fettsucht (LEVI-LORAIN).

2. Zwergwuchs mit Unterentwicklung des Genitales und Fettsucht (Dystrophia adiposogenitalis [FRÖHLICH]).

3. Übermäßiges Längenwachstum mit genitaler Unterentwicklung und Fettsucht (NEURATH-CUSHING).

Am häufigsten zeigt der Typus FRÖHLICH Störungen in der Achsel- und Schambehaarung und fehlenden Haarwuchs an den Schienbeinen und an den Vorderarmen.

Ob die Störungen am Haarkleide direkt auf die Hypophyse zu beziehen sind oder indirekt dadurch zustande kommen, daß die pathologische Veränderung in der Hypophyse die Funktion der Thyreoidea oder Nebenniere beeinträchtigt, ist nicht mit Sicherheit zu entscheiden.

Eine sehr interessante Art des Haarausfalles läßt sich bei der FEERschen Krankheit, der *vegetativen Neurose des Kleinkindes*, feststellen, deren Symptome in folgenden Punkten zusammengefaßt werden können: Es gibt beim Kleinkinde eine eigenartige Neurose des vegetativen Systems, die als besondere Krankheit aufzufassen ist. Sie äußert sich in Störungen des Allgemeinbefindens, verdrießlicher Stimmung, unruhigem Schlaf, schlechtem Appetit, in anhaltenden Schweißen mit ihren Folgen (Schweißfriesel, Desquamation der Haut, am stärksten an Händen und Füßen), in Cyanose der feuchtkalten peripheren Teile (Nase, Hände und Füße), in Hypotonie der Muskulatur, Herabsetzung der Motilität, hauptsächlich beim Sitzen, Gehen und Stehen, in Tremor, endlich in starker Pulsbeschleunigung und erhöhtem Blutdruck. Langsamer als die Erscheinungen auftreten, verschwinden sie wieder und gehen nach Monaten restlos in Heilung über. Das Symptomenbild dieser interessanten Erkrankung wird noch durch folgende Störungen ergänzt: Haar-, Zahn- und Nagelveränderungen bzw. deren Ausfall, ferner Salivation, Tränensekretion, Lingua geographica, Sensibilitätsdefekte und dekubitale Geschwüre.

Aus einer von KELLER gegebenen Zusammenstellung, welche 50 Fälle sicherer FEERscher Krankheit umfaßt, ist ersichtlich, daß etwa ein Viertel pathologische Erscheinungen an den Kopfhaaren erkennen läßt.

Die vegetative Neurose befällt nur das jüngere Lebensalter, nach den bisherigen Beobachtungen zwischen 4 Monaten und 7 Jahren; die meisten Fälle liegen zwischen 9 Monaten und 4 Jahren, mit einem Gipfel im ersten und zweiten Lebensjahre. Was die Verteilung der Krankheit auf die beiden Geschlechter betrifft, so tritt das weibliche Geschlecht etwas mehr hervor. Von den 50 Fällen KELLERS kamen auf 23 Knaben 27 Mädchen.

Der Krankheitsbeginn zeigt einen ausgesprochenen Gipfel im Januar und ein gesteigertes Auftreten noch in den folgenden Monaten bis April, während in den Sommermonaten nur ganz vereinzelte Fälle festgestellt werden konnten.

Die *Ätiologie* der Erkrankung ist vollständig unklar, eine Beziehung zur Encephalitis besteht nach der Ansicht hervorragender Pädiater nicht. Die Organe mit innerer Sekretion zeigen Hyperfunktion des Nebennierenmarkes und der Hypophyse. KÜHL bringt das ganze Krankheitsbild mit der Nebenniere in Zusammenhang; er nimmt Hypofunktionserscheinungen der Rinde und Hyperfunktionserscheinungen des Markes an. NOBEL findet viele Parallelen zwischen der FEERschen Neurose und dem BASEDOW. Ausländische Autoren vertreten die Meinung, es handle sich bei der FEERschen Krankheit um „eine sporadisch und epidemisch auftretende, die Nase als Eingangspforte benützende Infektion des Nervensystems, die die Vasomotorenzentren befällt und mit geringer Leukozytose, aber ohne Fieber einhergeht". Sie haben der FEERschen Krankheit die verschiedensten Bezeichnungen gegeben: Acrodynie (ZAHORSKY, BYFIELD, WESTEN u. a.), Dermato-Polyneuritis (THURSFIELD-PATERSON), Erythrödem (SWIFT), Rawbeef Hands and Feet (SNOWBALL), Pink disease (CLUBBE).

Vom dermatologischen Standpunkt interessieren besonders die *Hauterscheinungen.*

Nie fehlt starkes Schwitzen der Körperhaut, das monatelang anhalten kann, Tag und Nacht bei völliger Bettruhe, bei heißem und kaltem Wetter. Die Haut fühlt sich kalt und naß an. Als Folgeerscheinungen der Schweißabsonderung zeigen sich sehr häufig Ausbrüche von Miliaria rubra an Händen und Füßen, häufig auch am Rumpf. Diese Schweißausschläge ähneln mitunter Rubeolen, Masern oder Scharlach. Sie werden oft zerkratzt und wandeln sich in schlechtheilende Geschwüre um. Eine Folge der übermäßigen Schweißproduktion ist die blasenförmige Abhebung und Mazeration der Epidermis an Händen und Füßen. Nach Platzen der Blasen flottiert der Blasenrand in weitem Umfange und löst sich in größeren und kleineren unterminierten Lamellen von der Unterlage ab. Cyanose der peripheren Teile ist ein ferneres Merkmal und wechselt von Hellrot (pink disease) bis zu violetter Tönung. Regelmäßig und symmetrisch beteiligt sind Hände und Füße, wiederum besonders Finger, Volae und Plantae, am Handgelenk öfter in zarter Linie aufhörend, daher früher auch fälschlich als Pellagra diagnostiziert. In Verbindung mit der Cyanose entsteht meist eine deutliche Gedunsenheit, ja selbst eine Anschwellung der Finger, Zehen, Hände und Füße, die aber nie ödematös wird, so daß die Bezeichnung Erythrödem irreführt. Sehr wichtig scheint mir der relativ häufig erhobene Befund einer Granulosis rubra nasi in Form dichtgedrängter, stecknadelspitzgroßer Papelchen an der stark schwitzenden Nasenspitze. Außerordentlich gequält werden die Kinder durch den intensiven Juckreiz an Händen und Füßen, der oft so stark ist, daß die kleinen Patienten die mazerierte Haut in Fetzen herunterreißen. Trophische Störungen an den Haaren, Nägeln und Zähnen gehören nicht zu den Seltenheiten. Die Haare werden mitunter auffallend grau und glanzlos und kommen oft büschelweise zum Ausfall; die Nägel ändern ihre Farbe, werden brüchig und stoßen sich ab. Der Ausfall der Zähne verursacht häufig tiefgreifende Geschwüre, welche auf Zunge und Wangenschleimhaut übergreifen können und eine sehr geringe Heilungstendenz zeigen.

Im Februar 1928 hatte ich gemeinsam mit Professor E. Nobel Gelegenheit, an der Pirquetschen Kinderklinik einen 3jährigen Knaben zu untersuchen, welcher die typischen Symptome der Feerschen Krankheit darbot. Er zeigte die charakteristische psychische Verstimmung, starke Schweißsekretion mit Frieselexanthem, Acrocyanose der Extremitäten, die typischen cheiropompholyxartigen Veränderungen an den bläulich verfärbten gedunsenen Handtellern und Fußsohlen. Ganz besonders bemerkenswert waren die erhöhte Pulsfrequenz um 150 in der Minute und der erhöhte Blutdruck 105 Riva-Rocci. Bei der Prüfung der spezifischdynamischen Eiweißwirkung mit 200 g Fleisch zeigte der Grundumsatz nach 45 Minuten eine Steigerung um 36%. Der Ruhenüchternumsatz war deutlich um etwa 50% erhöht. Das Kind hatte 11500 Leukozyten, 4,8 Millionen Erythrozyten, 90% Hämoglobin nach Sahli.

Das Symptom des Haarausfalles am Capillitium bot der Kranke in ganz auffallender Weise. Trotzdem er rothaarig war und rote Haare bekanntlich gegen atrophische Zustände besonders widerstandsfähig sind, zeigte das Capillitium eine ausgesprochene glatzenähnliche Lichtung in der Gegend des Scheitelwirbels und der vorderen Anteile des Haarbodens. Die Ähnlichkeit mit der nach Thalliumvergiftung auftretenden Alopecie war so in die Augen springend, daß wir die Eltern des Kindes genauestens befragten, ob das Kind nicht durch einen unglücklichen Zufall mit Rattengift verunreinigte Speisen zu sich genommen hatte. Während der folgenden Zeit der Beobachtung schritt das Defluvium noch um ein geringes fort, ohne sich jedoch auf die abhängigen Anteile des Capillitium auszubreiten. Nach mehrmonatigem Krankenlager konnte das Kind das Spital verlassen und befindet sich seither wohl; auch die Haare sind nachgewachsen.

Zusammenfassend möchte ich hervorheben: Bei an Thalliumvergiftung erinnernden Haarausfällen des Kleinkindes ist an die Feersche Neurose zu denken und nach den übrigen charakteristischen Symptomen dieser Erkrankung zu suchen. Da ein Teilsymptom der Feerschen Neurose die Granulosis rubra nasi darstellt, ist zu erwägen, ob nicht in manchen Fällen von Granulosis rubra eine Forme fruste der Feerschen Krankheit vorliegt.

Nicht nur Anomalien der inneren Sekretion, auch solche des Stoffwechsels können sich am Haarkleide auswirken. Am besten gekannt ist in dieser Beziehung der schädigende Einfluß des *Diabetes*. Tritt er im Kindesalter auf, so wirkt er sich insbesondere am Kopfhaare aus, welches brüchig, glanzlos und spärlich wird. Auch bei Erwachsenen können wir ähnliche Veränderungen feststellen. Insbesondere die abnorme Trockenheit des Haarbodens ist auffallend, welche nicht nur mit der verringerten Talgsekretion, sondern auch mit der herabgesetzten Schweißsekretion zusammenhängt.

b) Haarausfall nach Infektionskrankheiten.

Im Blute kreisende *Bakterien* und ihre *Toxine* sind imstande, Haarausfall zu erzeugen. Es ist nicht ganz klargestellt, wo der Angriffspunkt dieser giftigen Substanzen zu suchen ist, viele dürften auf dem Umwege über das trophisch-vegetative Nervensystem die Haarpapille beeinflussen. Bakterielle Toxine, welche im Verlaufe von Infektionskrankheiten in den Saftstrom gelangen, erzeugen einen Haarausfall, der gewöhnlich 12 Wochen nach dem Überstehen der Erkrankung in Erscheinung tritt. In erster Linie kommen hier Typhus und Grippe in Betracht. Diese Alopecie ist immer diffus, beginnt am Scheitel und greift auf die Schläfen über. In seltenen Fällen kann es beim *Typhus* zu einer derartigen Schädigung des Haarkleides kommen, daß die Haare überhaupt nicht mehr nachwachsen. Dies ist jedoch eine besondere Ausnahme. Die Regel ist, daß die Haare wieder vollständig regenerieren. Bei *Grippe* verhalten sich die einzelnen Epidemien in bezug auf ihre trichotoxische Komponente verschieden. Die Epidemie des Jahres 1919 war durch ganz besonderen Haarausfall ausgezeichnet. In diesem Jahre habe ich Gelegenheit gehabt, zahlreiche Frauen zu untersuchen, welche 3 Monate nach einer kurzdauernden Grippeerkrankung innerhalb weniger Tage oft vier Fünftel ihres Kopfhaares verloren. Der akut einsetzende Haarausfall war außerordentlich intensiv, die Haare fielen in Strähnen vom Kopfe herunter, die Patientinnen wagten kaum, Kamm und Bürste zu gebrauchen, und Handtücher und Pölster waren übersät von büschelweise ausgefallenen Haaren. Nicht alle Grippeepidemien haben aber einen derart starken Einfluß auf das Kopfhaar.

Neben Grippe und Typhus können auch *septische Erkrankungen* Defluvien hervorrufen. Hierher gehört das Defluvium nach *Angina* und nach *Puerperalprozessen*. Daß fieberhafte Wochenbetten mit Haarverlust einhergehen können, war eine schon den alten Ärzten gut bekannte Tatsache. Auch das *Erysipel* kann zu starken Haarverlusten führen. Jene Fälle, bei denen es nicht an dem behaarten Kopf lokalisiert ist, zeigen ein diffuses Defluvium einige Wochen nach dem Schwinden des hohen Fiebers, in Analogie mit den sonst bei akut fieberhaften Erkrankungen bekannten Schädigungen der Haarpapille. Sehr interessant ist der Haarausfall, wenn sich der Rotlauf am Capillitium ausbreitet. Entsprechend der befallenen, scharf begrenzten Hautpartie entsteht ein kahler Fleck, der mit seinen deutlich umrissenen Konturen die Lokalisation des seinerzeitigen Krankheitsherdes erkennen läßt. Bei dieser Art des posterysipelatösen Haarausfalles handelt es sich weniger um einen allgemeinen toxischen Effekt, als vielmehr um eine vorübergehende Vergiftung der Haarpapille in loco.

Chronische Infektionskrankheiten, wie z. B. die *Tuberkulose,* sind gleichfalls von deletärem Einfluß auf die Kopfhaare. Insbesondere Fälle von fortgeschrittener Lungentuberkulose sind mit Brüchigwerden und Ausfallen des Kopfhaares vergesellschaftet.

An dieser Stelle möchte ich in Kürze den bei *Syphilis* zu beobachtenden Haarausfall besprechen. Das Defluvium capillorum syphiliticum tritt in zweierlei Varianten auf: erstens als *diffuses* und zweitens als *zirkumskriptes.* Die *Alopecia specifica diffusa* ist das Zeichen einer schweren Allgemeininfektion und in gleicher Weise zu erklären, wie der diffuse Haarausfall bei jeder anderen Infektionskrankheit. Die Kopfhaut produziert eine Unmenge kleienförmiger, gelblicher, sich fettig anfühlender Schüppchen, die Haare sind glanzlos, dünn, atrophisch und fallen allmählich aus. Das diffuse Defluvium tritt gewöhnlich zur Zeit der Propagation des Virus auf; es ist also unter die Eruptionssymptome zu subsumieren und etwa in der 8. bis 10. Woche am intensivsten. Der diffuse syphilitische Haarausfall macht sich am Scheitel und an beiden Schläfen am deutlichsten bemerkbar, hat also dieselben Prädilektionsstellen wie etwa die seborrhoische Alopecie. LEINER beschrieb das diffuse Defluvium capillorum auch bei *kongenitaler Lues.* Er sah häufig, daß syphilitische Kinder, die bei der Geburt einen ziemlich reichlichen, mehrere Zentimeter langen, meist dunkel gefärbten Haarbestand zeigten, zur Zeit der stärksten Eruption des Exanthems, oft schon in der 4. Woche, bisweilen erst im 2. Monate oder später die Haare schnell verlieren. Gewöhnlich begann dieser Haarausfall an den seitlichen Schläfenpartien in bandförmiger Ausdehnung und zog von da gegen die Hinterhauptgegend weiter. Allmählich verloren die Kinder auch in den mittleren Schädelpartien die Haare, so daß auch schon im 3. Monate völlige Kahlheit bestand. Die Kopfhaut war nur mit dünnen, farblosen, kurzen Lanugohärchen bedeckt. Die Calvities konnte monatelang bestehen. Das Wachstum der bleibenden Haare erfolgte in solchen Fällen recht langsam, so daß die Kinder oft auch nach dem 1. Lebensjahr nur stark gelichtetes, schütteres Kopfhaar aufwiesen, was besonders bei Betrachtung der seitlichen und hinteren Kopfpartien auffiel.

Die zweite Variante des bei Syphilis vorkommenden Haarausfalles ist die sogenannte *Alopecia specifica circumscripta sive areolaris.* Diese

Alopecie ist fleckförmig. Es entstehen meistens am Hinterkopfe in dem zwischen beiden Processus mastoidei gelegenen Territorium mehr oder weniger dicht beieinander liegende haarlose Fleckchen, die besonders bei kurzgeschnittenem Kopfhaar hervortreten und, aus einiger Distanz betrachtet, deutlicher sichtbar sind als in unmittelbarer Nähe. Ihre Genese ist auf syphilitische Infiltrate in loco zurückzuführen, welche eine Destruktion der Haarpapille mit vorübergehender Atrophie derselben zur Folge haben. Im behaarten Terrain werden makulöse Effloreszenzen leicht übersehen, und erst der nach ihrem Schwinden auftretende Haarausfall läßt ihre frühere Anwesenheit erkennen. Während die Alopecia diffusa in der 8. bis 10. Krankheitswoche sich einstellt, wird die Alopecia areolaris syphilitica nach dem Abklingen des ersten Exanthems, also im 4. bis 5. Monat, manifest.

Die nach Infektionskrankheiten einsetzenden Defluvien geben bis zum 40. Lebensjahr im allgemeinen eine günstige *Prognose*. Die Haare regenerieren sich meist spontan, ja mitunter wird die Kopfbehaarung dichter und üppiger als zuvor. Um das Wachstum zu beschleunigen, verordnen wir lokal tonisierende und hyperämisierende Haarwässer. *Haartonika* sind Tinctura chinae simplex, Tinctura Jaborandi und Tinctura nucis vomicae. Als hyperämisierende Substanzen für den Haarboden kommen in Betracht die Tinctura capsici, die Tinctura cantharidum und der Spiritus camphoratus. Ein Haarwasser folgender Zusammensetzung: Tinct. chin. simplic. 6,0, Tinct. capsic. 4,0, Tinct. cantharid. 3,0, Spirit. camphorat. 30,0, Spirit. vin. dilut. ad 200,0 muß einmal täglich in die Kopfhaut einmassiert werden. Da der Haarboden nach Infektionskrankheiten oft leichte seborrhoische Schuppenbildung zeigt, wird der Kopf einmal wöchentlich mit Teerseife gewaschen. Hierzu eignet sich folgendes Präparat: Liquor. carbon. detergens 25,0, Aether. petrol. 25,0, Spirit. saponat. kalin. 150,0. Ein Teil dieser Teerseife wird mit zwei Teilen warmen Wassers tüchtig durchgeschüttelt und diese Shampoonlösung in die Kopfhaut eingerieben. Unsere Maßnahmen zur Therapie des Haarausfalls nach Infektionskrankheiten müssen ferner versuchen, die *Regeneration der Haarpapille* dadurch zu fördern, daß wir dem Organismus Stoffe zur Verfügung stellen, welche die Haarpapillen stimulieren und Bausteine für die Neubildung der jungen Haare abgeben. In die erste Gruppe gehört das *Arsen*. Haarausfälle, welche auf enterogene Infektionskrankheiten folgen, können nicht durch interne Arsendarreichung behandelt werden, sondern man verabfolgt das Medikament besser in Form von Injektionen, um den gereizten Darm zu schonen. Nach Grippeerkrankungen kann man ohne weiteres Arsen in Form von Tropfen oder Tabletten verschreiben. Zur Injektionsbehandlung möchte ich empfehlen Natrium cacodylicum 0,05—0,1 pro injectione oder Solarson, zum internen Gebrauch Arsentropfen (Solution. arsenic. Fowler., Tinct. nuc. vomic.,

Aqua foenicul. $\overline{aa}$ 10,0. *S.* 3mal täglich 5—15 Tropfen steigend und fallend) oder Arsen-Eisentabletten, z. B. Arsoferrintabletten. Material zum Aufbau für die jungen Haare können wir dem Organismus außerdem in Form verdaulicher Hornsubstanz zuführen, als Humagsolanpillen. Sie nützen nichts, wenn die Haarpapillen bereits vollständig atrophisch geworden sind, hingegen haben sie bei noch funktionstüchtigen Haarwurzeln einen günstigen Einfluß. Wir verschreiben eine Originalpackung „Humagsolan" und geben 3mal täglich 2 Pillen, etwa 6—8 Wochen hindurch nach den Mahlzeiten. Zur Förderung des Haarwuchses nach toxischen Alopecien benützen wir auch die *ultravioletten Strahlen* in Form der *künstlichen Höhensonne.* Wir unterscheiden zweierlei Arten ihrer Anwendung, und zwar die Allgemeinbestrahlung des Körpers und die Lokalbestrahlung des Capillitium. Beide Methoden haben ihre Vorteile. Die *Allgemeinbestrahlung,* welche am Rumpf abwechselnd vorne und hinten 2mal wöchentlich im ganzen durch 6 Wochen erfolgen soll, hat durch die Erzeugung ausgedehnter Sonnenerytheme an der Körperoberfläche eine stoffwechselfördernde, die Haarregeneration stimulierende Wirkung. Es handelt sich um eine Art Reizkörpertherapie, wobei der protoplasmaaktivierende Effekt durch die Resorption der Entzündungsprodukte in der bestrahlten Haut hervorgerufen wird. Eine zweite Methode ist die *Lokalbestrahlung* der haararmen Stellen am Kopfe; diese ist nur anzuwenden, wenn keinerlei seborrhoische Entzündungserscheinungen am Haarboden vorhanden sind. Wir bestrahlen dann das Capillitium 2mal wöchentlich mit einer schwachen Erythemdosis, im ganzen etwa 10—12mal.

Der Haarausfall nach Syphilis nimmt insofern eine Sonderstellung ein, als er im allgemeinen durch geeignete *antiluetische* Behandlung spontan ausheilt und einer Lokaltherapie nicht bedarf.

c) Haarausfall, bedingt durch Vergiftungen.

Daß *Pflanzengifte* nach Verfütterung bei Tieren Haarausfall erzeugen können, ist eine schon lange Zeit bekannte Tatsache. Eine im tropischen Südamerika wildwachsende Tamarinde (Leucaena glauca), welche auf Jamaika und den Bahamainseln vorkommt, hat eine enthaarende Wirkung bei Pferden, Maultieren, Eseln und Schweinen; unterbricht man die Fütterung, so wachsen die Haare wieder. Ebenso gelang es, durch äußere Einreibung, Einspritzung und Verfütterung von Abrin, einer aus dem Samen von Abrus praecatorius dargestellten Substanz, mit welcher hauptsächlich Ehrlich biologische Versuche vorgenommen hat, starken Haarausfall zu erzielen. Den Beweis dafür, daß bloße Giftwirkung die Ursache des Abrinhaarausfalles ist, hat Bettmann erbracht, der zeigen konnte, daß durch Fütterung der Kaninchen mit Abrin den Tieren am Rücken die Haare ausfielen, während sie an der Bauchseite erhalten blieben.

Die wichtigste Form des toxischen Haarausfalls ist die durch *Schwermetallvergiftung*. In dieser Hinsicht kommen praktisch folgende chronische Intoxikationen in Betracht: Quecksilber, Blei, Arsen und Thallium. Während Quecksilber- und Bleivergiftungen meistens als Berufsschädidigungen beobachtet werden, ist die chronische Arsenvergiftung und der mit ihr vergesellschaftete Haarausfall nicht so selten die Folge medikamentöser Darreichung. Wenn Patienten auf die Darreichung größerer Salvarsandosen mit den als Salvarsandermatitis bekannten Hautausschlägen reagieren, kommt es regelmäßig zu Schädigungen des Haarkleides im Sinne eines intensiven Defluvium, welches in erster Linie die Kopfhaare befällt. Dieselben können in dichten Strähnen ausfallen, so daß vorübergehend eine fast vollständige Kahlheit resultiert. Interessanterweise werden in seltenen Fällen auch die Nägel abgestoßen. Es kann monatelang dauern, bis die Haare sich wieder regenerieren.

Am besten ist experimentell die durch *Thallium* bedingte toxische Alopecie studiert. Das Thallium wurde 1861 von WILLIAM CROOKES entdeckt, der es spektralanalytisch in selenhaltigen Ablagerungen nachwies. Der charakteristische Streifen im Grün des Spektrums sowie die Grünfärbung der Bunsenflamme gaben dem neuen Element seinen Namen ($\vartheta\alpha\lambda\lambda\acute{o}\varrho$ = grün). Auch klinisch fand das Thallium schon damals Verwendung, und zwar wegen seiner die Schweißabsonderung herabsetzenden Wirkung. Es wurde in Form des essigsauren Salzes innerlich in Mengen von 0,1 gegen Nachtschweiße bei Phthisikern gegeben; dabei wurde von vielen Beobachtern (HUCHARD, JEANSELME, GIOVANNINI u. a.) schon nach Darreichung geringer Mengen ausgedehnter Haarausfall an verschiedenen Körperstellen mit richtigen alopezischen Herden auf dem Kopf beobachtet. Als erster hat SABOURAUD, angeregt durch einen Fall von Thalliumalopecie bei einer Patientin, die Thalliumazetat enthaltende Pillen gegen Enteritis verwendet hatte, die therapeutische Nutzanwendung gezogen und Enthaarungsversuche bei Sycosis und Hypertrichosis unternommen. Da ihm die perorale Darreichung zu gefährlich erschien, ging er dazu über, das Thallium in Salbenform auf die zu behandelnde Stelle zu bringen. Diese Methode wurde jedoch wegen ihrer Unzuverlässigkeit und ihrer schlechten Erfolge bald verlassen. Die klinischen Beobachtungen über den Haarverlust beim Menschen nach geringen Thalliumgaben haben BUSCHKE veranlaßt, die Frage der Thalliumalopecie experimentell zu prüfen. Ihm und seinen Mitarbeitern verdanken wir interessante und wichtige Aufschlüsse zur Pathogenese und Klinik der biologischen Thalliumwirkung. In jahrelangen Versuchen kamen sie auf Grund ihrer Beobachtung zu der Feststellung, daß der Weg der Thalliumalopecie über das *endokrin-vegetative* System gehe, dem alle durch Thallium hervorgerufenen Störungen, auch die Alopecie, untergeordnet seien. Die Untersuchungen wurden fast ausschließlich an jungen Ratten in Form einer langdauernden chronischen Vergiftung durchgeführt, da gerade diese Tiere sich besonders hierzu eignen. Am zweckmäßigsten hat sich dabei die innerliche Darreichung des Mittels durch Beigabe zum Futter erwiesen, während durch Thalliumeinspritzung die Enthaarung nur sehr langsam und unvollkommen vor sich ging, dagegen aber schon frühzeitig schwere Vergiftungserscheinungen auftraten, die bei weiterer Zufuhr des Mittels schließlich zum Tode führten. Die mit Thallium gefütterten Tiere konnten viele Monate bis über ein Jahr in diesem Zustand der chronischen Thalliumvergiftung gehalten werden, wodurch ein genaues Studium der einzelnen, zusammen mit der Alopecie sich entwickelnden Erscheinungen möglich war. Als tägliche Einzelgabe erhielten die Tiere etwa 0,5 ccm einer 2$^0/_{00}$igen Lösung von Thallium aceticum dem Futter beigemischt, was einer Menge von 0,1 mg Thallium aceticum entspricht. Nach etwa 10 Tagen war bereits beginnende fleckförmige Enthaarung mit richtigen alopezischen Herden zu beobachten und nach Ablauf von 4—6 Wochen war recht häufig, besonders wenn es sich um sehr junge Tiere handelte, vollständige Kahlheit erreicht, wobei das Stehenbleiben der Sinneshaare (um die Schnauze) als besonders bemerkenswerte Tatsache auffiel. Auch das Übergehen der alopezischen Wirkung des Thalliums von der mit Thallium gefütterten Mutter auf die säugenden Jungen ließ sich entsprechend den früheren Beobachtungen Buschkes durch zahlreiche Versuche bestätigen. Hier kam es entweder zu einer verspätet einsetzenden Behaarung oder die etwa 8 Tage nach der Geburt beginnende Haarentwicklung hörte nach weiteren 8—12 Tagen auf und machte einer zunehmenden Enthaarung Platz, die zur vollständigen Kahlheit führte.

Mit dem Fortschreiten des Haarausfalls ging ein Zurückbleiben im Wachstum und in der Entwicklung der Tiere einher, so daß die vollständig nackten zwerghaften und auch psychisch geschädigten Tiere einen eigenartigen kretinhaften Eindruck machten. Bei den mit Thallium gefütterten Tieren konnten auch sichtbare Linsentrübungen festgestellt werden. Weitere bemerkenswerte Befunde bei Thalliumratten sind eigentümliche Veränderungen der Schleimhaut des Magens sowie des Knochensystems. Bei ersteren handelt es sich um einen entzündlich-proliferativen Prozeß der Vormagenschleimhaut, der mit seinen ausgedehnten Verhornungen, seinen Zapfen- und Epithelzystenbildungen sowie den papillomatösen Wucherungen einen gewächsartigen Charakter aufweist, ähnlich den von Fibiger bei seinen mit Spiroptera gefütterten Ratten gefundenen Geschwulstbildungen. Die Veränderungen am Knochensystem erwiesen sich als eine schwere Störung der Knochenverkalkung, die Knochen waren ungewöhnlich weich und zeigten Verunstaltungen, die teils als Verkrümmungen, teils als Brüche gedeutet werden mußten. An den veränderten Teilen fanden sich spindelartige Auftreibungen, die sehr weich waren und bei histologischer Untersuchung reines osteoides Gewebe darstellten. Dieser Knochenerweichungsvorgang, verursacht durch eine Störung der Kalkablagerung, fand auch seine Deutung in den blutchemischen Untersuchungen KLOPSTOCKS, die auf eine schwere Störung des Calcium-Kaliumgleichgewichts im Blute hinwiesen, und zwar zeigte der Kaliumspiegel im Blute eine mittelstarke Erhöhung, während nicht nur im Gewebe, sondern auch im Serum eine Kalkverarmung bestand. Weitere Arbeiten BUSCHKES und seiner Schüler konnten den Nachweis erbringen, daß der Angriffspunkt des Thalliums in der Schädigung der endokrinen Drüsen zu suchen ist. Grundlegend sind in dieser Beziehung ihre Experimente an Kaulquappen. Es gelang durch systematischen Zusatz kleiner Mengen Thallium aceticum, etwa 2—3 mg auf 2 Liter Wasser, Wachstum und Metamorphose, die bekanntlich unter dem direkten Einfluß von Thymus und Schilddrüse stehen, derart zu beeinflussen, daß sowohl ein Zurückbleiben im Wachstum als auch in der Metamorphose deutlich zu erkennen war. Meist kam eine Umbildung der ungewöhnlich kleinen Tiere zu Fröschen gar nicht zustande. Ebenso ließ sich ein Einfluß des Thalliums auf den Brunstzyklus der weißen Maus beobachten. Zur Feststellung des Funktionszustandes der Eierstöcke diente die Methode der mikroskopischen Untersuchung des Scheidensekretes, dessen zytologische Zusammensetzung ein Spiegelbild des jeweiligen Funktionszustandes im Eierstock gibt. Das Ergebnis war, daß unter dem Einfluß der Thalliumfütterung der Ovarialzyklus gehemmt wurde, und zwar derart, daß es während der Fütterung bei den meisten Tieren überhaupt nicht mehr zur Brunst kam. Der Haarausfall, die Veränderungen an der Linse, am Magen und am Knochensystem, die Schädigungen der endokrinen Drüsen werden nur bei chronischer Darreichung kleinster Thalliumdosen beobachtet. Verabreicht man Thallium in einmaligen großen Dosen an Versuchstiere oder wird Thallium in selbstmörderischer Absicht in Form von Rattengift (2%ige Thalliumpaste, als Zeliopaste von der I. G. Farbenindustrie erzeugt) von Menschen genommen, so kommt es zu schweren Vergiftungserscheinungen, die ebenfalls mit dem charakteristischen Haarausfall einhergehen. Außerdem aber zeigen sich Magen- und Darmschädigungen mit starkem Erbrechen und heftigem Durchfall, Nephritis mit Albuminurie und Blasenbeschwerden, Polyneuritiden mit heftigen Schmerzen in den Extremitäten, die zu Gangstörungen und vollständiger Bewegungseinschränkung führen.

Durch vorsichtige Dosierung lassen sich die Vergiftungserscheinungen des Thalliums vollständig ausschalten, es gelingt beim Menschen, das reine Bild der *Thalliumalopecie* zu erzeugen. Dieses Symptom ist gewissermaßen spezifisch für das Thallium und läßt sich durch keines der anderen ähnlichen Metalle erzielen. BUSCHKE und seine Mitarbeiter sind auf

Grund der gemachten Beobachtungen zu dem Schlusse gekommen, daß es sich dabei um einen Vorgang handelt, der hauptsächlich auf dem Wege des endokrinen Systems und des vegetativen Nervensystems erfolgt. Dafür spricht einmal der sich gleichzeitig mit Einsetzen des Haarausfalles bei den Thalliumtieren entwickelte Komplex von Symptomen, bestehend in schweren Wachstums- und Entwicklungsstörungen und Aufhebung der sexuellen Leistungen, ferner die Form des Kataraktes, welche identisch ist mit der durch ERDHEIM und HAYANO nach Epithelkörperchenzerstörung gesehenen Linsentrübung. In ähnlichem Sinne einer Epithelkörperchenschädigung lassen sich auch die Erweichungsvorgänge am Knochensystem deuten, die als Folge einer schweren Störung des Kalkstoffwechsels aufzufassen sind. Als weitere wichtige Stütze für die Schädigung des endokrinen Systems durch Thallium ist auch die Hemmung der Metamorphose bei Kaulquappen anzusehen, welche bekanntlich unter endokrinem Einflusse der Schilddrüse steht.

Die besondere Rolle des vegetativen Nervensystems bei der Thalliumalopecie zeigt sich am Tier besonders schön darin, daß die dem Zerebrospinalnervensystem unterstehenden Sinneshaare stets erhalten bleiben und nur die vom Sympathikus innervierten übrigen Haare ausfallen. Auch die dem Thallium zukommende antihydrotische Wirkung sowie der bei der Thalliumvergiftung beobachtete vermehrte Speichelfluß sind ohne Zweifel auf sympathische Einflüsse zurückzuführen. Thallium wirkt auf das autonome Nervensystem in gleicher Weise wie Strychnin auf die Reflexe des Rückenmarks. Normale Reize, die das autonome Nervensystem treffen, werden unter Thalliumzufuhr verstärkt. Ein schwacher faradischer Strom, der, am Halssympathikus einwirkend, noch nicht ausreicht, die Pupille zu erweitern, tut dies, wenn das Versuchstier Thallium erhalten hat. Mit Thallium behandelte Menschen zeigen als Symptom einer Sympathikusreizung, einen gesteigerten Dermographismus. Im Sinne der endokrin-sympathischen Entstehung der Thalliumalopecie wäre noch hervorzuheben, daß beim Menschen bestimmte Haarbezirke sich gegenüber der Thalliumwirkung besonders widerstandsfähig verhalten, wozu vor allem der mediale Teil der Augenbrauen gehört. Es ist in dieser Hinsicht interessant, daß von verschiedenen Untersuchern auf gewisse Beziehungen des medialen Teiles der Augenbrauen zu den Sinneshaaren aufmerksam gemacht worden ist. Das Symptom des Haarausfalls der seitlichen Teile der Augenbrauen ist ja charakteristisch für die Thalliumvergiftung und ein Beweis für Störungen im endokrinen Ring (signe de sourcil von HERTOGHE).

Die Thalliumalopecie hat in jüngster Zeit bei der Behandlung infektiöser Haarkrankheiten therapeutische Verwendung gefunden (s. S. 55).

d) Haarausfall, bedingt durch Schädigungen des Nervensystems.

Die echten neurotischen Alopecien.

In diese Gruppe zählen wir die Haarausfälle, bedingt durch traumatische Läsionen und Entzündungen peripherer Nerven, durch schwere Allgemeinerkrankungen des Zentralnervensystems oder durch Störungen und Gemütserregungen seelischer Natur.

Der durch *traumatische Läsionen* und *Neuralgien* an der Hautoberfläche hervorgerufene Haarausfall ist unregelmäßig, strichförmig, dreieckig, landkartenartig mit zackiger Begrenzung, der Übergang von den erkrankten zu den gesunden Stellen ist ein allmählicher. Wir finden in der Literatur zahlreiche Fälle dieser Art von verschiedenen Autoren beschrieben. Ein Fall z. B. betrifft einen erblich belasteten nervösen Knaben, der nach einem Faustschlag in die Gegend des linken Ohres an schweren neuralgischen Schmerzen litt und nach ihrem Aufhören eine halbseitige Alopecie an der linken Kopfseite bekam. Streifenförmige alopezische Herde des Capillitium, die, unscharf begrenzt, in die Umgebung übergingen, wurden des öfteren nach Stich- und Schnittverletzungen des Schädels beobachtet. Aber nicht nur traumatische Kontinuitätsänderungen, auch neuralgische Entzündungsprozesse, wie z. B. die *Trigeminusneuralgie*, können mit einem Schütterwerden des Haarbodens einhergehen. Wenn auch einwandfrei bewiesen ist, daß solche Haarausfälle vorkommen, so muß man doch anderseits vor Verwechslungen dieser Art der neurotischen Alopecie mit anderen Formen des Defluvium sich in acht nehmen, so z. B. wurden während des Krieges zahlreiche Fälle veröffentlicht, wo nach Schußverletzungen des Schädels umschriebene Kahlheit eintrat. Auf den ersten Blick imponierte dieser Befund als ein nach Nervenverletzung auftretender Haarschwund. Es handelte sich aber, wie sich später herausgestellt hat, um Röntgenepilationen des Capillitium, die infolge der häufigen Durchleuchtung der kopfverletzten Krieger entstanden waren.

Die Frage, ob Durchschneidung von Nerven Haarausfall hervorzurufen imstande ist, wurde von M. JOSEPH experimentell studiert. Bekanntlich wird fast der ganze behaarte Kopf vom zweiten Halsnerven aus versorgt. Er exstirpierte nun bei Katzen das Spinalganglion und sah darauf bei makroskopisch normaler, völlig reaktionsloser Haut einen eigenartigen, fleckförmig angeordneten Haarausfall auftreten. Wurde die Exstirpation bilateral vorgenommen, so waren die kahlen Flecke beiderseits symmetrisch festzustellen. Das Mikroskop ließ Atrophie der Haarpapille und Fehlen der Haare erkennen, nur an der Pigmentverteilung sah man noch den früheren Standort des Haares. An Übergangsstellen saßen die Haare noch im Follikel, doch war ihr Durchmesser

4—5mal geringer als normal. In manchen Präparaten waren nur noch der Haarbalgmuskel und Talgdrüsen zu finden. Entzündliche Erscheinungen fehlten. Alles in allem das Bild einer Atrophie. JOSEPH schloß daraus auf die Beeinflussung des Kopfhaares durch Nervendurchschneidung. JOSEPHS Versuche wurden von MOSKALENKO und TER GREGORIANTZ an Hunden, Katzen und Kaninchen wiederholt. Auch sie sahen nach Exstirpation peripherer Nerven Defluvium; das Alter der Tiere und die Gattung beeinflußte die Reaktion insofern, als sie bei alten Tieren und bei Hunden nicht so klar in Erscheinung trat als bei jungen Katzen und Kaninchen. Auch MIBELLI gelang es, durch Kontinuitätstrennung des Nerven am Intervertebralganglion Haarausfall hervorzurufen. Es muß allerdings erwähnt werden, daß die eben geschilderten Befunde in erster Linie von englischen Autoren widersprochen wurden. WRIGHT und HARKINS entfernten nach und nach alle sensorischen Nerven der behaarten Kopf- und Gesichtsteile an den Wurzeln; trotzdem erlitt der Haarwuchs keinerlei Beeinträchtigung. Die letztgenannten Autoren bringen auch eine sehr interessante Beobachtung, welche beweisen soll, daß das Haarwachstum von peripheren Nerven aus nicht beeinflußt wird. Überträgt man nämlich nach der THIERSCHschen Methode hergestellte Hautläppchen der Kopfhaut, welche die Haarpapillen unverletzt in den abgetragenen Hautstücken enthalten, auf andere Körperstellen, so wachsen in den Lappen die Haare weiter, obwohl alle Nervenfasern durchschnitten wurden und nur vasomotorische Fasern, die die Blutgefäße begleiten, in Frage kommen. Es scheint also bei der sogenannten Alopecia neurotica, wie sie sich nach Nervenläsionen und Entzündungen einzustellen pflegt, nicht so sehr die Verletzung des sensorischen Anteils als vielmehr die Schädigung sympathischer Bahnen eine Rolle zu spielen.

Erkrankungen des *Zentralnervensystems* können auch von allgemeinem Haarausfall begleitet sein. Hierher gehören die Defluvien bei schweren *Epileptikern* und bei *progressiver Paralyse*. Auch bei *Encephalitis lethargica* sind Haarausfälle beobachtet worden, die uns vielleicht über ein im Hirnstamme lokalisiertes, den Haarwuchs regulierendes trophisches Zentrum Aufschluß geben können. STIEFLER berichtet über vier Fälle dieser Art. Das Defluvium beschränkte sich nicht nur auf das Capillitium, sondern befiel auch den ganzen Körper. Bei zwei Kranken trat der Haarausfall ziemlich plötzlich nach echter Encephalitis lethargica auf, bei dem dritten und vierten Kranken im Anschluß an einen Grippeanfall, der als abortive Encephalitis lethargica gedeutet wurde. STIEFLER glaubt, daß im ventralen Zwischenhirngebiet ein isoliertes Zentrum besteht, von dem aus durch Vermittlung tiefer gelegener segmentaler Zentren im Hirnstamm und Rückenmark am ganzen Körper das Wachstum der Haare und der Haarwechsel reguliert wird. Auffallend ist allerdings, daß dieses hypothetisch angenommene Zentrum relativ so selten bei Encephalitis lethargica befallen wird, denn eine derartig allgemeine Alopecie ist immerhin eine besondere Rarität.

Die gelegentlichen Haarausfälle, welche man bei schwer hysterischen und bei melancholischen Patienten beobachtet, bilden den Übergang zu den neurotischen Alopecien *infolge psychischer Erregung, seelischer Schreck- und Angstzustände*. Der Haarausfall durch psychischen Schock ist kein so seltenes Ereignis. In der Literatur finden sich zahlreiche Angaben über schweren Haarausfall bei Menschen, die infolge Explosionen, Eisenbahnunfällen oder Elementarereignissen längere Zeit in Lebensgefahr und Todesangst schwebten, ohne hierbei irgendeinen körperlichen Schaden erlitten zu haben. Wenn wir versuchen wollen, den Haarausfall nach Schockwirkung unserem Verständnisse näherzubringen, so müssen wir uns zunächst vorstellen, daß die Haarpapille von einem korbähnlichen Geflechte zahlreicher Kapillaren umsponnen ist und nur eine intensiv konstante Durchblutung dieses Gefäßbezirkes die Intaktheit des Haares gewährleistet. Die Muskeln des Haares (Arrectores pilorum) beginnen im oberen Corium und verlaufen, leicht S-förmig gekrümmt, derart, daß ihre Sehne an der äußeren Wurzelscheide in der Gegend der Haarpapille inseriert. Verkürzt sich nun der Bogen des Arrector pili, so werden die Haare aufgerichtet, es entsteht eine Cutis anserina, und durch Zerrung an der Haarpapille kommt es zu einer länger dauernden Anämie. Diese beträchtliche trophische Störung, bedingt durch Hemmung des Blutzuflusses, kann schwere Folgen nach sich ziehen. Die Haare können plötzlich ergrauen, ja bei längerer Einwirkung des Schocks büschelweise ausfallen.

Eine *Therapie* der neurotischen Alopecie muß sich darauf beschränken, ähnlich wie bei der Alopecie nach Infektionskrankheiten, nach dem Ablauf der das Defluvium verursachenden Schädigung des Nervensystems den Nachwuchs der Haare möglichst zu beschleunigen. Die Methoden, welche wir verwenden, decken sich mit den bereits in dem genannten Kapitel geschilderten (s. S. 78).

Die *Prognose* der Alopecia neurotica ist im allgemeinen nicht ungünstig, da verletztes Nervengewebe sich bekanntlich weitgehend regenerieren kann. Auch die durch schweren Schock bedingten Haarverluste ersetzen sich in einigen Wochen bis Monaten, allerdings kann der Pigmentgehalt der nachwachsenden Haare ein reduzierter sein, so daß stellenweise ein Ergrauen eintritt.

Die Alopecia areata.

Die Alopecia areata ist eine Erkrankung des menschlichen Haarkleides, welche mit kreisrunden Flecken beginnt und den behaarten Kopf, den Bart und nur selten die übrigen behaarten Körperpartien befällt. Der berühmte römische Arzt CELSUS, der in der ersten Hälfte des 1. Jahrhunderts nach Christi unter Tiberius bis Nero lebte, beschrieb bereits in seiner medizinischen Enzyklopädie den kreisförmigen Haarausfall mit seinen wichtigsten klinischen Symptomen und unterschied schon die in mehreren Flecken über den ganzen Kopf verteilte Variante von der ausschließlich am Hinterhaupt sich lokalisierenden Form, welche die geradlinige Nacken-Haargrenze in einen schlangenförmigen Kontur verwandelt und der er daher den Namen *Ophiasis* ($\ddot{o}\varphi\iota\varsigma$ = Schlange) beilegte. Das von CELSUS aufgestellte Krankheitsbild geriet im Laufe des Mittelalters wieder in Vergessenheit, bis um die Mitte des 17. Jahrhunderts JOHANNES JOHNSTON neuerlich die klinischen Symptome desselben ausführlich schilderte. Den französischen und deutschen Dermatologen des 18. und 19. Jahrhunderts gebührt das große Verdienst, den fleckförmigen Haarausfall aus der Gruppe der mykotischen Haaraffektionen endgültig eliminiert und seine Sonderstellung nachdrücklich hervorgehoben zu haben. In Frankreich wird diese Haaraffektion als „*Pelade*" bezeichnet, in Deutschland als *Alopecia areata*. Alle anderen älteren Namen, wie etwa Tinea decalvans oder Porrigo decalvans, sind abzulehnen, da sie Krankheitsbilder verschiedener Ätiologie zusammenwerfen und nur verwirrend wirken.

Die Alopecia areata befällt die Menschen in anscheinend vollkommener Gesundheit. Keine Entzündungserscheinungen und auch keine subjektiven Sensationen, wie etwa Jucken und Brennen, machen sich auf der Kopfhaut bemerkbar. Plötzlich fallen in einem kreisförmig oder elliptisch umschriebenen Bezirke an irgendeinem Abschnitte der Kopfhaut die Haare in Büscheln aus, und es entsteht ein kahler Fleck, den meist der Patient nicht einmal selbst bemerkt. Seine Umgebung oder der Friseur machen ihn auf denselben erst aufmerksam. Dieser erste Fleck ist in gutartigen Fällen die einzige Krankheitserscheinung. Er lokalisiert sich an irgendeiner beliebigen Stelle des Capillitium, hat zunächst einen Durchmesser von 2—3 cm, kann aber allmählich durch Auseinanderfließen sich weiter ausdehnen. Die Hautoberfläche zeigt meist nicht die Spur einer Rötung, niemals Schuppen oder Krusten. Palpiert man die haarlose Hautoberfläche, so hat man manchmal den Eindruck eines leichten Ödems, welches jedoch binnen kurzem wieder verschwindet. Bei lange Zeit bestehenden Plaques ist mitunter die Hautoberfläche eingesunken, wie sich SABOURAUD ausdrückt, nach Art einer *Untertasse*. Dieses Phänomen beruht darauf, daß natürlich in der Kopfhaut das Volumen der ausgefallenen Haare fehlt und die Hunderte von Haarfollikeln, welche leer sind, durch den seitlichen Gewebsturgor komprimiert zusammensinken. Der tastende Finger fühlt dann deutlich die Niveaudifferenz, welche zwischen der gesunden Haut und dem Krankheitsherd besteht.

Das Fortschreiten der Erkrankung manifestiert sich an den Haaren der Umgebung durch deutliche Atrophie. Die Haare sind verdünnt und folgen dem leisesten Zuge. Der Bulbus ist nicht mehr als knopfförmige Auftreibung zu erkennen, sondern der Schaft hat die Form eines Ausrufungszeichens angenommen, da das Haar gegen das Papillenende zu immer schmächtiger wird. Diese atrophischen Haare können auch in ihrer Kontinuität abbrechen. Eine geringfügige Schädigung genügt, um die trophisch gestörten Rindenpartien aufsplittern zu lassen; der Haarschaft bricht quer durch, und der in der Haut verbleibende Stumpf, welcher einige Millimeter lang sein kann, ist an seinem freien Ende knopfförmig aufgetrieben. Das Erscheinen dieser etwa 4—10 mm langen, an ihrem distalen Ende knopfförmig verdickten, an ihrem proximalen Ende fadenartig ausgezogenen Haarschäfte ist ein Zeichen der Progredienz des Prozesses. Ihr Vorhandensein ist für die Alopecia areata charakteristisch; SABOURAUD nennt sie *cheveux peladiques en forme d'épi (Ähre);* man kann diese atrophischen Gebilde nur einige Zeit hindurch feststellen, da sie alsbald spontan ausfallen. Ihr Auftreten ist prognostisch ungünstig, da es ständig von einer Vergrößerung des kahlen Fleckes gefolgt ist. Neben diesen für die Alopecia areata typischen pathologisch veränderten Haaren finden sich noch andere durch den Krankheitsprozeß verunstaltete Haarreste in der peripheren Randzone des Plaques. Es sind dies Haarstümpfe, die im Niveau der Haut bereits abgebrochen sind oder nur ganz wenig (um 1—2 mm) dasselbe überragen und bei starker Lupenvergrößerung eine unregelmäßige und zerfranste Bruchfläche darbieten. Gräbt man sie aus dem Follikel aus, so sind sie etwas plumper als normale Schäfte und zeigen noch deutlich Pigment. Ihr Wurzelende ist kolbig verdickt und mit der Papille nur in losem Zusammenhang. Kein Zweifel, es handelt sich auch hier um trophische Störungen; SABOURAUD nennt diese Haare *cheveux cadavérisés.* Endlich enthalten in der Randzone die leeren Haarfollikel mitunter kleine, punktförmige Gebilde, welche so aussehen wie schwarze, in die Haut eingeriebene Puderkörner. Mit einem Komedonenquetscher lassen sie sich leicht herausheben; sie bestehen aus eingedicktem Inhalt des Follikeltrichters, in erster Linie aus verhornten Epithelzellen (SABOURAUD: *Points noirs*).

Die gutartigen Fälle von Alopecia areata zeigen nur einen haarlosen Fleck, der in einem einzigen Exemplar vorhanden ist und der sich bald langsamer, bald rascher entwickelt. Die Kahlheit dauert etwa 6 bis 8 Wochen. Atrophische Haarstümpfe sind nirgends mehr sichtbar, die Randzone besteht nur mehr aus fest sitzenden, normalen Haaren; alsbald sprießen zunächst im Zentrum dünne, pigmentlose, ganz weiche Härchen in Form eines Schopfes, der sich rasch vergrößert und in kurzer Zeit die Lücke im Haarwald ausfüllt. Es gibt so gutartige Fälle von Alopecia areata, daß jede Behandlung sich erübrigt; die Heilung erfolgt spontan. Dieser eben geschilderte milde Verlauf ist nicht die Regel. Allerdings beginnen auch die schweren Fälle zunächst nur mit einem kahlen Fleck;

dieser erste Plaque ist schon wesentlich hartnäckiger als bei der gutartigen
Form. Er verliert alsbald seine streng kreisförmige Begrenzung und fließt
in guirlandenartig geschwungenen Konturen auseinander wie ein Tropfen
Öl. Allenthalben bemerkt man in der Peripherie Inseln atrophischer
Haarstümpfe, die bei dem leisesten Zuge ausfallen. Während im Zentrum
kleine Schöpfchen flaumigen Nachwuchses sprießen, schreitet der Krankheitsprozeß in der Peripherie vorwärts, und auch der Nachwuchs fällt
wieder aus. Nun erscheinen in weiterer Folge in der Umgebung des
Mutterherdes kahle Scheiben verschiedener Größe. SABOURAUD weist
auf die Tatsache hin, daß zwischen dem Auftreten des primären Herdes
und den sekundär sich einstellenden Flecken immer ein Zeitraum von
einigen Wochen verstreicht und daß die letzteren meistens in rascher
Folge und in mehreren Exemplaren aufschießen. Jeder einzelne Plaque
zeigt hierbei ganz genau den gleichen oben geschilderten Ablauf der Erscheinungen. Dieses Spiel des Abheilens und Wiederauftretens kahler
Flecke kann sich nun mehrmals wiederholen. Es kann vorkommen, daß
die vorhandenen Herde vollständig ausheilen und wochen- und monatelang der Patient einen ganz gesunden Eindruck macht, es kann sich aber
auch ereignen, daß noch während des Heilungsprozesses an den erst-
befallenen Partien ein Krankheitsnachschub erfolgt.

Neben der eben besprochenen Variante der Alopecia areata, welche
verstreut am ganzen Capillitium auftreten kann, gibt es eine zweite
immer sehr hartnäckige Form, welche *Ophiasis* genannt wird. Sie lokalisiert sich stets an den Hinterkopf. Der primäre Herd liegt in der Gegend
des Hinterhaupthöckers, seine lange Achse steht vertikal auf der Medianlinie; alsbald bilden sich weitere Flecke, ebenfalls oval und immer an
symmetrischen Stellen lokalisiert, z. B. oberhalb der Ohren und an den
Schläfen. Es entwickelt sich so ein Kranz kahler Herde, der am Hinterhaupt beginnt und rings um die Zirkumferenz des Schädels bis gegen die
Schläfen fortschreitet. Die Herde konfluieren miteinander und wandeln
die geradlinigen und bogenförmigen Konturen des normalen Capillitium
in eine für die Krankheit charakteristische schlangenförmige Grenze um.
Die Ophiasis ist also gekennzeichnet durch ihren typischen Beginn am
Hinterhaupthöcker und ihr streng symmetrisches Fortschreiten. Selten
findet man bei ihr die typischen atrophischen Haarstümpfe, wie sie sonst
in Areataherden anzutreffen sind. Der Herd scheint sich viel rascher zu
stabilisieren, so daß ein büschelweises Ausreißen von Haarinseln der
Randzone unmöglich ist. Die Kopfhaut selbst zeigt einen matten, weißen,
elfenbeinähnlichen Glanz, ist eigentümlich verdünnt, die leeren Haarfollikel sind kaum zu sehen. SABOURAUDS Versuch, die Ophiasis als eine
ganz besondere Erscheinungsform von der Alopecia areata abzutrennen,
ist von vielen Autoren abgelehnt worden. Wenn sie auch Eigenarten
zeigt, so genügt dies doch nicht, um ihr eine Sonderstellung einzuräumen.

Obwohl es richtig ist, daß in erster Linie Kinder von Ophiasis befallen werden, so finden wir doch andererseits auch bei Erwachsenen diese Art der Alopecia areata, ja selbst im höheren Lebensalter kommt diese Affektion vor.

Wie bereits oben erwähnt, können die auf der Kopfhaut lokalisierten Flecke der Alopecia areata — mögen sie als gewöhnliche Variante oder als Ophiasis begonnen haben — miteinander konfluieren und zu *fast völliger* oder zu *totaler Enthaarung* des Capillitium führen. Es ist unmöglich, im einzelnen Falle eine *Prognose* zu stellen. Die zusammenfließenden kahlen Stellen verschonen oft einzelne büschelförmige Reste, die als isoliert stehende Haarschöpfe aus uns ganz unbekannten Gründen dem Krankheitsprozesse widerstehen. Manchmal können aber auch diese Inseln ergriffen werden, und es resultiert ein vollkommen kahler Schädel, welcher an eine Billardkugel erinnert. Die Hautoberfläche ist in frischen Fällen stark durchfettet, die leeren Follikel sind deutlich sichtbar. Bei sehr langer Dauer und malignem Verlaufe jedoch verdünnt sich die Haut, die Poren verschwinden, die Durchblutung wird spärlicher, eine vorzeitige, an das Senium erinnernde Hautatrophie setzt ein. Das subkutane Bindegewebe ist oft eigenartig aufgelockert, die unter normalen Verhältnissen festsitzende Kopfschwarte zeigt eine abnorme Faltbarkeit, eine an Cutis laxa erinnernde Beschaffenheit ermöglicht es, bei seitlichem Druck die Hautdecke des Capillitium in tiefen Falten abzuheben.

Neben dem behaarten Kopfe sind *Prädilektionsstellen* der Alopecia areata die Augenbrauen, die Barthaare, in seltenen Fällen die Achsel- und Schamhaare, endlich auch die übrige Behaarung. Im *Barte* kann man die Affektion an den verschiedensten Stellen beobachten, oft beginnt sie mit zwei symmetrischen Flecken am Kinn, doch können die einzelnen Herde auch ganz wahllos verstreut sein. Die Form der Flecke ist meistens rund, sie konfluieren dann rasch zu polyzyklisch begrenzten Flächen. Es muß durchaus nicht immer die Areata des Bartes oder Schnurrbartes mit der des Kopfes kombiniert sein, mitunter tritt sie ganz unabhängig als alleinige Erkrankung auf. Andererseits beobachten wir sie auch des öfteren im Anschlusse an das Befallensein des Capillitium.

Die Alopecia areata der *Augenbrauen* lokalisiert sich selten einseitig, meist tritt sie beiderseits auf. Bald erscheint sie als kahler Fleck mit deutlich umschriebenen Grenzen, bald verursacht sie zahlreiche kleine, inselförmige Aussparungen, welche zusammenfließen; schließlich kommt es zum Verluste der gesamten Augenbrauenhaare, eine Entstellung, die von den Patienten als besonders schmerzlich empfunden wird. Das Übergreifen der Alopecia areata auf die Augenbrauen ist von sehr ungünstiger Prognose für den gesamten Verlauf insofern, als es nur bei den malignen Fällen beobachtet wird. SABOURAUD hat darauf hingewiesen, daß die Haarregion der Augenbrauen bis zum 50. Lebensjahre etwa einem sehr häufigen Haarwechsel schon physiologischerweise unterliegt. Die Augenbrauenhaare sind kräftig, relativ dick und sehr resistent gegenüber mykotischen und staphylogenen Infektionen. Sie sind aber ein sehr feiner Indikator für Störungen des trophisch-vegetativen Nervensystems ernsterer Art. Erkrankungen innersekretorischer Drüsen sind ja bekanntlich des öfteren von dem Ausfall der Augenbrauen begleitet, worauf ja HERTOGHE (s. oben) hingewiesen hat, und so finden wir es denn verständlich, daß auch die Alopecia areata der Augenbrauen ein infaustes Omen für den Verlauf der Krankheit darstellt.

Auch die *Wimpern* können befallen sein, sie erkranken jedoch ebenso wie die Augenbrauen nur bei schweren Fällen, ihr Schwinden ist analog zu werten wie die Pelade der Brauen. Das Übergreifen der Alopecia areata auf die *Behaarung des Stammes* ist nur bei hartnäckigem Verlauf festzustellen. Wir sehen dann selten kreisförmige, kahle Flecke, meist fallen die Haare an symmetrischen Partien des Körpers diffus aus, und es entsteht eine rasch um sich greifende allgemeine Haarlosigkeit, welche insbesondere die Achsel- und Schamhaare zerstört.

Aber nicht nur die Haare, auch andere Horngebilde des Körpers, die *Nägel* der Finger und Zehen können durch den der Alopecia areata zugrunde liegenden Prozeß in Mitleidenschaft gezogen werden. Meist werden die Fingernägel brüchig, zeigen weiße Striche und Punkte (Leukonychie), welche so zahlreich und dicht gedrängt angeordnet sein können, daß die normale Farbe der Nägel nicht mehr zu sehen ist. Die Längsstreifen vertiefen sich zu Fissuren, in denen sich Staub und Schmutz anhäufen, aus den feinen Pünktchen werden Grübchen und Einsenkungen, welche an Psoriasis erinnern können. Ich selbst hatte Gelegenheit, einen Fall von Alopecia areata maligna zu beobachten, bei dem die oben geschilderten Nagelveränderungen parallel mit den Nachschüben des Leidens gingen und sich wieder besserten, wenn auch an den anderen Stellen des Körpers die kahlen Flecke mit frischen Haaren sich bedeckten. Auch HELLER kommt in seiner ausgezeichneten Monographie über die Erkrankungen der Nägel zu dem Ergebnisse, daß es im Zusammenhange mit der Alopecia areata Nagelerkrankungen gibt und daß diese leichter und schwerer sein können. Die letzteren sind allerdings ebenso wie die Alopecia areata der Augenbrauen ein Symptom der Malignität.

Ein sehr interessanter Befund bei Alopecia areata wäre noch zu besprechen. Es ist dies die Schwellung der *regionären Lymphdrüsen*, welche zuerst von BLASCHKO im Jahre 1896 beschrieben und als wichtigste Stütze der parasitären Ätiologie gedeutet wurde. JADASSOHN und seine Schüler haben diesem Symptom ganz besondere Aufmerksamkeit gewidmet, so z. B. fand SPITZER unter 166 Fällen nichtbehandelter Alopecia areata bei 82 männlichen und 38 weiblichen Patienten, d. i. im ganzen 120mal, Drüsenschwellung. Befallen waren in der Regel je nach dem Sitze der

Alopecie die mastoidealen und okzipitalen Lymphknoten, seltener die nuchalen, bei Herden im Bart die submaxillaren und submentalen, vereinzelt die präaurikularen. Die Drüsen waren manchmal druckempfindlich, ihre Größe schwankte zwischen der einer Erbse und der einer Haselnuß. Besonders interessant war folgender Fall: Ein junges Mädchen zeigte einen Herd rechts am Scheitel mit Anschwellung der rechten Mastoidaldrüse. Nach 2 Jahren Rezidiv am Hinterkopf in der Medianlinie mit Schwellung der Okzipitaldrüsen. Die Befunde an den Lymphknoten sind allerdings nicht unwidersprochen geblieben; viele Autoren stützen sich auf die Tatsache, daß Schwellungszustände dieser Gebilde im Bereiche des Hinterkopfes und der Submaxillargegend auch sehr häufig aus banalen Gründen bei nicht an Alopecia areata Erkrankten sich vorfinden und daher mit besonderer Vorsicht zu beurteilen wären. Keinesfalls rechtfertigt ihr Vorhandensein einen absolut sicheren Schluß über die exogene infektiöse Ätiologie der Areata.

Einige kurze Bemerkungen noch über die *Disposition* der verschiedenen Lebensalter zur Alopecia areata: Vor der Pubertät ist sie ziemlich selten. Beim Kleinkinde sehen wir sie erst nach dem 3. Lebensjahre, im schulpflichtigen Alter erscheint sie bald in der gewöhnlichen gutartigen Form, bald als hartnäckige, Wochen und selbst Monate dauernde Ophiasis. Zwischen dem 15. und 40. Lebensjahre ist sie recht häufig. BUSCHKE und PEYSER halten, gestützt auf viele andere Autoren, das Entwicklungsalter für besonders disponiert und suchen, in Verfolgung der von ihnen vertretenen Theorie der Ätiologie des kreisförmigen Haarausfalles, die Begründung dafür in den erhöhten Anforderungen, die der Organismus in dieser Zeit zu erfüllen hat, so daß er schon auf geringfügige Schädigungen hin krankhafte Störungen des trophisch-vegetativen Nervensystems aufweist. Bei Erwachsenen ist die Alopecia areata in den einzelnen Ländern verschieden häufig: Frankreich, England und Japan scheinen besonders bevorzugt, Deutschland, Amerika und Rußland zeigen eine geringere Frequenz. Dem Geschlechte nach sind Männer mehr disponiert als Frauen.

Die *Ätiologie* der Alopecia areata ist noch vollständig ungeklärt. Das Auftreten in Scheibenform und die Tendenz des Krankheitsherdes, peripherwärts fortzuschreiten, haben zunächst den Gedanken einer parasitären Ursache nahegelegt. O. LASSAR verfocht diese schon von HUTCHINSON aufgestellte These; HALLOPEAU und seinerzeit auch JADASSOHN pflichteten ihnen bei. Jedoch keiner der von den verschiedenen Autoren beschriebenen Erreger, auch nicht der SABOURAUDsche Mikrobazillus, hielten einer gewissenhaften Nachprüfung stand. Wir müssen GALEWSKY recht geben, wenn er behauptet, es gelang trotz unendlicher Arbeit nicht, den Erreger weder zu sehen noch zu züchten, noch zu übertragen. Zahllos sind die Experimente, welche versuchten, durch Ein-

reiben und Einimpfen von Schuppen und kranken Haaren die Alopecia
areata an Versuchspersonen zu reproduzieren, aber alle verliefen bisher
vollständig negativ. Trotzdem diese Inokulationsexperimente ergebnislos
waren, wird die Ansicht einer infektiösen Ätiologie von manchen Forschern
damit begründet, daß man Epidemien von Alopecia areata mitunter beobachtet. Sehr exakte Untersucher, denen eine Fehldiagnose des Krankheitsbildes wohl kaum zugemutet werden darf, haben darüber berichtet.
KAPOSI z. B. teilte im Jahre 1899 in der Wiener Dermatologischen Gesellschaft eine Alopecia-areata-Epidemie mit, welche 40 Knaben und ein
Mädchen betraf. Daß es sich tatsächlich um eine Areata gehandelt hat,
ist wohl nach den geschilderten Symptomen höchstwahrscheinlich.
POEHLMANN berichtet über eine von THEODOR MAYER unter der Polizei-
mannschaft Berlins ausgebrochene Epidemie. In den Sommermonaten
1905 erkrankten unter den 35 Polizeibeamten eines bestimmten Reviers
12 derselben Wache angehörige Mannschaften unter den typischen Erscheinungen der Alopecia areata. Die vom Patrouillendienst zurück-
kehrenden Beamten benutzten dieselben Ruhelager und Bettstücke;
die Krankheitsherde fanden sich auch an der hinteren und seitlichen
Partie des Kopfes, was ebenfalls für eine Übertragung spricht. HOESSLIN
beschrieb eine Häufung von Areatafällen in einem Knabeninternat,
welches 105 Schüler hatte, von denen 26 an Areata erkrankten. Auch hier
mußte man an Kontagium denken, da nur die Knaben befallen wurden,
während die infolge klösterlicher Isoliermaßnahmen strenge abgeschie-
denen Mädchen gesund blieben. JADASSOHN sah unter 15 in einem
Krankenzimmer liegenden Mädchen die beiden Nachbarinsassinnen einer
Alopecia-areata-Patientin ebenfalls erkranken. SPITZER, ein Schüler
JADASSOHNs, erwähnt folgende Fälle aus der Praxis seines Lehrers. Ein
Naturwissenschaftler und sein Assistent arbeiten am selben Mikroskop,
beide bekommen eine Alopecia barbae. Ein Herr, der seit 24 Jahren eine
unbehandelte Alopecia areata hat, schenkt seinen abgelegten Hut seinem
Kutscher; dieser bekommt eine typische Alopecia areata. GALEWSKY
machte die Beobachtung einer kleinen Schützengrabenepidemie, welche
einen Unteroffizier und vier Mann betraf, ferner sah er zwei Brüder, die
dasselbe Rasiermesser benutzten und beide von Areata des Bartes befallen wurden. Auch weitere Areatafälle, die bei Mitgliedern einer und derselben Familie auftraten, finden sich in der Literatur. GALEWSKY berichtete
aus seiner Praxis über 10 Fälle von familiärer Areata, die teils Mutter und
Kinder, teils Geschwister ergriffen hatte. Fassen wir diese Befunde sehr
ernster und objektiver Beobachter zusammen, so kommen wir zu folgenden
Schlüssen: Die Materia peccans im weitesten Sinne des Wortes, welche
die Alopecia areata erzeugt, ist kein mit den gegenwärtigen Hilfsmitteln
und mikroskopischen Methoden nachweisbarer Erreger. Eine Repro-
duktion des Krankheitsbildes durch Übertragung der Krankheitsprodukte

(Schuppen, Haare) ist bisher weder bei Tieren noch am Menschen gelungen. Trotzdem scheint die Krankheitsursache, welche zweifellos von außen her in den Organismus eindringt, unter besonders günstigen Umständen von einem Individuum auf das andere übergehen zu können, wodurch sich die, wenn auch seltenen, aber nicht zu leugnenden Ansteckungen erklären lassen.

Eine weitere Frage ist die, ob der bei Alopecia areata beobachtete Haarausfall zustande kommt durch Einwirken des Krankheitsgiftes in *loco morbi*, d. h. in der Haut, oder ob dieser Haarausfall bedingt ist auf *reflektorischem Wege*, d. h. durch Schädigung trophoneurotischer Nervenfasern. Die Geringfügigkeit der histologischen Veränderungen, welche weiter unten erörtert werden sollen, machen es sehr unwahrscheinlich, daß das Virus in der Haut sitzt, sie rechtfertigen vielmehr die Annahme, die Alopecia areata als eine Reaktion auf Nervenschädigungen anzusehen, die durch ein im weitesten Sinne *neurotropes Virus* zustande kommen. Dasselbe lokalisiert sich bald an peripheren Fasern, bald in zentralen Partien, von denen aus das Wachstum des Haarkleides geregelt wird.

Die *trophoneurotische Theorie* behauptet, der Haarausfall wäre die Folge einer in erster Linie die vegetativen Nervenfasern der Kopfhaare betreffenden krankhaften Störung, welche dann in malignen Fällen auf die vegetativen Nervenfasern des gesamten Haarkleides übergreifen kann. Zahlreiche Experimente versuchten, diese Schädigung des Nervensystems im Tierexperiment nachzuahmen. MAX JOSEPH zerstörte bei Katzen das Spinalganglion des zweiten Halsnerven und sah einen eigenartigen Haarausfall auftreten, der allerdings nicht kreisförmig war. Die meisten Forscher vertraten in der Folgezeit die Ansicht, daß es zwar gelänge, durch grobe Schädigungen peripherer Nerven unter besonders günstigen Umständen auch Haarausfall zu erzeugen, jedoch wäre dies niemals eine Alopecia areata, sondern höchstens eine in die Gruppe der neurotischen Alopecien gehörende Schädigung des Haarkleides. GALEWSKY hat vollkommen recht, wenn er behauptet, daß nach traumatischen Verletzungen bestimmter Nerven die nicht mehr unter dem Einfluß dieser Nerven stehende Haut weniger widerstandsfähig werden und deshalb auf Traumen und Hautentzündungen mit Haarausfall leichter reagieren kann, daß aber dieses Defluvium nicht die geringste Ähnlichkeit hat mit dem Krankheitsbilde der Alopecia areata. Das Vorhandensein grober Nervenläsionen, wie wir sie im Tierexperiment und nach operativen Eingriffen am Menschen erzeugen, kann niemals mit den Verhältnissen bei der Alopecia areata verglichen werden, denn letztere Krankheitsherde sind absolut in ihrer Sensibilität nicht gestört, es besteht weder Hyp- noch Hyperästhesie, auch keine Veränderung der Wärme- und Kälteempfindung. Wenn auch manche Patientin über subjektive Empfindungen (Parästhesien), insbesondere beim Entstehen der Herde, klagt, so sind diese Beschwerden

so vager Natur und so inkonstant, daß sie die Annahme grober Nervenläsionen nicht stützen können. Die Alterationen des vegetativen Nervensystems müssen viel feinerer Art sein, ihre Auswirkung auf das Haarkleid
erfolgt auf dem Umwege über die Innervation der Kapillargefäße. LÉVY-
FRANCKEL (Paris) sah kapillarmikroskopisch Änderungen des Blutkreis-
laufes, insbesondere Verschwinden und Verminderung der Kapillaren im
Bereiche der Areataplaques und am Nagelfalz. Gerade auf letzteren Befund legt der Autor besonderes Gewicht; der *Angiospasmus* ist bei
manchen Fällen von Alopecia areata das einzige objektiv feststellbare
Phänomen. LÉVY-FRANCKEL und seinen Mitarbeitern gelang es, bei vielen
Patienten mit Alopecia areata eine *Sympathikusstörung* aufzudecken,
welche sich klinisch durch eine Änderung des Bulbusdruckreflexes, des
pilomotorischen und des nasofazialen Reflexes, physiologisch durch
pharmakodynamische Prüfung nachweisen ließ — Befunde, welche durch
die Arbeiten von SAINTON und SEZARY ergänzt wurden. Die Spasmen der
Kapillargefäße und der hierdurch bedingte Haarausfall wären also die
Konsequenz eines pathologischen Reizzustandes des vegetativen Nervensystems. Diese mit modernen Untersuchungsmethoden erhobenen Befunde sind eine Stütze der schon von dem bekannten französischen
Dermatologen JACQUET aufgestellten Hypothese, daß die Alopecia areata
eine sehr starke und plötzliche Art der Mauserung darstellt; sie ist nur
ein deutlich sichtbares Teilsymptom einer allgemeinen trophoneurotischen
Schädigung, die sich an anderen Stellen des Organismus in Form von
Ernährungsstörungen, Anomalien der Harnausscheidung und Hyper-
tonie der Gewebe bemerkbar macht. Weitere Forschungen haben sich
damit beschäftigt, ob der pathologische Zustand im trophoneurotischen
Nervensystem nicht zusammenhängen könnte mit *Veränderungen endokriner Drüsen.* BETTMANNs bekannte Abrinversuche und BUSCHKEs und
PEYERS oben ausführlich zitierte grundlegende Untersuchungen über
Thalliumalopecie haben den Gedanken nahegelegt, daß auch der Angriffspunkt derjenigen Noxe, welche Alopecia areata erzeugt, auf dem Umwege
über die endokrinen Drüsen das sympathische Nervensystem schädigt.
BUSCHKE untersuchte an Alopecia areata erkrankte Kinder; ein Großteil
derselben bot Störungen des endokrin-sympathischen Systems im Sinne
einer Vergrößerung der Glandula thyreoidea, ferner Dermographismus
und abnorme Schweißabsonderung. BUSCHKE kommt auf Grund seiner
Beobachtungen zu der Ansicht, daß die Alopecia areata ein einheitlicher
Krankheitsbegriff ist, verursacht durch zentrale Störungen mit dem Sitz
im endokrin-sympathischen System. Viele Autoren haben sich bemüht,
durch genaue Prüfung des Grundumsatzes bei Kranken mit Areata den
Nachweis zu liefern, daß die verschiedenen endokrinen Drüsen in irgendeiner Weise am Krankheitsprozesse beteiligt wären. So mühsam diese
Untersuchungen auch sein mögen, sie haben leider zu einem einheitlichen

Ergebnisse nicht geführt. Aus der großen Fülle diesbezüglicher Arbeiten möchte ich von deutschen Autoren GENNER erwähnen, der an 70 Fällen nachweisen konnte, daß bei der Alopecia areata durch Grundumsatzbestimmung weder eine ausgesprochene Hypo- noch Hyperthyreose gefunden werden könne. Auch für Hypophysenstörungen sah er keine sicheren Zeichen. In Frankreich war es vor allem LÉVY-FRANCKEL, der die verschiedensten Resultate des Grundumsatzes feststellte. Trotzdem er keine einheitlichen Befunde verzeichnen konnte, kommt er zu dem merkwürdigen Schlusse, daß der Grundumsatz in jedem Falle eine Bedeutung für die Alopecia areata habe und daß, wenn der Grundumsatz erhöht ist, die Alopecia areata kombiniert wäre mit Basedow, wenn er erniedrigt ist, mit Hypothyreoidismus und Myxödem. SABOURAUD vertritt die Meinung, daß die Prüfung des Grundumsatzes uns in der ätiologischen Forschung nicht einen Schritt weiter gebracht hätte. Amerikanische Autoren (HERMAN FEIT, BINFORD THRONE und C. N. MYERS) bestimmten in 162 Fällen den Stoffwechsel und fanden ihn in 71 Fällen abnorm (23mal erhöht und 48mal herabgesetzt), in 91 Fällen normal, also wieder ein in keiner Richtung verwertbares Ergebnis.

Zum Schlusse möchte ich die Gründe kurz resümieren, welche uns berechtigen, bei der Alopecia areata Störungen im trophisch-vegetativen System anzunehmen: 1. Die manchmal deutlich nachweisbare Symmetrie des Haarausfalles, 2. die trophischen Nagelstörungen, 3. das Zusammentreffen mit Störungen im sympathischen Nervensystem (von der Norm abweichende Reflexe) und 4. die mikroskopischen Befunde am Haare, welche einer trophischen Störung und einer Abweichung in der Pigmentbildung entsprechen.

Eine interessante Frage in der Klinik der Alopecia areata ist auch das von SABOURAUD aufgerollte Problem, ob nicht *hereditäre Lues* eine gewisse Prädisposition schaffen könnte. Systematische Serumuntersuchungen, welche an verschiedenen Kliniken vorgenommen wurden, haben für diese Hypothese keine Stütze geliefert.

Die *mikroskopische* Untersuchung der von Alopecia areata befallenen Hautstellen ergibt zwar typische Veränderungen an den Haaren, deren klinisches Bild bereits oben geschildert wurde, die in der Epidermis und im Papillarkörper festzustellenden Befunde jedoch sind außerordentlich dürftig und uncharakteristisch. Die atrophischen Haarstümpfe zeigen mikroskopisch gegen das Papillenende zu eine Verschmälerung und Zuspitzung des Haarschaftes, welcher einem Ausrufungszeichen gleicht. Die etwa 5—10 mm über dem Niveau der Haut liegende Bruchstelle ist kolbig aufgetrieben und erinnert an das Bild einer Ähre (daher der von SABOURAUD gewählte Name: cheveu en épi). Diese kolbige Verdickung ist auch bei blonden Haaren auffallenderweise immer tief dunkelbraun (nach SABOURAUD flohfarbig). Die drei für das Areatahaar charakteristischen mikroskopischen Symptome wären also gegeben: 1. in einer Trichorrhexis, 2. in einer charakteristischen Deformität des Haarstumpfes, welcher sich gegen die Wurzel zu verdünnt und an seinem Bruchende keulig verdickt, und 3. in Pigmentverschiebungen, welche zu einer Depigmentierung des Haarschaftes und einer Hyperpigmentierung des aufgetriebenen Endes führen. Mikroskopische Untersuchungen der Haut sind von den verschiedensten Autoren erhoben worden. Zu Beginn des akuten Stadiums ist ein leichtes Hauterythem nachweisbar, welches sich mitunter auch mikroskopisch durch Blutüberfüllung der Papillargefäße zu erkennen gibt. Stellenweise findet man perivaskulär angeordnete seröse und zelluläre Exsudation. Mitunter erkennt man deutlich eine ampullenförmige Erweiterung des Follikeltrichters, d. i. jenes Abschnittes am Haarbalg, der das obere Drittel zwischen Talgdrüsenmündung und Hautoberfläche einnimmt. Das Follikelepithel selbst scheint verdünnt, die Basalzellenschicht desselben atrophisch und abgeplattet. Die mitotischen Vorgänge in der Matrix des Follikelinnern haben bereits abgenommen, denn auch an ihren Zellen treten gleichzeitig atrophische Veränderungen auf. Das zwischen und in den Matrixzellen gelegene Pigment verringert sich ebenfalls in deutlichem Maße. Die Follikel sind bekanntlich normalerweise reichlich mit Gefäßen versorgt, welche in einem korbartigen Geflechte die Haarpapille umspinnen und in den Faserhäuten des bindegewebigen Anteiles der Wurzelscheide verlaufen. Diese Kapillaren umstricken den ganzen Haarbalg mit vorwiegend querliegenden Maschen. Die Gefäße des Haarbalges zwischen Bulbus und Talgdrüsenmündung zeigen nun mikroskopisch das Bild einer Zirkulationsstörung. Das oberflächliche, horizontale Netz und die in die tieferen Gewebsschichten absteigenden Venen sind erweitert. Ihre Zellmäntel verdicken sich mehr und mehr. Im perivaskulären Gewebe sind die Zellen vermehrt, wir finden in den Infiltraten Bindegewebszellen, Lymphozyten und Mastzellen in ziemlich reicher Menge, wobei die oberen Kutisanteile stärker als die unteren befallen sind. In den Venen stößt man auf Thromben, die aus weißen und roten Blutkörperchen aufgebaut sind. Alle diese Befunde deuten auf eine *Zirkulationsstörung* hin, welche schließlich eine *lokale Ischämie* hervorrufen muß, die für die degenerativen und atrophischen Hauterscheinungen verantwortlich zu machen ist. An den Knäueldrüsen und in ihrer Umgebung finden sich meist keine Veränderungen. Auf dem Höhepunkt der Erkrankung ist die Zahl der Follikel erheblich verringert. Sie sind von verdicktem, mit vielen jungen Spindelzellen durchsetztem Gewebe umgeben, das sich, Narbengewebe nicht unähnlich, auf die umgebenden Hautabschnitte fortsetzt. Neben den Bindegewebszellen finden wir, besonders in der Subkutis, reichlich Mastzellen. Im Bereiche älterer Areataherde ist die Epidermis nur spärlich pigmentiert, die Haarpapillen erscheinen völlig pigmentlos.

Das *Wiederwachsen* der Haare läßt sich mikroskopisch aus den Follikelresten ableiten. Dabei kommt es vor, daß ein Follikeltrichter in seinem oberen Anteile noch das abgestorbene Haar enthält, während in seinem unteren Abschnitte bereits das junge Haar entsteht. Fällt nun das dünne, alte atrophische Haar aus dem Haarbalg aus, so ist für das junge, nachwachsende Papillenhaar der Follikel zu weit. Es sitzt nur lose in diesem und ist außerordentlich zart und pigmentlos. Sehr interessant ist auch seine Beziehung zum Musculus arrector pili. Solange nämlich der Haarbalg das normale Haar enthielt, war der Zug des unterhalb der Talgdrüse inserierenden Haarbalgmuskels durch den Tonus des mit einem Haare ausgefüllten Balges ausgeglichen. Nun aber ist der Haarbalg fast leer, von einem zarten, dünnen Haargebilde erfüllt und schlaff. Daher wird er durch die Muskulatur verzogen, er erleidet Richtungsänderungen, Abknickungen, Einschnürungen, Drehungen, welche auf die Form des neugebildeten Papillenhaares entsprechend einwirken und seine Gestalt beeinflussen.

Die *Differentialdiagnose* der Alopecia areata gegenüber anderen Arten fleckförmiger Haarausfälle ist nicht schwierig, wenn man sich streng daran hält, daß die Grenzen der haarlosen Flecken bei der Alopecia areata stets kreisförmig oder polyzyklisch verlaufen und daß der Haarboden selbst keinerlei entzündliche Erscheinungen (Schuppung, Infiltration, Krustenbildung, Eiterung) zeigt. Infektionen des Haarbodens durch Staphylokokken, wie etwa *Impetigo* und *Pyodermie*, oder die verschiedenen Varianten des *Herpes tonsurans* lassen sich durch die sie begleitenden Reizerscheinungen sofort ausschließen. Die *Alopecia atrophicans* (Pseudopelade Brocq), welche bei oberflächlicher Betrachtung mit Areata verwechselt werden könnte, hat zwei charakteristische Merkmale, die sie leicht abgrenzen lassen. Erstens tritt sie in ganz kleinen Fleckchen auf, die nicht runde, sondern eckige Konturen zeigen und zu landkartenähnlich nicht polyzyklisch begrenzten Herden zusammenfließen können; zweitens ist die Oberfläche der Kopfhaut bei der Brocqschen Krankheit leicht verdünnt und läßt sich durch seitlichen Druck zigarettenpapierähnlich fälteln. Ferner fehlen die Haarfollikelöffnungen, welche durch den Krankheitsprozeß vollständig obliteriert sind. Während bei der Alopecia areata die Kopfhaut ein gesticheltes Aussehen hat, da die Follikelöffnungen zwar leer sind, aber noch lange erhalten bleiben, ist bei der Pseudopelade Brocq die Oberfläche glatt und elfenbeinartig glänzend. Die nach *Infektionskrankheiten aufretenden Haarausfälle* sind diffus und schon auf Grund dieser Eigenschaft von der Areata leicht abzugrenzen. Die *areoläre Alopecie bei Syphilis* ist meist nur an den Hinterkopf lokalisiert, ihre Fleckchen sind nicht kreisrund, sondern polygonal, haben keine Tendenz zusammenzufließen und verleihen dem Haarkleid ein Aussehen, als wenn Motten hineingekommen wären. Der Haarausfall nach *Erysipel* der Kopfhaut bildet zwar auch Scheiben, jedoch sind dieselben niemals vollständig haarlos und auch ihre Konturen verlaufen höchst unregelmäßig. Die *Thalliumalopecie* kann unter Umständen der Areata ähnlich sein, jedoch auch sie führt niemals zum vollständigen Haarverlust, es bleiben noch immer vereinzelte dünne Härchen verstreut auf der Kopfhaut. Die *Röntgenalopecie* ist zwar in ihren zentralen Anteilen der Areata nicht unähnlich, weil auch auf vollkommen unveränderter Kopfhaut ein kahler Fleck entsteht, derselbe hat aber eine ziemlich breite Randzone schütteren Haarwuchses, welche bei der Areata fehlt.

Die *Prognose* der Alopecia areata läßt sich leider im einzelnen Falle bei erstmaliger Untersuchung nicht sicherstellen. Die allermeisten Fälle, etwa 80%, verlaufen absolut günstig, d. h. die kahlen Herde bedecken sich nach der üblichen lokalen Therapie im Laufe von 4—6 Wochen mit Haaren. Allerdings wissen wir niemals, ob nicht eine neuerliche Krankheitserscheinung an einer anderen Stelle der Kopfhaut oder im Barte sich einstellen wird. Wir können nur im allgemeinen auf Grund unserer Erfahrung sagen, daß Areatafälle, welche ein halbes Jahr rezidivfrei bleiben, immerhin einige Aussicht bieten, daß der Krankheitsprozeß endgültig beendet ist. Die schwer verlaufenden Varianten von Areata zeigen schon im Beginne gehäuftes Auftreten kahler Flecke am Kopf, sehr rasch greift die Krankheit auf Augenbrauen und Bart über und nach kurzen Pausen, in denen sich die alten Flecke mit depigmentierten Härchen bedecken, kommt es zu neuen Nachschüben, welche auch die Achsel- und Schamhaare nicht verschonen und schließlich in besonders ungünstig verlaufenden Fällen eine komplette und irreparable Haarlosigkeit bedingen.

Die *Therapie* der Alopecia areata ist eine lokale und eine allgemeine. Da die *Lokaltherapie* die weitaus größere Rolle spielt, so möchte ich zunächst diese erörtern. Wir können die einzelnen Krankheitsherde teils durch örtliche Applikation von *Medikamenten,* teils durch *Strahlentherapie* günstig beeinflussen. Die Indikation, welche die zu applizierenden Medikamente erfüllen sollen, sind folgende: 1. Wollen wir die Kopfhaut ordentlich desinfizieren, um das die Areata bedingende Krankheitsgift, welches sich jedenfalls in loco morbi vorfinden muß, zu zerstören, und 2. hoffen wir, durch Anwendung hautreizender Mittel dem atrophisierenden Prozeß Einhalt zu tun und durch Erzeugung einer heilenden Hyperämie den Nachwuchs des Haares zu fördern. Als Desinficientia der ersten Gruppe kommt Chrysarobin und sein Ersatzpräparat, Cignolin, in Betracht, ferner Karbolsäure, Kampher, Formalin, Naphthol, Teer und Quecksilber. Als hautrötende Substanzen verwenden wir Kanthariden, Jodtinktur, Senfpräparate, Terpentin, Krotonöl u. dgl.

Chrysarobin verschreiben wir oft als Schüttelpinselung mit Traumatizin (*Rp.*: Chrysarobini 0,5—2,5, Tramaticini 50,0). Ich bevorzuge an Stelle dieser Schüttelpinselung eine Lösung, welche statt Chrysarobin

Cignolin enthält, und statt Traumatizin Benzol. Die Annehmlichkeit dieser Verschreibungsart ist, daß sich Cignolin in Benzol vollständig löst und wir diese Cignolinlösung direkt auf die Kopfhaut mit Watte tupfen können. UNNA hat für die Behandlung der Areata Chrysarobin in Form von Salbenstiften anwenden lassen. Der Vorteil besteht darin, daß man mit diesen Salbenstiften, die in einer Metallhülse stecken und die Konsistenz einer Wachspomade besitzen, die Wirkung des Medikamentes außerordentlich exakt auf den haarlosen Fleck beschränken kann. BEIERSDORF stellt dieselben nach folgendem Rezepte her: Chrysarobin 30,0, Resinae 5,0, Cerae flav. 35,0, Oleum olivar. 30,0. GALEWSKY verwendet über Nacht eine Chrysarobinsalbe folgender Zusammensetzung: Chrysarobin 0,3 (oder Cignolin 0,3), Bals. peruviani 0,5, Pilocarpini muriat. 0,3, Chinini muriat. 0,3, Unguent. emollient. 30,0. Die Applikation der Chrysarobinpräparate empfiehlt sich, des Abends vorzunehmen, um diese Substanz über Nacht einwirken zu lassen. Des Morgens wird dann die ganze Kopfhaut mit HEBRAschem Seifenspiritus und heißem Wasser gründlich abgespült und eine desinfizierende alkoholische Lösung eingerieben. Man verwendet zu diesem Zwecke Sublimatspiritus (0,2 bis 0,4 auf 200) oder nach PINKUS Sublimat 0,2, Spiritus cochleariae 20,0, Aqua dest. ad 200,0. SABOURAUD empfiehlt eine Salbe von komplexer Zusammensetzung, welche als wirksame Bestandteile Oleum cadinum, Schwefel, Resorcin und Hydrochinon enthält (*Rp.*: Ol. cadini 10,0, Lanolin. 10,0, Vaselin. 10,0, Sulfur. praecip. 1,0, Resorcini 1,0, Hydrochinon 1,0, Hydrargyri oxydati flavi 1,0), und läßt sie ebenfalls über Nacht energisch auf die Flecke auftragen.

Um an den kahlen Herden durch irritierende Substanzen Hyperämie zu erzeugen, pflegen wir Rubefazientien in alkoholischen Lösungen energisch einreiben zu lassen. Eine Reihe gebräuchlicher Rezepte, wie sie von mir und anderen Autoren verwendet werden, sind folgende:

Nach SCHÄFFER: Epicarin. 3,0, Resorcin. 3,0, Menthol. 1,0, Tinct. capsici 10,0, Spirit. vini (60%) ad 100,0. Nach GALEWSKY: Tinct. chinae 10,0, Tinct. cantharid. 10,0, Tinct. capsici 10,0, Tinct. veratri. 10,0, Bals. peruv. 1,0, Spirit. vini ad 200,0. Oder nach JOSEPH: Acid. acetic. 5,0, Tinct. rosmarini 25,0, Tinct. Jaborandi 25,0, Tinct. chinae 25,0, Spirit. vini 50,0, Aqua dest. ad 200,0. Oder nach DOCKRELL: Oleum therebinth. 60,0, Oleum olivar. 60,0, Tinct. cantharid. 3,5, Oleum rosmarini 3,5. Oder: Oleum sinapis 3,5, Ol. ricini 7,0, Spirit. rosmarini 60,0. Oder: Liquor Ammonii caustic. 15,0, Chloroform 15,0, Ol. sesami 15,0, Ol. citrii. 1,5, Spirit. rosmarini ad 60,0. Oder nach HERXHEIMER: Ol. Macidis. 10,0, Ol. terebinth. 10,0, Ol. Gossypii 10,0.

Sehr gerne gibt man auch das Trikresol, zu gleichen Teilen oder zu zwei Dritteln mit Alkohol verdünnt (*Rp.*: Trikresoli 10,0, Spirit. vini 20,0). Diese Lösung erzeugt zwar eine ausgezeichnete Durchblutung, reizt aber mitunter etwas stark und stört durch den unangenehmen Geruch. Auch das Chloralhydrat wird oft verschrieben, z. B.: Pilocarpin. muriat. 0,3, Resorcini 2,4, Chloralhydrat. 3,75, Tinct. cantharid. 11,25, Tinct. camphor. 15,0, Ol. Ricini gtt. 20—30, Alcohol q. s. ad 120,0.

Eine verwendbare Methode, die kahlen Flecke intensiv zu hyperämisieren, ist auch der Chloräthylspray. Wir vereisen die Hautoberfläche durch 1—2 Minuten, und nach dem Auftauen der Eiskruste bleibt der Fleck oft durch eine halbe Stunde und länger feuerrot. Ein Hyperämiemittel ist in jüngster Zeit zum Einreiben der Haut bei rheumatischen Beschwerden angegeben worden, welches sich auch bei Areata bewährt, es trägt den Namen *Analgit* und wird in zwei Stärken hergestellt. Das Analgit hat mir des öfteren gute Dienste geleistet.

Die verschiedensten Arten der *Lichttherapie* wurden zur Heilung der Areata herangezogen. Die *ultravioletten Strahlen* benützen wir teils in Form der *künstlichen Höhensonne*, teils in Form der KROMAYER-Lampe. Die KROMAYER-Lampe hat vor der künstlichen Höhensonne den großen Vorteil, daß wir die Bestrahlung mit Kompression verbinden können und so eine sehr intensive Tiefenwirkung erreichen, welche ja notwendig ist, da die Haarpapillen 2—3 mm unter dem Hautniveau liegen. Die nach der Bestrahlung einsetzende Hyperämie, welche zu Desquamation und Hyperpigmentierung führt, hat zweifellos einen außerordentlich aktivierenden Einfluß auf die atrophischen Haarpapillen und kann die Heilungsdauer wesentlich beschleunigen.

LAST und ich haben statt der KROMAYER-Lampe die BUCKYschen Grenzstrahlen bei Areata-Herden des Kopfes in loco morbi verwendet und mit Dosen von 800—1000 r entzündliche Reaktionen erzeugt, welche durch die gesetzte Hyperämie ein rascheres Wiederwachsen der ausgefallenen Haare erzielten.

Auch die Reiztherapie mit kleinen Dosen von *Röntgenstrahlen* ist vielfach versucht worden. Ausgehend von dem Gedanken, daß kleinere Strahlenmengen reizen, größere die Zellen abtöten, müssen natürlich die Dosen außerordentlich klein gewählt werden. Eine Reihe von Publikationen liegt über diese Methode bereits vor, und es sei hier auf die Erfahrungen von FREUND und SCHIFF, HOLZKNECHT, KIENBÖCK, ULLMANN, GALEWSKY, DETERING u. a. verwiesen. Man verabreicht etwa alle 1 bis 2 Wochen, im ganzen 3mal, pro Sitzung höchstens ein Sechstel bis ein Fünftel einer Erythemdosis, gefiltert durch 1—2 mm Al. bei mittelharter Strahlung. Es sei an dieser Stelle auf die interessanten Versuche von GALEWSKY und LINSER hingewiesen, welche auch diesbezügliche Untersuchungen an rasierter Kaninchenhaut angestellt haben. Sie konnten feststellen, daß kleine Dosen eines weichen Strahlengemisches Haarwuchs hervorriefen, größere jedoch die Regeneration verzögerten. Kleine Dosen scheinen reizend und fördernd auf das Haarbett zu wirken, dort Sprossungsvorgänge zu verursachen und so die Neubildung von Haaren zu begünstigen.

Die *Allgemeintherapie* der Alopecia areata muß versuchen, in jenen Fällen, in denen wir deutliche Störungen des endokrinen Systems nachweisen können, durch Hormonpräparate die als geschädigt erkannten Drüsen zu substituieren. Manche Autoren berichten über günstige Erfolge mit Thyreoidin, andere wieder mit Keimdrüsen- oder Hypophysenextrakten. Auch *Allgemeinbestrahlungen* mit *Buckyschen Grenzstrahlen* sind herangezogen worden, um auf das endokrine System einzuwirken. Man bestrahlt in solchen Fällen 16mal und verteilt die Felder auf die vordere und rückwärtige Seite des Rumpfes und verabreicht pro Dosis 150—300 r bei einer Halbwertschicht von 0,02 mm Al.

Läßt sich bei Patienten mit schwerer und hartnäckiger Alopecia areata trotz exakter Untersuchung und trotz Bestimmung des Grundumsatzes keinerlei sonstiger pathologischer Befund erheben, dann werden wir versuchen, durch eine *Reiztherapie unspezifischer Art* die Heilkräfte des Organismus zu stimulieren. *Allgemeinbestrahlungen* der gesamten Körperoberfläche mit *Höhensonne* werden von manchen Autoren gelobt. Auch *parenterale Eiweißinjektionen*, z. B. Aolan 6—8 ccm intramuskulär, 2mal wöchentlich, im ganzen 10—12 Einspritzungen, sind oft von günstigem Einfluß. Japanische Forscher haben von *Cholininjektionen* gute Wirkung gesehen; die Veränderungen, welche nach diesen Einspritzungen im Gewebe hervorgerufen werden, stehen den durch Röntgenstrahlen bewirkten mehr oder weniger nahe. Auch mit *Detoxininjektionen* wurden bei hartnäckigen Areataerkrankungen Besserungen erzielt. Das Detoxin ist ein aus der Haut gewonnenes Eiweißderivat mit $13^1/_2\%$ Stickstoff und 19% Schwefel in SH-Bindung. Es wirkt angeblich bei den verschiedensten Intoxikationen (Zyankali, Nikotin, Strychnin, Phosphor, Arsen) entgiftend und soll auch das die Areata verursachende Toxin unschädlich machen.

Interessant sind ferner die therapeutischen Versuche, welche mit kleinsten Dosen von *Thallium* angestellt wurden. Ausgehend von dem Gedanken, daß Thallium in größerer Menge das trophisch-vegetative Nervensystem des Haarkleides schädigt, ist es naheliegend, anzunehmen, daß Thallium, in homöopathischen Dosen gegeben, auf die genannten Nerven eine Reizwirkung ausübt. Einzelne Autoren verordneten mehrwöchentliche Pillenkuren (etwa täglich eine Pille, enthaltend Bruchteile eines Milligramms von Thallium aceticum). Die von mir bisher beobachteten Resultate sind nicht sehr ermutigend, auch scheint es mir nicht absolut ungefährlich, weil insbesondere bei Erwachsenen toxische Nebenwirkungen des Thallium auch bei diesen minimalen Dosen eintreten können.

e) Haarausfall, bedingt durch narbige Veränderungen des Haarbodens.

Die Narbenbildungen des Capillitium, welche durch *follikuläre Entzündungen* hervorgerufen werden können und zu irreparabler Kahlheit führen, wurden bereits im Kapitel der pilogenen Alopecien ausführlich besprochen. In diese Gruppe gehört die Haarlosigkeit nach *Favus*, nach *manchen Formen der Folliculitis decalvans* und nach *Pseudopelade Brocq.* Im folgenden möchte ich die *flächenhaften* Entzündungen des Haarbodens erörtern, welche *irreparable cicatricielle Alopecien* bedingen.

Verbrennungen und *Verätzungen* des Haarbodens sind, wenn sie bis zum Niveau der Haarpapillen vordringen und mit Narbenbildung einhergehen, sehr oft für eine irreparable Alopecie verantwortlich zu machen.

Chronische Granulome, welche die Kopfhaut befallen, sind ebenfalls imstande, die Haarpapillen zu schädigen.

Lupus vulgaris des Capillitium ist relativ selten. Der lupöse Herd ist im Zentrum vernarbt und zeigt in der Peripherie die charakteristischen, apfelgeleefarbenen, weichen, leicht blutenden Granulationen, welche, wenn sie exulzerieren, von eitrigen Krusten bedeckt sind.

Der *Lupus erythematodes* des behaarten Kopfes verursacht verschieden große, kreisrunde oder durch Konfluenz polyzyklische, vollkommen haarlose Scheiben, in deren Bereich vielfach Gefäßerweiterungen sichtbar sind. Die Herde enthalten meist zahlreiche, klaffende Follikelöffnungen, welche gelbliche oder schwarzgraue Komedonenpfröpfe aufweisen. Gegen die Peripherie zu stehen diese Pfröpfe immer dichter und sitzen auf einem diffus infiltrierten, bräunlichroten Grunde, der mit fettigen, festhaftenden Schuppen bedeckt ist. Einzelne dieser Schuppen hängen mit den Pfröpfen direkt zusammen, so daß nach dem Abheben an ihrer der Epidermis zugewendeten Fläche ein zapfenförmiger Fortsatz sichtbar wird, der sich tief in den Follikel einsenkt. Nach außen von dieser Zone findet sich ein dunkelroter oder bläulichroter erythematöser Saum, der bald im Niveau der umgebenden Haut liegt, bald leicht erhaben ist. Der abgelaufene Prozeß hinterläßt eine vollkommen glatte, kahle Narbe, die von Teleangiektasien durchzogen ist und nach ARNDT auf Beklopfen eine leichte Druckempfindlichkeit erkennen läßt.

Die *tertiäre Lues* des Capillitium geht meist mit einer vollständigen Zerstörung und Vernarbung des Haarbodens einher. An den flachen Schädelknochen entsteht die gummöse Neubildung als eine prominierende, unscharf begrenzte Geschwulst, welche sich zwischen Knochenplatte und Periost einschiebt und eine muldenförmige Absumption im Knochen zur Folge hat. Rings um diese Depression erhebt sich ein aus neugebildeten rauhen Osteophyten bestehender, mehrere Millimeter hoher Wall. Der fluktuierende Tumor, welcher bis Handtellergröße und darüber erreichen kann, verwächst mit der darüberziehenden Kopfhaut und perforiert durch dieselbe. Wir blicken nun in die entleerte Abszeßhöhle, deren Wände von steil abfallenden, düsterroten, derb infiltrierten Granulationen gebildet werden und deren Grund von einem durch Abheben des Periostes nekrotisch gewordenen, grauweißen Knochensequester eingenommen wird.

Chronische Entzündungen der Haarpapille führen meist zu einem Ersatz derselben durch Narbengewebe und zu einer irreparablen, sogenannten *cicatriciellen* Alopecie.

Die *Behandlung* der durch chronische Granulome hervorgerufenen Alopecie kann sich nur darauf beschränken, ein Fortschreiten der Krankheitsherde durch möglichst energische Therapie zu verhindern. Ein Wiederwachsen der durch die Krankheit zerstörten Haare ist natürlich unmöglich. *Lupöse Granulome* werden mit 33%iger Pyrogallussalbe aufgeätzt und dann entweder mit Röntgenstrahlen behandelt oder unter indifferenten Salben der Heilung zugeführt. Die Randinfiltrate des *Lupus erythematodes* werden am besten durch Kohlensäureschnee zum Schwinden gebracht. *Tertiäre Lues* endlich erfordert die möglichst rasche Einleitung energischer antiluischer Kuren.

B. Kosmetische Hautleiden.

Kosmetische Hautleiden sind meist vom ärztlichen Standpunkte aus harmlos und ohne Bedeutung für den allgemeinen Gesundheitszustand. Trotzdem sind gerade diese Affektionen oft Ursache von Gemütsdepressionen und Minderwertigkeitsgefühlen, welche den Betroffenen in seinem Fortkommen behindern und oft mehr schädigen als ernste Erkrankungen. Die richtige und erfolgreiche Behandlung setzt viel Geduld und ärztliches Können voraus, denn wie selten in der Medizin gilt gerade hier die Notwendigkeit, in erster Linie nicht zu schaden. Die angewendeten Medikamente und die vorgenommenen Eingriffe müssen in ihrer voraussichtlichen Wirkung genau abgestuft und gekannt sein, denn ein geringes Überdosieren kann schon unerwünschte Nebenerscheinungen zur Folge haben, welche die Entstellung noch vermehren können.

Zu den kosmetischen Hautleiden sind zu rechnen: *Naevi, Tumoren, Narben und Keloide, Hyperpigmentierungen und Depigmentierungen, Sekretionsanomalien (Seborrhoe und Hyperhidrosis), Angioneurosen, Hyperkeratosen und Altersveränderungen.*

I. Naevi.

Im allgemeinen bezeichnen wir als Naevi Geschwülste, welche die gleichen Elemente wie die normale Haut enthalten und im Corium in Nestern und Strängen angeordnete Zellkonglomerate aufweisen. UNNA charakterisiert die Mäler als „hereditär veranlagte, zu verschiedenen Zeiten des Lebens sichtbar werdende und äußerst langsam sich entwickelnde, durch Farbe oder Form der Oberfläche auffallende, umschriebene kleine Mißbildungen der Haut". Ist die Oberfläche dieser Geschwülste glatt, so sprechen wir von einem *Naevus spilus*, ist sie hingegen stark uneben, höckerig und dem Aussehen einer harten Warze gleich, so nennen wir dieses Gebilde *Naevus verrucosus*. Die letzte Ursache der Entstehung eines Naevus ist unserer Erkenntnis verschlossen, die Vererbung spielt sicherlich eine große Rolle.

1. Pigmentmäler.

Pigmentierte Mäler tragen häufig Haare, die meist ein ganz normales Aussehen besitzen, aber nicht selten dicker, steifer und dunkler sind als

die der benachbarten Haut. Oft beobachten wir an einem und demselben
Male im Laufe von Jahren progressive Veränderungen etwa derart, daß
ein früher glatter, brauner Fleck in eine warzige Geschwulst sich um-
wandelt. Kleine pigmentierte Naevi im Gesichte können so wenig ent-
stellend sein, daß sie als Schönheitsfleckchen gelten. Größere pigmentierte Muttermäler bieten oft ein tief zerklüftetes Aussehen, welches auf
eine Menge horniger, stacheliger Fädchen zu beziehen ist, zwischen denen
Haarbüschel hervortreten können. Die Pigmentation der Naevi nimmt
mit dem Alter zu. So sehen wir bei der Tochter noch unpigmentierte
Muttermäler, während sie bereits bei der Mutter schwarz pigmentiert
sind, ja es läßt sich sogar im Sinne einer bloßen Funktionssteigerung die
Beobachtung Kaposis deuten, derzufolge bei Frauen als erstes Symptom
der Gravidität eine stärkere Pigmentation der Naevi auftritt. Vom
klinischen Standpunkte wichtig ist die Tatsache, daß intensive Schwarzfärbung eines vorher braun pigmentierten Males im höheren Lebensalter
ein infaustes Omen darstellt, da mitunter die maligne Degeneration eines
Naevus mit Hyperpigmentierung eingeleitet wird.

Auf eine besondere Variante gefärbter Muttermäler möchte ich hier
zu sprechen kommen, welche sowohl klinisch als histologisch eigenartig
ist. Oft bemerkt man an der Stirne oder am Nasenrücken ein umschrie-
benes, in die Haut eingelagertes, blaues Knötchen, welches bei oberflächlicher Betrachtung den Eindruck einer Fremdkörpereinsprengung
oder einer Tätowierung hervorruft. Es handelt sich in diesen Fällen um
sogenannte *blaue Naevi*, die histologisch charakterisiert sind durch Zell-
haufen, welche nicht etwa gewöhnliche Naevuszellen darstellen, sondern
sich aus pigmentführenden Bindegewebszellen des Corium (Melano-
blasten) zusammensetzen.

Die *Therapie* der Pigmentmäler des Gesichtes ist in erster Linie
von ihrer Größe abhängig. Linsenförmige Naevi können direkt aus der
Haut gestanzt werden. Kromayer hat kleine, kreisrunde Messerchen angegeben, welche zylindrisch gestaltet sind und verschiedene Durchmesser
besitzen. Sie werden an einem zahnärztlichen Handgriff montiert, fest
an den kleinen Naevus gedrückt und dann durch einen Elektromotor in
rotierende Bewegung versetzt. Das resultierende kleine Loch zieht sich
sehr rasch zusammen und heilt mit einem winzigen Närbchen. Je nach
stärkerem oder schwächerem Druck kann man bloß die Epidermis oder
auch die Kutis und die Subkutis erreichen. Der Naevus wird bis in die
tieferen Texturen ausgestanzt, dann mit einer Pinzette herausgehoben
und mit einer feinen Schere noch etwa anhaftende Gewebsfasern ab-
getrennt.

Kleine pigmentierte Muttermäler entferne ich sehr gerne mit der
kaustischen Nadel oder mit Elektrokoagulation (s. Kapitel Hypertrichosis, S. 32).

Wenn *Muttermäler* eine *größere* Ausdehnung erreichen, so kann man dieselben auf chirurgischem Wege entfernen und den gesetzten Substanzverlust durch eine plastische Operation decken. Allerdings muß darauf aufmerksam gemacht werden, daß in sehr seltenen Fällen im Anschluß an den durch den operativen Eingriff gesetzten traumatischen Gewebsreiz eine maligne Degeneration im Gewebe zurückgebliebener Zellnester des Naevus beobachtet wurde. Derartige *Naevokarzinome*, fälschlich Melanosarkome genannt, sind außerordentlich bösartig. Viele Chirurgen stehen daher auf dem Standpunkte, daß pigmentierte Muttermäler nur weit im Gesunden ganz so wie maligne Tumoren exzidiert werden müssen.

Da aber sehr häufig die Exstirpation eines größeren pigmentierten Naevus nicht gut durchführbar ist, so müssen wir bei ausgedehnten Fällen in folgender Weise kosmetische Verbesserungen vornehmen: Zunächst werden wir trachten, die borstigen Haare durch Elektrokoagulation zu entfernen. Die noch übrigbleibenden Bestandteile des Muttermales werden am besten durch wiederholte *Erfrierung mit Kohlensäureschnee* behandelt. Die dieser Therapie dienenden Methoden bestehen entweder darin, daß ein Kohlensäureschneeblock direkt auf die Haut aufgesetzt oder ein Kohlensäureschnee-Azetongemisch in Metallzylinder oder Metallprismen eingefüllt wird und diese derart gekühlten Metallgefäße der Hautoberfläche angedrückt werden.

Um einen geeigneten derartigen Block zu formen, lagert man die mit flüssiger Kohlensäure gefüllte Bombe mit dem Ventilkopf nach abwärts, bis der Inhalt unter zischendem Geräusche ausströmt. Die flüssige Kohlensäure schlägt sich nun schnell in kleineren oder größeren Schneemassen auf dem Leder nieder. Steht die Flasche nicht senkrecht nach abwärts oder ist sie schon fast leer, so bleibt die Schneebildung aus. Bei genügender Öffnung des Ventils erhält man schon in einigen Sekunden eine reichliche Menge Schnee im Lederbeutel. Man breitet nun das schneebedeckte Leder auf einem Tische aus und stampft mit einem geeigneten Pistill den Schnee in vierkantige Formen. Die Basis dieser Blöcke bildet ein Quadrat, dessen Seitenlänge je nach dem zu erfrierenden Hautfelde verschieden groß gewählt wird.

Da diese Kohlensäureschneeblöcke und -stifte rasch ihre Form verändern und abbröckeln, bevorzugt die französische Schule die Kohlensäureschneeapplikation mittels des sogenannten „*Cryokauters*". An einen hohlen Handgriff wird ein Ansatzstück angeschraubt, dessen Basis der Größe des zu erfrierenden Hautfeldes entspricht. Der Handgriff wird direkt von der Bombe aus mit Schnee gefüllt. Nun gießt man in denselben einige Tropfen Azeton, verschließt ihn und schleudert mit denselben Bewegungen, mit denen man bei einem Thermometer die Quecksilbersäule herunterschlägt, das breiige Kohlensäureschnee-Azetongemisch in das Ansatzstück; dieses ist in den verschiedensten Formen erhältlich; sie gestatten die Kälteapplikation auch im Munde, z. B. an der Zunge oder an der Tonsille.

Für die Behandlung größerer Muttermäler wählt man immer quadratische Grundformen. Bei pigmentierten Naevi ist es nicht ratsam, die Quadrate so aneinanderzureihen, daß sie sich scharf berühren. Nach Ablauf der Reaktion zeigt sich dann in der Regel, daß die Ränder der einzelnen Quadrate, auch wenn man möglichst gleichmäßigen Druck angewendet hat, mehr oder weniger pigmentiert bleiben, so daß die behandelte Fläche ein scheckiges Aussehen erhält. Der Rand der Felder wird weniger von der Kälte getroffen als das Zentrum, weil in der Peripherie der Druck geringer ist als in der Mitte. Je größer die Formen sind, um so schwieriger ist es, einen gleichmäßigen Druck auszuüben. Man wähle daher die Flächen nicht größer als 1—2 qcm und reihe mosaikartig unter leichter Überdeckung der Ränder die Felder aneinander. Für die Behandlung großer Mäler empfiehlt es sich, den inneren Teil mit quadratischen Formen zu vereisen, da runde unbehandelt bleibende Lücken offenlassen würden, und die unregelmäßigen Ränder je nach ihrer Konfiguration mit runden oder ovalen Blöcken zu korrigieren. Dadurch gelingt es, gute kosmetische Resultate zu erzielen.

Kleine Pigmentnaevi lassen sich natürlich mit runden oder ovalen Formen allein behandeln und für kleinste Fleckchen kann man mit Hilfe eines Metallspatels den Schneeblock wie einen Bleistift zuspitzen, bzw. das entsprechende Verschlußstück des Cryokauters verwenden.

Der Effekt der Kohlensäureschneevereisung ist von drei Faktoren abhängig: 1. Von der individuellen Empfindlichkeit, 2. von dem ausgeübten Druck und 3. von der Zeit. Kindliche Haut ist wesentlich weniger widerstandsfähig als diejenige älterer Personen, ebenso sind Frauen, namentlich Blondinen, empfindlicher als Männer, endlich hat man auch zu berücksichtigen, daß die Haut der Erwachsenen je nach ihren anatomischen Lokalisationen in ihrer Reaktionsfähigkeit wechselt. Heftige Entzündung und Ödem zeigt sich meist bei einer Applikation in der Nähe des Auges. Im lockeren Gewebe der Lider bildet sich eine starke Schwellung aus, die bis zu einem vollständigen Verschluß der Augen führen kann und das Gesicht zeitweise stark entstellt. Narbig veränderte oder mit Röntgenstrahlen vorbehandelte Haut ist gegen Kohlensäureschneeanwendung überempfindlich. Die beiden anderen Faktoren (Druck und Zeit) lassen sich genauest regulieren. Schon bei leichtem Druck wird die Haut unter der festen Kohlensäure weiß, bei stärkerem sinkt sie infolge Kontraktion der Gefäße ein und friert zu einer weißen, harten Masse; je stärker wir drücken und je länger wir den Block einwirken lassen, um so tiefgehender ist die Nekrose. Die Reaktion auf die Kohlensäureschneeapplikation besteht in einer blasigen Abhebung des behandelten Hautfeldes. Nach dem Abtragen der Blasendecke tritt das nekrotische Corium zutage, welches sich unter indifferenten Salbenverbänden in den nächsten Tagen abstößt. Der Substanzverlust, dessen Tiefe dem angewendeten Druck und der Zeitdauer proportional ist, überhäutet sich ziemlich rasch mit Hilfe granulationsfördernder Salben (z. B.: *Rp.* Granugenol (KNOLL), Lanolin., Vaselin. āā 10,0, Balsam. peruv. 1,5).

Borstige Muttermäler, welche beerenförmig oder pilzartig über die Hautfläche ragen, entfernt man mit Hilfe der sogenannten *schneidenden Diathermieschlinge*. Die Anwendung derselben erfordert ein eigenes Diathermieinstrumentarium, welches durch eine besonders hohe Frequenz seiner Funkenstrecke ausgezeichnet ist. Es gelingt dann, die an sich kalte Diathermieschlinge parallel der Hautoberfläche durch die Basis des Tumors durchzuziehen, so wie man etwa mittels eines Drahtbogens Butter schneidet.

2. Gefäßmäler und Teleangiektasien.

Als *Naevi vasculosi* bezeichnen wir angeborene oder kurze Zeit nach der Geburt auftretende Gefäßneubildungen, die sich durch eine rote Verfärbung der Haut kennzeichnen. Ihr Prädilektionssitz ist Gesicht und behaarter Kopf. Sie können flach in der Haut liegen oder überragen die Hautoberfläche, wobei sie bisweilen himbeerartig hervortreten. Sind nur die oberflächlichen Gefäße erweitert, so erscheint der Naevus hellrot und blaßt auf Glasdruck nahezu vollständig ab. Ist dagegen eine Mitbeteiligung der Gefäße des subkutanen Gewebes eingetreten, so weicht die dunkelrote Färbung nicht mehr auf Kompression. Mitunter verschwinden flache Gefäßmäler an der Stirn-Haargrenze oder in der Nackengegend bei zunehmendem Alter des Kindes. Diese Spontanheilungen jedoch sind außerordentlich selten und beziehen sich nur auf ganz flache, rosarot gefärbte Mäler. Viel öfter kommt das Gegenteil vor, daß die angeborene Anlage durch Erweiterung der Gefäßlumina und Progredienz des Prozesses in die Umgebung fortschreitet. Über die Hautoberfläche prominierende Angiome exulzerieren gelegentlich von selbst. Die stark gespannte und durch Gefäßektasien veränderte Hautoberfläche ist gegen traumatische Einflüsse viel weniger geschützt als gesunde Haut. Das Scheuern der Kleider am Hals oder der kratzende Nagel des Kindes verletzen die Epidermis und führen zur Infektion und zu geschwürigem Zerfall. Diese Substanzverluste heilen mit tiefgreifenden Narben und verursachen Einziehungen der Geschwulst.

Die harmloseste Form eines Naevus vasculosus im Gesichte erscheint als punktförmige Gefäßerweiterung, die entweder allein auftritt oder sternförmig nach der Peripherie kleine Gefäßchen aussendet, so daß das typische Bild einer auf der Haut kriechenden Spinne sich darstellt. Man nennt diese Variante daher *Spinnennaevi* (Naevi arachnei). Wenn kleine Spinnennaevi in gehäufter Zahl auftreten, so können sie miteinander durch einzelne Äderchen zusammenhängen. Ihr Lieblingssitz sind die unteren

Augenlider. Sehr interessant ist die Tatsache, daß die Eruption von Spinnennaevi im Gesichte mitunter bei beginnender Gravidität beobachtet wird, und ich selbst kenne eine Patientin, die den Eintritt einer eventuellen Schwangerschaft aus dem Erscheinen zahlreicher Spinnennaevi in ihrem Gesichte eher diagnostiziert als ihr Arzt. Auch in der Zeit der Pubertätsjahre erscheinen gerne diese kleinen Angiome. In früherer Zeit wurden diese Spinnennaevi mit der elektrolytischen Nadel entfernt. Dieselbe wurde senkrecht in das zentrale Knöpfchen eingestochen und führte nach einigen Sitzungen zur Verödung. Bessere Resultate als mit Elektrolyse erreichte man dann mit dem UNNAschen Mikrobrenner. Eine sekundenlange oberflächliche Berührung mit dem kleinsten, kaum glühenden Nadelende an der Stelle der zentral gelegenen, punktförmigen Ektasie genügte in der Regel, um das ganze Mal mitsamt den peripheren Gefäßreiserchen für immer zu beseitigen. Ich bevorzuge die Zerstörung der Naevi arachnei mittels *Elektrokoagulation*. Eine Anästhesie ist zu diesem kleinen Eingriffe nicht notwendig. Das prominierende zentrale Pünktchen wird ganz kurz mit der elektrokoagulierenden Nadel betupft und die einzelnen Gefäßbäumchen wie mit einer Schreibfeder nachgezogen. Einzelne Exemplare verschwinden oft nach einer Sitzung. Stehen jedoch solche Spinnennaevi in Gruppen beieinander, dann ist es notwendig, die Elektrokoagulation mehrmals hintereinander vorzunehmen, um eventuell noch später hervortretende kommunizierende Gefäßbäumchen zu vernichten. Nach der Elektrokoagulation, die mit einem sehr fein dosierbaren Diathermieinstrumentarium vorgenommen werden muß, entsteht ein oberflächlicher Schorf, der unter Puderbehandlung in einigen Tagen abfällt.

Viel störender als die kleinen Spinnennaevi sind die als *Feuermäler* bezeichneten *Naevi flammei*. Sie sind dadurch charakteristisch, daß sie im Gesichte als unscharf begrenzte, flache Bildungen auftreten; sie sitzen häufig an der Haargrenze oder im Nacken, weil an diesen dem intrauterinen Druck besonders ausgesetzten Stellen die Hautgefäße leicht ektatisch werden. Die Behandlung der flachen Feuermäler soll möglichst frühzeitig erfolgen. Zur Beseitigung dieser Entstellungen eignen sich verschiedene Methoden:

1. Der Kohlensäureschnee;
2. das Radium;
3. die BUCKYschen Grenzstrahlen.

Die *Kohlensäureschneebehandlung* kann durch direktes Drücken kleiner Schneeblöcke an die Hautoberfläche oder durch kurzdauerndes Aufsetzen des schneegefüllten Cryokauters vorgenommen werden. KREN verwendet bleistiftartig zugespitzte Schneestücke und berührt die veränderte Haut nur punktförmig in Zwischenräumen von zirka 1 cm. Jede Applikation währt beim Kleinkinde höchstens eine Sekunde, beim

Erwachsenen 2—4 Sekunden. Es entstehen keine Blasen, sondern bloß Quaddeln, die nach ungefähr einer Woche unter Schuppenbildung eine abgeblaßte Hautstelle hinterlassen. Diese Behandlung muß alle 14 Tage wiederholt werden, ist äußerst schonend und führt zu einem ganz allmählichen Rückgang des Feuermales.

Eine andere Methode, einen oberflächlichen Naevus flammeus mittels Kohlensäureschnees zur Rückbildung zu bringen, ist folgende: Ein etwa kirschengroßes Stück Kohlensäureschnee wird in einem kleinen Schälchen mit Azeton zu einer salbenähnlichen Masse verrieben. Dieselbe wird mit einem Holzspatel auf die Haut aufgetragen und nur wenige Sekunden darauf belassen, oder man streicht das Azetongemisch auf einen Wattetampon und berührt ganz kurz mit diesem an vielen Stellen die Naevusfläche, wie wenn man sie einpudern wollte. Dieses Verfahren wiederholt man alle acht Tage und beobachtet in der Folgezeit ein deutliches Abblassen.

Die *Radiumbehandlung* der flachen Feuermäler ist nicht so befriedigend wie die der kavernösen Angiome. Die Schwierigkeit besteht darin, daß sich die Trägergrenzen auf dem Naevus scharf abzeichnen; innerhalb gleichgroßer Bezirke treten nun blasse, alabasterweiße Flecke auf, die später Teleangiektasien darbieten können. Man hat daher, statt die Radiumträger aufzulegen, empfohlen, bei Naevi flammei *Distanzbestrahlungen* vorzunehmen, um eben die Trägergrenzen zu verwischen; oder man bedient sich der sogenannten *Radiumwischmethode*, welche darin besteht, daß man über dem ganzen Naevus den Radiumträger hinüberzieht und dieses Bügeln der Hautoberfläche je nach der Stärke des Trägers durch eine halbe bis eine Stunde durchführt. JESSNER bevorzugt statt Radium bei Naevi flammei *Thorium-X*, das direkte Zerfallsprodukt des Radiothors. Dieser Stoff, *Doramad* genannt, ist eine feste, leicht lösliche Substanz und sendet fast ausschließlich α-Strahlen aus. Als Einheit wurde diejenige Menge Doramad gewählt, welche in einem elektrischen Feld einen Sättigungsstrom von einer elektrostatischen Einheit erzeugt. Doramad wird von den chemischen Werken, vormals Auer-Gesellschaft in Berlin, hergestellt und als Nebenprodukt bei der Glühstrumpffabrikation gewonnen. Es verliert seine Radioaktivität relativ schnell. Seine sogenannte Halbwertzeit, d. h. die Zeit, in der die Aktivität auf die Hälfte des Ursprungswertes sinkt, beträgt dreieinhalb Tage. Die Doramadlösung wird solchen Salbengrundlagen einverleibt, welche eine hohe Wasseraufnahmefähigkeit besitzen, wie Lanolinum anhydricum, Eucerinum anhydricum u. dgl. Durchschnittlich benützt man Salben, welche pro Gramm etwa 2000 elektrostatische Einheiten enthalten. Der Nachteil dieser Therapie besteht darin, daß die Doramadsalbe so schnell an Aktivität verliert und daher jedesmal aus Berlin frisch bestellt werden muß. Auch ist damit zu rechnen, daß vom Zeitpunkte der Erzeugung selbst

bei raschestem Transport mehrere Stunden vergehen, so daß man mit
geringerer Radioaktivität rechnen muß, auch wenn man den Patienten
möglichst schnell zur Stelle hat. 1 g der Doramadsalbe genügt für eine
Hautfläche von etwa 9 qcm. Man beginnt zunächst mit einer Konzentration
von 1000 elektrostatischen Einheiten und steigt dann in Intervallen von
etwa sechs Wochen auf 2000—3000 elektrostatische Einheiten pro Gramm.
Die Anwendung ist sehr einfach. Die Haut des Naevus flammeus wird
mit Äther entfettet und hierauf messerrückendick bestrichen; über die
Salbe kommt sodann ein Stück Guttaperchapapier, das sich der Haut
besser anschmiegt wie Billrothbatist, und darüber für etwa 24 oder 48 Stunden ein fixierender Verband. An Stellen des Gesichtes, an denen sich
Salbenverbände nicht gut fixieren lassen, kann man die Muttermäler mit
einer *Doramadlösung in Propylalkohol* bepinseln. Die Dosierung ist
analog der Salbe. Mit dem rasch eintrocknenden Doramadalkohol be-
streicht man mehrmals (etwa 5mal hintereinander) die Stelle und wischt
dann mit Mastisol darüber. Nach 24 oder 48 Stunden wird beides entfernt.
Während, wie oben erwähnt, bei Behandlung der Naevi flammei mit
Radiumträgern sehr oft weiße, der Kapselgröße genau entsprechende
Stellen zurückbleiben, gestattet die Verwendung der Doramadsalben eine
wesentlich gleichmäßigere Bestrahlung. Wenn es auch unzweifelhaft ist,
daß derselben noch einige Unbequemlichkeiten anhaften, da man das
Präparat nur in Berlin herstellen lassen kann, so ist doch anderseits der
kosmetische Erfolg ein wesentlich besserer. Die einzelnen Behandlungen
mit Doramadsalbe bzw. -alkohol werden je nach der Reaktion auf die
Bestrahlung alle 4—6 Wochen wiederholt. Man hat auch versucht,
flache Gefäßmäler durch Auflegen von Radiumpräparaten zu behandeln,
die nicht etwa in kleinen Trägern oder in Salben enthalten sind, sondern
als *Radiumfirnis* auf Leinenflecke aufgestrichen werden. Selbstverständlich ist dieser Radiumfirnis wesentlich schwächer radioaktiv als ein
Radiumträger; ein solcher Leinenfleck von etwa 100 qcm Fläche enthält
nur 1 mg radioaktive Substanz und muß daher oft tagelang aufgebunden
bleiben, um einen nennenswerten Effekt zu erzielen.

Ein neuer Weg zur Behandlung der Naevi flammei wurde durch die
Entdeckung der BUCKYschen *Grenzstrahlen* angebahnt. Diese ultra-
weichen Röntgenstrahlen sind imstande, ganz oberflächlich gelegene
Teleangiektasien zum Schwinden zu bringen, und sind daher geeignet,
das Abblassen von Feuermälern zu veranlassen. FUHS und KONRAD
fanden als gerade noch wirksame Minimaldosis bei Naevus flammeus eine
Strahlenmenge von 900—1200 r-Einheiten und empfehlen scharfe Abdeckung (durchschnittliche Strahlenqualität 0,0292 mm in Aluminium).

So wenig erfreulich sich die Verwendung von Radiumträgern bei den
flachen Naevi flammei gestaltet, um so bessere Resultate erzielen wir bei
den sogenannten *kavernösen Angiomen*. Die Gefäße dieser Tumoren

werden zur Rückbildung gebracht, ohne daß die Hautoberfläche im geringsten geschädigt wird. Die Radiumbehandlung eines Angioms soll schon im Säuglingsalter beginnen. Mit der Spontanheilung der Geschwulst ist nicht zu rechnen; viel häufiger zeigen Blutschwämme eine ziemlich intensive Wachstumstendenz, eine Eigenschaft, welche der Radiumtherapie sehr zugute kommt, da rasch wachsendes, wenig ausgereiftes Angiomgewebe besonders strahlenempfindlich ist. Mitunter zerfallen kavernöse Angiome geschwürig durch Infektion ihrer Oberfläche. KUMER empfiehlt vor dem Einleiten der Radiumtherapie, die Exulzeration mit Salben zur Abheilung zu bringen.

Vor eine schwere therapeutische Aufgabe stellen uns jene Blutschwämme des Gesichtes, die nicht bloß die Haut betreffen, sondern in Form kavernöser Bluträume auf das subkutane Gewebe übergreifen, ja mitunter sogar Muskel- und Knochengewebe einbeziehen können. Die Exstirpation auf chirurgischem Wege kann lebensgefährliche Blutungen zur Folge haben und die Radiumtherapie erweist sich auch in solchen Fällen als machtlos. Interessant ist der Versuch, Blutschwämme dadurch zur Rückbildung zu bringen, daß man an ihrer Oberfläche eine *Vakzineinfektion* setzt. Die eintretende Entzündung verursacht einen geschwürigen Zerfall und narbige Verödung des kavernösen Gewebes. Englische und französische Autoren berichten über günstige Resultate, Höhlenbildungen in Blutschwämmen zu beseitigen; sie benutzen denselben Weg, der bei der Varizenbehandlung üblich ist, indem sie im Tumor endophlebitische Prozesse erzeugen, welche ihn wesentlich verkleinern. Sie verwenden hierzu eine *Chinin-Urethanlösung* (Chinin. bihydrochloric. 4,0, Urethan 2,0, Aqua dest. 30,0). In die Basis des Angioms sticht man an verschiedenen Stellen mit einer feinen Injektionsnadel ein und deponiert etwa 0,1—0,25 ccm der Lösung in die einzelnen Knoten. Binnen 14 Tagen wird der Naevus flacher und die Haut über demselben erschlafft. Falls nötig, behandelt man in entsprechenden Intervallen weiter, indem man Stellen auswählt, die bei den ersten Injektionen nicht getroffen wurden. Die Affektion schrumpft dann in noch höherem Maße.

Den Gefäßmälern analog müssen jene *Teleangiektasien* behandelt werden, welche im Anschluß an *Röntgenbestrahlung* nach Überdosierung auftreten können; sie vergesellschaften sich oft mit leichter Atrophie der Haut und sind besonders im Gesichte störend. An und für sich ist diese Form der Schädigung, die meistens stationär bleibt, ziemlich gleichgültig. Die bisweilen überaus zahlreichen, nebeneinander aufschießenden Gefäßreiserchen kann man mit der WIRZschen Kaustiknadel zum Schwinden bringen oder mittels Elektrokoagulation veröden. Vorsichtiges Betupfen mit dem oben erwähnten, auf einen Wattabausch gestrichenen Kohlensäureschnee-Azetongemisch leistet ebenfalls gute Dienste. JESSNER be-

nutzte die Doramadsalbe auch bei Röntgenteleangiektasien, und zwar
2000 elektrostatische Einheiten in 1 g. Er strich sie messerrückendick
auf die zu behandelnde Stelle und ließ sie durch 24 Stunden einwirken.
Nach einer Pause von etwa 10 Wochen wiederholte er dieses Verfahren bis
6mal. Trotzdem er anfangs Bedenken hatte, die schon durch Röntgenstrahlen geschädigte Haut einer neuen Behandlung mit Strahlen zu unterziehen, entschloß er sich doch zu dieser Methode, da die Doramadsalbe
nur Alphastrahlen abgibt und auch bei häufig wiederholter Anwendung
so gut wie nie Schädigungen hervorruft. Die Teleangiektasien wurden
wesentlich blässer und die in den ersten Tagen nach der Doramadappli-
kation auftretenden Reaktionen hielten sich in sehr mäßigen Grenzen.

Wenn Patientinnen mit Röntgenteleangiektasien im Gesichte jede
Art der Lokalbehandlung verweigern, so kann man wenigstens durch eine
Deckpaste die Gefäßchen unsichtbar machen. Man verschreibt eine
2%ige Ichthyolmitinpaste mit 5%igem Olivenöl, welche in angewärmtem
Zustand ganz dünn aufgestrichen und mit hautfarbenem Puder bestreut
wird.

II. Tumoren.

Die kosmetisch störenden Tumoren der Haut sind teils durch *Epithel-
wucherung* bedingt, teils durch *Zystenbildung* in den Drüsen oder Lymph-
gefäßen, endlich durch *Wucherungen* oder *Ablagerungen* im *Bindegewebe*.

1. Epitheliale Tumoren.

Diese Geschwülstchen können *infektiöser Natur* sein (Warzen, Mollusca contagiosa) oder sind *echte Neoplasmen* (Papillome, Basalzellenkarzinome, Plattenepithelkarzinome).

Warzen. Wir verstehen darunter Epithelgeschwülste, welche durch
ein unbekanntes invisibles, in die Haut eindringendes Virus zustandekommen. Der Angriffspunkt dieses Virus liegt nach den Untersuchungen
von Lipschütz im Zellkern. Die normale Epithelzelle zeigt im mikroskopischen Bild einen bläschenförmigen Kern, an welchem wir die Kern-
membran, die Chromatinsubstanz und die beiden Nucleoli deutlich unterscheiden können. Fertigt man durch Warzen dünne Schnitte an, so kann
man Gruppen von Zellen erkennen, deren Kerne ganz besonders intensiv
tingiert sind und jede feinere Struktur vermissen lassen. Lipschütz
konnte mit Hilfe einer eigenen Arbeitstechnik und durch Studium verschiedener Wachstumsstadien in den Bau der „dunklen" Zellkerne Ein-
blick gewinnen. Die dunkle Färbung der Kerne wird dadurch bedingt,
daß an Stelle des zarten, hellgefärbten Chromatingerüstes eine mehr oder
weniger intensiv gefärbte homogene Masse den Kernraum nahezu ganz
ausfüllt. Die Kerneinschlußmasse ist rundlich, mißgestaltet und erinnert
an eine „schwach getrocknete Weinbeere". Zwischen ihr und der Kern-

membran entsteht ein deutliches Spatium. Die Veränderungen an den Kernen rechtfertigen die Annahme, daß der Angriffspunkt des spezifischen Virus in den Kernen zu vermuten ist und daß dasselbe Reaktionsprodukte eigener Art von Seiten der Kernsubstanz auslöst. Es handelt sich mithin um ein sogenanntes *nukleotropes* Virus.

Das Virus der Warzen ist filtrierbar. Übertragungsversuche gelingen bei kutaner Inokulation. Die Inkubationszeit beträgt oft mehrere Monate.

Wir unterscheiden das Hautniveau überragende *Verrucae vulgares* und *flache*, teils einzelstehende, teils in Gruppen angeordnete, graugelbliche, lichenähnliche *Verrucae planae*.

Größere, alleinstehende Warzen werden mit einem scharfen Löffel exkochleiert und die Basis der Geschwulst durch Elektrokoagulation zerstört. Rasen von flachen Warzen können wir durch *Schälsalben* zur Exfoliation bringen. Hierzu eignen sich stärkere Resorcinpasten (Resorcin. alb. 3,0, Pasta Zinc. ad 30,0) oder die LASSARsche Schälpaste (β-Naphthol. 5,0, Sulf. praecipit. 20,0, Sapon. virid., Vaselin. $\overline{aa}$ ad 50,0). Diese Salben müssen messerrückendick aufgestrichen werden und so lange mit der Hautoberfläche in Kontakt bleiben, bis dieselbe mortifiziert ist und in Lamellen sich abstößt. Statt dieser Medikamente kann man auch die oberflächliche Vereisung mit *Kohlensäureschnee* zur Behandlung flacher Warzen heranziehen. Es genügt oft ein Andrücken des Schneeblockes durch 25—30 Sekunden. Auch *Röntgenbestrahlung*, etwa eine halbe Erythemdosis, durch 2 mm Aluminium gefiltert, 2 mal innerhalb 14 Tagen, führt oft zum Ziele. FUHS und KONRAD bevorzugen statt der Röntgenstrahlen bei der Behandlung planer Warzen die BUCKYschen *Grenzstrahlen* und verabreichen bei einer Strahlenqualität von 0,0292 mm Aluminium als Minimaldosis 100—400 r-Einheiten. Als unterstützende Maßnahme der Lokaltherapie wird *interne Arsendarreichung* empfohlen. Sehr geeignet sind hierzu Arseninjektionen entweder als Natrium kakodylicum (0,05—0,1 pro dosi) oder Solarson. Man gibt 2mal wöchentlich je eine Injektion und richtet sich bezüglich der Anzahl der Injektionen nach dem Alter des Patienten und der Verträglichkeit des Medikamentes. Außer Arsen werden auch Pillen von *Hydrargyrum jodatum flavum* verordnet. Die Dosis pro Pille beträgt 0,01—0,02, 3mal täglich, im ganzen 30—90 Pillen je nach dem Alter des Kranken. Sehr interessant ist die Beobachtung, daß Warzen auch auf suggestivem Wege zur Involution gebracht werden können. Dieses Phänomen ist von ernsten Forschern mit Sicherheit festgestellt worden, doch eignet sich die suggestive Methode nur für besondere Fälle.

Die *Vakzinetherapie* der Warzen wurde von BIBERSTEIN im Jahre 1925 angegeben. Die Voraussetzung für dieses Vorgehen war, daß die Warzen von einem in den Krankheitsprodukten enthaltenen Virus hervorgerufen werden. Die Herstellung des notwendigen Extraktes geschieht in der Weise, daß mit Äther und Alkohol zuvor gereinigte Warzen exkochleiert, von dem anhaftenden Blut befreit und auf das Feinste in einem Mörser zerkleinert werden. Dieses Material wird nun mit karbolisierter physiologischer Kochsalzlösung im Verhältnis 1:4 versetzt und durch inniges Verreiben eine feine Emulsion hergestellt. Gröbere Gewebspartikelchen werden durch Gazefilter entfernt. Der Extrakt hält sich im Eiskasten mehrere Monate und muß vor Gebrauch aufgeschüttelt werden. Man verabreicht nun intrakutan in die Haut des Vorderarmes von diesem Impfstoff 2mal wöchentlich 0,2 ccm. Die Behandlung muß durch mehrere Wochen hindurch fortgesetzt werden, da eine Rückbildung der Warzen oft erst nach 15—20 Injektionen festzustellen ist.

Wenn ich kurz auf meine eigenen Erfahrungen eingehe, so möchte ich betonen, daß ich die besten Erfolge mit intrakutaner Injektion und nur mit aus menschlichen Warzen gewonnenem Vakzinematerial erzielt habe. Teils benützte ich den mir freundlichst von BIBERSTEIN überlassenen, teils einen nach oben angegebener Vorschrift selbst hergestellten Impfstoff. Die besten Resultate habe ich bei Kindern gesehen, bei denen bekanntlich die chirurgische Behandlung sehr zahlreicher Warzen immerhin auf Schwierigkeiten stößt. Über die Ergebnisse bei Erwachsenen liegen noch nicht genügende Erfahrungen vor, doch erscheinen zur Erzielung günstiger Erfolge eine größere Anzahl (15—20) von Injektionen nötig zu sein. Meine Beobachtungen möchte ich dahin zusammenfassen, daß die Vakzinetherapie der Warzen eine wertvolle Bereicherung unseres therapeutischen Rüstzeuges bildet. Dieser Behandlung sind zu unterziehen 1. jene Fälle, bei denen die chirurgische Abtragung auf Schwierigkeiten stößt (wie z. B. große Warzen neben dem Nagel), 2. jene Fälle, die sich als strahlenrefraktär gegenüber BUCKYSCHEN Grenzstrahlen, Röntgen und Radium erweisen, und 3. solche, die zwar auf die bisher geübten Behandlungsmethoden günstig reagieren, aber gehäufte Reziditiven zeigen.

Das *Molluscum contagiosum* bildet perlmutterglänzende, glatte, zentral gedellte, halbkugelige Knötchen, aus welchen sich bei seitlichem Druck eine talgähnliche Masse entleert. Das Molluscum wird am besten ausgedrückt oder mit einem kleinen scharfen Löffel abgekratzt und der Substanzverlust durch Elektrokoagulation verschorft.

Die *Neoplasmen* der Haut treten als Papillome, als Ulcus rodens und als verhornendes Plattenepithelkarzinom auf. Kleine *Papillome* können oft angeboren und als harmlose gestielte Geschwülstchen allenthalben lokalisiert sein. Ihr Abtragen bereitet keinerlei Schwierigkeit und geschieht am besten mit dem schneidenden Diathermiemesserchen. Interessant sind jene Miniaturpapillome, die oft bei Frauen im Klimakterium in großer Menge, teils einzeln, teils in Gruppen stehend, in der Hals-

Nackenregion und an der oberen Partie des Sternum aufschießen. Bei ihrer Kleinheit können sie leicht mit der Elektrokoagulationsnadel verschorft werden.

Epitheliome der Haut zeigen sich als Ulcus rodens oder als verhornendes Plattenepithelkarzinom. Das *Ulcus rodens* ist wesentlich gutartiger, wächst sehr langsam, vernarbt spontan im Zentrum, ist fast niemals an der Unterlage fixiert und metastasiert nicht in die Lymphknoten. Es sitzt meist an der Nase oder Wange, ist scharf umschrieben, nur wenig über die Haut erhaben und zeigt einen wachsähnlich glänzenden, hornigen harten Rand. Histologisch entspricht es dem Bilde des KROMPECHERschen Basalzellenkarzinoms und enthält keine Hornperlen. Im Gegensatz zum Ulcus rodens zeigt das verhornende Plattenepithelkarzinom einen maligneren Verlauf. Es greift rasch auf die Umgebung über und metastasiert frühzeitig in die regionären Lymphknoten. Histologisch finden wir reichlich Krebsperlen.

Kleine Ulcera rodentia lassen sich durch *Ätzbehandlung* zum Schwinden bringen. Hierzu eignet sich z. B. der BEYERSDORFsche Resorcinguttaplast. Nach gründlicher Reinigung mit Benzin wird entsprechend der Größe des Herdes Resorcinguttaplast (Nr. 72 der Liste) aufgelegt und mit Heftpflasterstreifen fixiert. Jeden zweiten Tag Wechseln des Guttaplastes nach vorhergehender Entfernung der durch das Resorcin zerstörten Gewebsmassen. Nach etwa 8—10maliger Behandlung ist das erkrankte Gewebe durch das Resorcin vollständig zerstört. Andere Autoren empfehlen als Ätzmittel *konzentrierte Trichloressigsäure* oder aber eine arsenhaltige *Ätzpaste* (Acid. arsenicos., Kreosot. $\overline{aa}$ 1,0, Opii puri 0,5, Hydrargyr. bisulfur. rubr. 3,0, Vaselin. flav. ad 15,0). Außer der lokalen Verätzung können wir das Ulcus rodens auch mit dem scharfen Löffel exkochleieren und dann mit Elektrokoagulation verschorfen oder durch Erfrieren mit dem Kohlensäureschneeblock zur Abstoßung bringen. Ausgezeichnet wirkt in der Hand des Erfahrenen die *Radiumtherapie*, welche mit großen Radiumdosen vorgenommen werden soll; sie gibt kosmetisch die besten Resultate. Man verwendet DOMINICI-Röhrchen und verabreicht pro Sitzung 100—150 Milligrammstunden, gefiltert durch 1 mm Messing. Auch die BUCKYschen *Grenzstrahlen* werden von vielen Autoren zur Behandlung der Basalzellenkarzinome herangezogen und bewähren sich bei dieser Form des Hautkrebses besser als die Röntgenstrahlen. Das Ulcus rodens wird scharf abgedeckt und als Einzeldosis 1200—1500 r-Einheiten appliziert (nach FUHS und KONRAD).

Das echte *Plattenepithelkarzinom* wird am besten möglichst frühzeitig der chirurgischen Behandlung zugeführt, welche sich nicht allein auf die Exstirpation der Geschwulst weit im Gesunden beschränken darf, sondern auch die Ausräumung der befallenen Lymphknoten mit einbeziehen muß. Eine postoperative Röntgen- oder Radiumbestrahlung und eine mehrmonatige genaue Überwachung des Patienten sind bei diesen bösartigen Prozessen unbedingt notwendig.

Eine besondere Disposition zu karzinomatösen Tumoren zeigt das *Xeroderma pigmentosum*. Als solches bezeichnen wir eine hereditär und familiär auftretende Hautaffektion im Gesichte, welche auf einer angeborenen Lichtüberempfindlichkeit beruht. In frühester Jugend entwickeln sich auf dem abnorm trockenen Terrain unter dem Einfluß des Sonnenlichtes zahllose, tiefdunkelbraun pigmentierte Flecke und in der Folgezeit entstehen krebsartige Veränderungen. Wenn wir auch nicht imstande sind, diese Affektion zu heilen, so können wir doch den infausten Einfluß des Lichtes dadurch mildern, daß wir ständig auf die Gesichtshaut *Lichtschutzsalben* auftragen (Gletschermattan nach UNNA oder Ultrazeozonsalbe).

2. Zystische und adenomatöse Tumoren.

Die häufigsten zystischen Geschwülste sind die sogenannten *Balggeschwülste*; sie sind mehr oder weniger scharf begrenzt, von normaler Haut bedeckt, halbkugelig oder oval und auf der Unterlage verschieblich. Als Balggeschwülste bezeichnen wir zwei voneinander vollkommen verschiedene anatomische Prozesse: 1. Die Follikularzyste und 2. das echte Atherom.

Die *Follikularzyste* entsteht durch Retention des Talgdrüsensekretes in dem obliterierten Follikel. Dadurch, daß die Öffnung des Haarbalges infolge entzündlicher Vorgänge verödet, staut sich das Talgdrüsensekret unter der Hautoberfläche, es resultiert eine Zyste, deren Wand zunächst durch das Endothel des Drüsenausführungsganges gebildet wird, aber schließlich auch Teile des Talgdrüsenparenchyms einbezieht.

Die *echte Balggeschwulst* hingegen, das *Atherom*, ist eine Mißbildung. Während der fötalen Entwicklungsperiode verlagerte Epidermiskeime geraten erst geraume Zeit nach der Geburt in Proliferation und bilden, genau wie das Oberflächenepithel, Hornsubstanz, Haare und Fett. Da diese Produkte nicht nach außen abgeführt werden können, muß dafür im Gewebe selbst Platz geschaffen werden; es entsteht ein Hohlraum, der mit Atherombrei gefüllt ist und dessen Wand voll entwickelte Epidermis aufweist. Die hohe Vitalität dieser verlagerten Haut, welche histologisch durch einen ausgebildeten Papillarkörper charakterisiert ist, ist daran zu erkennen, daß trotz des relativ hohen Druckes innerhalb der Geschwulst keinerlei atrophisierende Prozesse der Wand zu konstatieren sind.

Follikularzysten behandelt man am besten in der Weise, daß man sie mit einem spitzigen Skalpell ansticht, den sebumähnlichen Inhalt exprimiert, mit einem winzigen scharfen Löffelchen durch die Inzisionswunde eingeht und die Zystenwand exkochleiert. Hierauf spritzt man ein Tröpfchen Jodtinktur in die Wundhöhle, welche durch die reaktive Entzündung verklebt. Atherome des Gesichtes sollen nach chirurgischen Regeln exstirpiert werden; sie sind gewöhnlich nicht so scharf begrenzt wie die bekannten Balggeschwülste am behaarten Kopf. Man muß unbedingt allenthalben die Wand des Atheroms herausschälen, was bei dem verzweigten Verlaufe manchmal recht schwierig ist. Läßt man Teile des Balges zurück, so kommt es sicher zu einem Rezidiv. Einige Autoren empfehlen, falls es nicht gelungen ist, den Sack restlos zu entfernen, mit gefilterten Radiumträgern nachzubestrahlen, um die im Gewebe zurückgelassenen Teilchen der Geschwulst zu zerstören.

Das *Milium* oder der *Hautgrieß* ist eine subepithelial gelegene, mit atrophischer Epidermis ausgekleidete Hornzyste von der Größe einer Stecknadelspitze bis zu der eines Stecknadelkopfes. Es wölbt die Hautoberfläche ein wenig vor und schimmert gelblichweiß durch. Sein Lieblingssitz sind die Gegend der Jochbogen, die oberen und unteren Augenlider und die beiden Wangen. Um das Milium zu entfernen, schlitzt man mit einem feinen, spitzigen Skalpell seine Oberfläche, schält den Zysteninhalt aus und verödet die kleine Höhle durch Elektrokoagulation.

Das *Epithelioma adenoides cysticum* bildet kleine, harte Tumoren, welche aus zahlreichen, mehr oder weniger verzweigten, mit den Haarbälgen zusammenhängenden Epithelsträngen bestehen. Eingelagert in diese soliden Zellkomplexe sind Erweiterungen, welche lamellös geschichtete, mitunter sogar verkalkte Hornmassen enthalten können. Manchmal geht durch den inneren Wachstumsdruck die Zystenwand zugrunde und die zentrale Hornmasse liegt frei im Bindegewebe. Nicht selten sieht man im Bereiche des Tumors die soliden Epithelstränge kolbenartig angeschwollen. Eingestreut zwischen die aus Epithelzellen sich zusammensetzenden Streifen liegen oft abgesprengte Talgdrüsenkeime, die sich zu atypisch wuchernden adenomähnlichen Knötchen umwandeln. Die *Beseitigung* dieser harmlosen, auch Trichoepitheliome genannten Tumoren geschieht am besten durch Elektrokoagulation.

Biologisch außerordentlich interessant sind ferner jene kleinen Geschwülstchen in der Umgebung der Augenlider, welche als *Syringocystadenome* bezeichnet werden. Sie bilden kleine, stecknadelkopfgroße, flache, oft in Gruppen stehende Erhabenheiten von stets normaler Hautfarbe. Histologisch findet man im Bindegewebe Züge von Epithelzellen, welche zystische Hohlräume enthalten. Letztere werden nicht so umfänglich wie beim Epithelioma adenoidum cysticum; in der Regel sind sie etwa so groß wie die der Schweißdrüsentubuli. Ihre Gestalt ist bald mehr oval, bald mehr rundlich, ihre Anzahl wechselnd. Es gibt Tumoren, die fast ausschließlich aus Zysten aufgebaut erscheinen, in anderen hingegen herrschen die soliden Zellstränge vor. Die letzteren sind vielfach geweihartig verzweigt und endigen entweder blind in knotigen Auftreibungen oder in den aus ihnen hervorgehenden zystischen Bildungen. Nach KYRLES Ansicht beruht die Zystenbildung innerhalb der Epithelstränge auf einer Differenzierung der Zellen im Sinne eines Sekretionsvorganges, und die einzelnen Stadien der Sekretbildung lassen sich histologisch einwandfrei feststellen. Das Epithel funktioniert stellenweise nach dem holokrinen Prinzip der Schweißdrüsen, stellenweise nach dem merokrinen der Talgdrüsen, das Ergebnis ist eine eigenartig breiige Masse, von der die Höhlen vielfach erfüllt sind. Die Matrix der Cystadenome dürfte auf Grund dieser Untersuchungen in den sogenannten apokrinen Schweißdrüsen der menschlichen Haut zu suchen sein. Diese Variante der Schweißdrüsen steht mit den Geschlechtsorganen in innigem Zusammenhang und erfährt beim Menschen in der Pubertät, bei Tieren während der Brunstzeit einen mächtigen Anstoß zur Entwicklung. In diesen drüsigen Organen bilden sich gewisse artspezifische sexuelle Duftstoffe, welche bei mancher Tierspezies eine außerordentlich große Rolle spielen. Beim Menschen sind diese drüsigen Anhangsgebilde nur rudimentär entwickelt; wir finden sie in erster Linie am äußeren Genitale, in den Axillen, in der Gegend der Mamma und, was besonders interessant ist, auch an den unteren Augenlidern. Die sogenannten MOLLschen Drüsen sezernieren ja bekanntlich nach dem apokrinen Typus. Da sich demnach schon physiologischerweise apokrine Drüsen im Gesichte vorfinden, ist es nicht zu verwundern, daß die Syringocystadenome so häufig an den unteren Augenlidern und in deren Umgebung zu finden sind. Die *Entfernung* dieser Gebilde geschieht ebenfalls am besten durch Elektrokoagulation mit einer feinen, spitzigen Nadel.

Außer diesen an den Augenlidern sitzenden, von den apokrinen Drüsen ausgehenden zystischen Neubildungen finden wir mitunter an der Gesichtshaut *Cystome*, welche mit den gewöhnlichen *Schweißdrüsen* zusammenhängen. Sie lokalisieren sich in die Gegend der Stirn, der seitlichen Schläfenpartien oder der Wangen. Die Hydrocystome bilden hanfkorn- bis kleinerbsengroße, wasserklare Bläschen und sind durch Kaltkaustik leicht zum Schrumpfen zu bringen. Ein ganz oberflächliches Berühren der dünnen Zystenwand mit der Elektrokoagulationsnadel führt zur Gerinnung und Verödung des Inhalts.

Die wesentlich größeren, in Gruppen stehenden zystischen Ektasien der *zirkumskripten Lymphangiome* des Gesichtes liegen im Gegensatz zu den oberflächlichen Höhlenbildungen des Hydrocystoms tiefer im Gewebe der Kutis. Klinisch besitzen sie beim ersten Anblick eine gewisse Ähnlichkeit mit Herpes zoster. Die genaue Untersuchung zeigt aber, daß der ganze Prozeß ohne Entzündungserscheinungen einhergeht, daß die Bläschen nicht gedellt sind und die Affektion seit frühester Jugend besteht. Die Gruppen, zu welchen die einzelnen Bläschen zusammentreten, sind in ihrer Größe wechselnd, die Haut fühlt sich samtartig an, da die

Oberfläche mit dicht aneinandergerückten, kleinsten Zystchen besetzt ist. Der Bläscheninhalt ist fadenziehende Lymphe, die in ihrer Farbe deutlicher gelb ist als entzündliches Exsudat. Stellenweise schimmern erweiterte Blutgefäße durch die Hautoberfläche. Die *Behandlung* dieser Lymphangiome geschieht am besten mit Kohlensäureschnee.

Bei dem außerordentlichen Reichtum der Gesichtshaut an *Talgdrüsen* darf es uns nicht wundernehmen, daß dieselben des öfteren die Matrix für kleine *Tumoren* abgeben. Sie entwickeln sich bald auf normaler Epidermis, bald auf entzündlich veränderter. Zu den ersteren gehören die an der Stirn und den Schläfen im höheren Alter auftretenden, gelblichen, rosaroten, gelappten Geschwülstchen. Sie bilden oft kleine Gruppen, deren Konturen in Guirlanden und Arabesken verlaufen. Die wichtigsten Repräsentanten der zweiten Variante sind die bekannten, bei chronischer Rosacea so häufigen, oft imponierend großen Talgdrüsentumoren, welche als *Rhinophyme* bezeichnet werden. Die kleinen Talgdrüsenadenome älterer Leute werden am besten mit einem scharfen Löffelchen vorsichtig exkochleiert, wobei man ziemlich tief in das Bindegewebe eingehen muß, um die letzten Ausläufer mitzuentfernen. Das Wundbett wird dann vorsichtig durch Elektrokoagulation verschorft. Selbstverständlich resultieren kleine Narben, welche jedoch wesentlich weniger störend sind als die früher bestandenen Gebilde. Bezüglich der Rhinophymbehandlung verweise ich auf das Kapitel Rosaceakrankheit (s. S. 187).

Im Anschluß an von den Talgdrüsen ausgehende Wucherungen möchte ich jene naevusartige Bildung besprechen, die als Adenoma sebaceum PRINGLE bezeichnet wird und durch ihre Lokalisation im Gesichte kosmetisch stört.

Das Adenoma sebaceum (*Morbus Pringle*)

tritt in Form kleiner, weißlicher bis roter Knötchen von der Größe eines Grießkornes bis zu einer kleinen Erbse auf. Dieselben finden sich im Gesichte, insbesondere in den Nasenfalten und ihrer Umgebung, am Nasenrücken, an der Stirn, am Kinn, den Wangen, sowie auf dem behaarten Kopf. Sie sind selten angeboren, erscheinen meist im schulpflichtigen Alter und verschwinden niemals. Mädchen werden häufiger als Knaben befallen.

Die Tumoren des Naevus PRINGLE fühlen sich sehr hart an, sind schmerzlos und jucken nicht. Man unterscheidet eine weiße Form (Typus BALZER), eine rote und weiche Form mit Gefäß- und Drüsenwucherung (Typus PRINGLE) und eine harte Form (Typus HALLOPEAU), letztere charakterisiert durch das vorherrschende Bindegewebe.

Die keimplasmatische Bedingtheit des Leidens ist durch die bereits öfters nachgewiesene Heredität (REITMANN, RIEHL, SIEMENS u. a.), sowie sein gleichzeitiges Vorkommen bei Geschwistern (FUHS, RANDAK u. a.) bewiesen, wobei es sich um einen dominanten Vererbungstypus handelt.

Besondere Bedeutung haben diese multiplen symmetrischen Gesichtsnaevi durch ihre Beziehungen zur *tuberösen Sklerose* erlangt. Die erste diesbezügliche Beobachtung stammt wohl von PELAGATTI, der bei einem Epileptiker neben den PRINGLEschen Knötchen gliomatöse Hirnveränderungen, Leiomyome der Nieren und Rhabdomyome im Herzmuskelfleisch feststellen konnte. Einen weiteren einschlägigen Fall schildert HARBITZ (Hirnsklerose, PRINGLESche Knötchen, Angiofibroliposarkome der Nieren). Unter 58 von W. FISCHER zusammengestellten Fällen von tuberöser Sklerose waren 22 mit Hautgeschwülsten behaftet, insbesondere mit PRINGLEschen Knötchen. Der Zusammenhang der beiden Veränderungen erscheint damit hinlänglich bewiesen, und wir hätten demnach die PRINGLEschen Knötchen als eine der kutanen Äußerungen einer kongenitalen, keimplasmatisch bedingten allgemeinen Mißbildung zu betrachten. Fehlen direkte psychische und somatische Erscheinungen, so kann man den PRINGLEschen Naevus als Forme fruste der Erkrankung auffassen.

Auch zur Neurofibromatosis cutis RECKLINGHAUSEN sind gewisse Beziehungen festzustellen. Diesbezüglich möchte ich auf die interessante Arbeit von G. NOBL verweisen, welcher unter 300 Pfleglingen der Landesidiotenanstalt zwei Knaben ausfindig machen konnte, die das typische Bild des Naevus sebaceus im Gesicht und von Neurofibromatosis RECKLINGHAUSEN am Stamme darboten.

Die *histologische* Untersuchung der Knötchen hat im Einzelfalle zu ganz differenten Befunden geführt. Man sieht fibromatöse Veränderungen mit Wucherung des Bindegewebes und Fehlen der elastischen Fasern. Die Haarfollikel können unterentwickelt sein, die Talgdrüsen sind vielfach unverändert, gelegentlich aber auch hypertrophisch und sehr zahlreich. Sie bieten die Zeichen einer typischen Hyperplasie dar; eine Geschwulstbildung im Sinne eines Talgdrüsenadenoms ist jedoch nur außerordentlich selten zu konstatieren.

Zusammenfassend handelt es sich beim Adenoma sebaceum PRINGLE um eine angeborene, zur Naevusgruppe gehörige Anomalie, die auf keimplasmatische Störungen zurückgeführt werden darf und mit Geschwulstbildung nicht nur in der Haut, sondern auch in anderen Organen (Gehirn, Nieren) einhergeht und mit psychischen Veränderungen vergesellschaftet sein kann, wie sie auch bei der RECKLINGHAUSENschen Krankheit beobachtet werden.

Eine *Behandlung* der entstellenden Knötchen im Gesicht kann mit Kohlensäureschnee oder mit Elektrokoagulation versucht werden. Manche Autoren haben auch günstige Resultate mit Röntgenbestrahlung erzielt.

3. Bindegewebige Tumoren.

Die bindegewebigen Geschwülste der Gesichtshaut sind meist *Fibrome* und treten gerne multipel auf. Sie beginnen als winzige, kaum sichtbare

Knötchen, werden allmählich größer und gestielt, sehr häufig zeigen sie eine leichte Pigmentierung; sie lokalisieren sich bei älteren Frauen oft in großer Zahl am Hals und in der Prästernalgegend. Die *Entfernung* erfolgt am besten durch Abtragen mit der Schere. Man faßt die Geschwulst an der Kuppe mit einer Pinzette und durchtrennt mit einem raschen Scherenschlag den Stiel. Die leichte Blutung steht sofort durch Elektrokoagulation. Größere fibromatöse Tumoren mit dickeren Stielen lassen sich sehr schön mit der schneidenden Diathermieschlinge beseitigen. Die Basis des Tumors wird durch Novokainumspritzung anästhesiert, der inaktive Pol dem Patienten in die Hand gegeben oder am Oberarm festgebunden und hierauf die entsprechend der Größe des Tumors gewählte Drahtschlinge an die Basis gesetzt und parallel der Hautoberfläche durchgezogen. Es resultiert ein kreisrunder oder ovaler, oberflächlich leicht verschorfter Substanzverlust, der unter aufgelegten Granugenpasteläppchen im Laufe weniger Tage epithelisiert. Eine ältere Methode der Fibrombeseitigung besteht darin, daß man den negativen Pol des galvanischen Stromes an die elektrische Nadel montiert und nun etwa 5 Milliamp. in verschiedenen Richtungen durch die Basis des Tumors leitet. Oft ist es notwendig, diese Sitzungen in Intervallen von etwa zwei Wochen mehrmals zu wiederholen, bis der Tumor schrumpft und abfällt.

Sehr interessant sind jene bindegewebigen Tumoren der Gesichtshaut, welchen als Teilerscheinung einer Systemerkrankung diagnostische Bedeutung zukommt. Hierher gehört die *Neurofibromatosis* RECKLINGHAUSEN, bei der oft zahllose Tumoren vom Typus der Fibrome beobachtet werden. Einmal finden sich sogenannte Fibromata mollusca mollia, breit aufsitzende oder gestielte, teigig-weiche Knoten, bald Fibromata dura, härtere Gebilde von derb fibröser Struktur. Das anatomische Substrat ist stets fibrilläres Bindegewebe.

RECKLINGHAUSEN hat angenommen, daß diese von den bindegewebigen Scheiden der Hautnerven ihren Ausgang nehmen, daher die Bezeichnung Neurofibromatosis. Die Untersuchungen der letzten Jahre haben jedoch dargetan, daß nicht das Bindegewebe die Matrix dieser Tumoren abgibt, sondern vielmehr die Urzellen des Nervensystems, die sogenannten Neurozyten. Der Neurozyt ist bekanntlich ektodermaler Herkunft, und durch verschiedene Differenzierung entstehen aus ihm die Ganglien- und Nervenzellen. Bei der RECKLINGHAUSENschen Krankheit schlägt jedoch der Neurozyt eine Entwicklungsrichtung ein, die völlig außerhalb der normalen Reifungsbahn liegt, und als Ergebnis dessen tritt uns ein Gewebe entgegen, das mehr einem jungen Binde- als Nervengewebe ähnelt, jedoch durch bestimmte Färbemethoden von dem Bindegewebe deutlich unterschieden werden kann. Dieses unausgereifte Nervengewebe findet sich jedoch nur in jungen Tumoren, die meistens weich sind. Je älter sie werden, um so mehr schwindet das ursprünglich unausgereifte Nerven-

gewebe und wird durch Bindegewebe ersetzt. Der Morbus RECKLING-
HAUSEN ist nicht allein durch seine Erscheinungen an der Haut charak-
terisiert, sondern vergesellschaftet sich oft mit Wachstumsstörungen des
Skeletts und mit Intelligenzdefekt. Kleinere Tumoren bei Naevus
PRINGLE und bei Morbus RECKLINGHAUSEN entfernt man am besten mit
Elektrokoagulation, größere müssen chirurgischer Behandlung zugeführt
werden.

Eine besondere Art von Tumoren, welche von Bindegewebszellen ihren
Ursprung nehmen, sind die *Xanthome*. Sie können als gelbe, flache
Knoten oft alle vier Lider befallen und enthalten histologisch sogenannte
Xanthomzellen, große, ovale, eng aneinandergepreßte und daher stellen-
weise geradezu polyedrische Zellen, deren Protoplasma kaum gefärbt,
dafür aber granuliert, d. h. von feinkrümeligen Massen erfüllt scheint.
Die Xanthomzellen gelten allgemein als Abkömmlinge der Bindegewebszellen. Die eigenartig krümelige Struktur des Zellplasmas beruht auf der
Anwesenheit eines doppelbrechenden Esters von Fettsäuren, des Chole-
sterins. Größere Xanthome der Augenlider lassen sich nach Inzision der
Hautoberfläche leicht herausschälen, und es empfiehlt sich nach diesem
operativen Eingriff, mit Radium nachzubestrahlen. Kleine Xanthome
kann man mit der Elektrokoagulationsnadel zerstören und die resul-
tierenden kleinen Närbchen verschwinden unsichtbar zwischen den Fältchen des Lides. Manche Autoren empfehlen statt der erwähnten operativen konservative Methoden; so z. B. gelingt es durch Betupfung der
xanthomatösen Stellen mit konzentrierter Trichloressigsäure eine Verschorfung der gelben Flecke mit nachfolgender Abstoßung zu erzielen.
Auch Tuschieren mit 1%igem Sublimatkollodium führt bei oberflächlichen Xanthomen zur Exfoliation.

In Fällen jedoch, wo die Xanthome sehr zahlreich oder sehr groß sind
und an einer für die operative Beseitigung nicht günstigen Stelle liegen,
wenden wir die Behandlung mit Thorium X an. Ihre Wirkung ist bei
den einzelnen Fällen nicht gleich sicher und nicht gleich rasch, so daß
die sehr einfache ambulante Behandlung sich gelegentlich über 2 oder
3 Wochen hinzieht. Man verwendet hierzu eine wässerige Lösung von
Thorium-X-Degea der „Deutschen Gasglühlicht-Auer-Gesellschaft Berlin,
Rotherstraße" und bestellt etwa 1 ccm mit 1000 e. s. E. Man legt auf das
Xanthom ein entsprechend zugeschnittenes, kleines einschichtiges, also
ganz dünnes Gazestückchen und feuchtet es (mit Pipette) mit 1—2 Tropfen
der Lösung an. Nach Eintrocknung erneuert man die Anfeuchtung und
läßt die Gaze eine halbe Stunde liegen. Von geschickten Patienten kann
man die Prozedur in den nächsten 4—5 Tagen zu Hause mit dem Rest
der Lösung wiederholen lassen, ohne Gefahr zu starker Wirkung, da die
Wirksamkeit des Thorium X rasch abnimmt. Meist muß man 3—4mal
eine neue Lösung anwenden, deren Lieferung man am besten gleich an-

fangs zu den betreffenden Terminen bestellt. Reagiert ein Patient stark auf Thorium X, so zeigt sich das in Rötung und leichtem Schuppen der Haut über dem Xanthom und Juckgefühl. Man wird dann meist die Behandlung beenden können, da solche Patienten auch in der Regel eine rasche Rückbildung des Xanthoms zeigen. Rezidiven kommen natürlich vor. Es kann dann die Behandlung nochmals wiederholt werden.

III. Narben und Keloide.

Narbige Hautveränderungen sind das Ergebnis einer Zerstörung des Papillarkörpers. Es ist interessant, daß blasige und pustulöse Hautkrankheiten oft ohne Narbenbildung abheilen, so z. B. die gewöhnliche Impetigo, das Erythema multiforme, der Pemphigus vulgaris. Herpetiforme Erkrankungen hingegen können oberflächliche Närbchen verursachen, desgleichen Akne juvenilis. Größere Narbenzüge finden wir nach Hauttuberkulose, Syphilis der Haut und Hautgeschwülsten. Neben Erkrankungen der Haut kommen als Ursache von Narbenbildung Verbrennungen und Verätzungen in Betracht. Eine Verbrennung geht nur dann mit Narbenbildung einher, wenn sie drittgradig ist, d. h. wenn der Papillarkörper durch die Entzündungsvorgänge zerstört wird. Von den Verätzungen sind insbesondere Salpetersäure und Salzsäure besonders narbenerzeugend.

Im allgemeinen werden Narben um so schöner, je rascher der zur Narbenbildung führende pathologische Prozeß zum Abheilen gebracht wird. Oberflächliche Substanzverluste sollen sich möglichst rasch unter Anwendung granulationsfördernder Salben epithelisieren. In dieser Beziehung leisten die Derivate des *Scharlachrots* sehr gute Dienste, wie z. B. die Pellidolpräparate. Auch die mit *Lebertran* hergestellten Desitinsalben sind besonders bei Brandwunden vorteilhaft zu verwenden, weil der Verband nicht klebt. Endlich möchte ich noch darauf hinweisen, daß *vorbestrahlte Salbenkombinationen* die Epithelisierung zu beschleunigen imstande sind, wie z. B. die Metuvitsalbe und das Philonin. Die Beobachtung, daß auf granulierende Wunden aufgelegte Silberplättchen die Heilung beschleunigen, hat PFAB veranlaßt, durch Verwendung von Silberfolie, welche direkt auf die Wunde gebracht und mit einem geeigneten Verbande fixiert wird, den Krankheitsprozeß abzukürzen.

Vernarbungen können je nach ihrem klinischen Bild in verschiedener Form sich darbieten.

Der *leichteste* Grad ist eine glatte, im Niveau der übrigen Haut gelegene narbige Veränderung, welche durch ihre Hyperpigmentierung oder ihre Depigmentierung auffallen kann. *Braungefärbte* flache Narbenzüge müssen wir aufhellen. Die mildesten Präparate, die seit alters her in dem Rufe stehen, oberflächliche Pigmentierungen langsam zu beseitigen, sind

wässerige Boraxlösungen (Borac. 15,0, Tinct. benzoic. 20,0, Aqu. destill.
ad 150,0. *S.* morgens und abends einzureiben; Natr. biborac. 15,0, Kal.
carbon. 5,0, Aqu. coloniens., Aqu. rosar. āā 80,0). Auch Sublimatlösung
(Mercur. sublim. corros. 1,0, Spir. vin. dilut. ad 100,0) kann mehrmals
des Tages mit Watte eingetupft werden und führt zur Aufhellung bräun-
licher Narbenflecke.

Neben dem Sublimat kommt vor allem das weiße Präzipitat in Betracht. Bei nicht zu intensiver Pigmentierung empfiehlt sich die NEISSER-
sche Präzipitat-Wismutsalbe (Hydrarg. praecip. alb., Bismut. subnitric.
āā 2,0, Unguent. simpl., Unguent. emoll. āā ad 20,0), die man bei Verträglichkeit in stärkerer Konzentration verwenden kann (Hydrarg.
praecip. alb., Bismut. subnitric. aa 5,0, Unguent. simpl., Unguent. emoll.
āā ad 20,0). Auch schwachen Säuren wird eine schälende und bleichende
Eigenschaft zugeschrieben. Seit alters her wird ja das Abreiben des Gesichtes mit Zitronenscheiben zur Beseitigung der Pigmentflecke empfohlen. Man kann daher z. B. eine salzsaure Lösung 2—3mal des Tages
auf die fleckigen Stellen aufpinseln lassen (Acid. muriat. dilut. 2,0, Spirit.
vin. dilut., Aqu. rosar. āā 25,0, Mucilag. gummi acaz. 5,0). Ferner ist
als mildes Schälmittel 1%iger Epikarinspiritus oder 1%iger Naphtholspiritus in Verwendung. Die in letzter Zeit hergestellten Wasserstoff-
superoxydpräparate sind ebenfalls zur Aufhellung hyperpigmentierter
Narben sehr geeignet. In erster Linie wäre hier zu nennen eine weiche,
von UNNA angegebene Natriumsuperoxydseife (das Pernatrol). Sie enthält Natr. superoxyd. pulv. subtil. 5,0, Paraffin. liquid. 28,0, Sapon medic.
pulv. ad 100,0 und kommt als 2-, 5- und 10%ige Seife in den Handel. Sie
wird mit Wasser eingeschäumt und bleibt so lange auf der Haut liegen,
bis Brennen eintritt. Hierauf wird sie mit einem in warmes Wasser getauchten Wattebäuschchen abgewaschen, die Haut mit einem weichen
Frottierhandtuch getrocknet und eingepudert. Bei der Applikation dieser
Seife müssen die Augen geschlossen werden, weil durch den freiwerdenden
Sauerstoff sonst Brennen auftritt, ferner darf diese Salbe nicht in die
Augenbrauen oder die Haargrenze eindringen, um Entfärbung der Haare
zu vermeiden. Neben Pernatrol können wir konzentriertes Wasserstoffsuperoxyd auch in anderen Salbengrundlagen applizieren, z. B. Perhydrol Merck 1,0—2,0, Eucerin. anhydric. 6,0, Vaselin. flav. ad 15,0.
Oder wir setzen das Perhydrol zu hautfarbenen Trockenschüttelpinselungen in folgender Verschreibung: Zinc. oxyd., Amyli oryzae, Glycerin.,
Perhydrol āā 10,0, Ockergelb 1,0; oder wir verordnen nach UNNA: Sol.
hydrogenii hyperoxydati (3%ig) 10,0, Hydrargyri bichlorati 0,05, Bismuthi
oxychlor. 0,5, Adipis lanae 10,0, Vaselini 10,0, M. f. ungt. *S.* Äußerlich.
Alle Perhydrolpräparate — Salben sowohl als Schüttelpinselungen —
müssen in gut schließenden Tiegeln expediert werden, weil der bei längerem
Stehen freiwerdende Sauerstoff den Deckel des Gefäßes abhebt.

Schließlich möchte ich noch auf eine Applikationsweise der Wasserstoffsuperoxydlösungen bei Hyperpigmentierungen zu sprechen kommen. Man injiziert mit einer Injektionsnadel, deren Spitze möglichst dünn und kurz sein muß, eine 0,3%ige Lösung von Wasserstoffsuperoxyd intrakutan. Spritze und Nadel müssen vor der Injektion mit sterilem destilliertem Wasser gereinigt werden. Die Haut wird oberflächlich mit Alkohol desinfiziert. Die Injektionen sind schmerzhaft und können im Bedarfsfalle nach einigen Tagen wiederholt werden. Tiefdunkle Pigmentflecke in Narbenzügen lassen sich auch durch Betupfen mit Acid. trichloracetic. aufhellen, indem man einige Kristalle des MERCKschen Präparates in wenig Wasser löst.

Depigmentierte weißliche *Narben* können durch geeignete Schminke verdeckt werden, z. B. mittels einer 2%igen Ichthyol-Mitinpaste mit 5% Olivenöl, welche in angewärmtem Zustande ganz dünn aufgestrichen und mit hautfarbenem Puder bestreut wird; ein solches ist das von UNNA angegebene Pulvis cuticulor (Zinc. oxyd. 2,0, Bol. rubr. 2,0, Bol. alb. 3,0, Magnes. carbon. 3,0, Amyl. oryz. 10,0). Auch durch Bepinseln mit dunklen Flüssigkeiten gelingt es, weißliche Hautstellen zu bräunen. Hierzu eignet sich eine Lösung von Kaliumpermanganat, welche auf die vorher mit Benzin entfettete Haut aufgetragen wird. Färbt sie die Haut allzu dunkel, so kann man mit wässeriger Oxalsäurelösung bis zur gewünschten Nuance aufhellen.

In frischen Fällen reagieren depigmentierte Narben oft recht günstig auf folgendes Verfahren: Die Grenzen werden sorgfältig mit Heftpflaster abgedeckt und die weißliche Hautstelle mit reinem Eau de Cologne oder besser mit einer Bergamotteöl enthaltenden alkoholischen Lösung eingerieben. Eine solche ist unter dem Namen Melaxman-Spiritus im Handel. Hierauf bestrahlt man die so vorbehandelten Flecke mit künstlicher Höhensonne bis zur Erythemdosis.

Auch das *Tätowieren* ist möglich. Nach Desinfektion der zu tätowierenden Hautstelle wird ein aus der vorher gemischten Farbe und sterilem Wasser oder Milch bereiteter, nicht zu dünnflüssiger Brei aufgetragen und mit der Tätowiernadel in die Haut eingestochen. Das Instrument besteht aus 8—12 und mehr Nadeln, welche, in eine Metallhülse eingeschraubt, an einem Stiel befestigt sind. Ihre Spitzen müssen in einer horizontalen Ebene auf einen Raum von etwa 1—2 qmm zusammengedrängt stehen. Die zuvor am besten in absolutem Alkohol desinfizierten, gut geschärften Nadeln werden senkrecht etwa 0,5 mm tief in die Haut eingestochen. Die Stiche müssen unmittelbar am Rande der zu tätowierenden Stelle beginnen und sind dicht nebeneinander zu setzen. Der Schmerz bei der nur kurz dauernden Operation ist sehr gering. Man benötigt für 1 qcm Hautoberfläche etwa 15 Minuten. Das Nadelbündel darf nur in die oberflächlichsten Schichten des Papillarkörpers eindringen;

eine stärkere Blutung ist unbedingt zu vermeiden, da sonst die Farbstoff-
teilchen herausgeschwemmt würden. Das richtige Mischen der Farben
erfordert immerhin eine gewisse malerische Begabung und ist Sache der
Erfahrung. Als weiße Farbe verwendet man Antimonoxyd (Sb_2O_3),
welches im Gegensatz zu kohlensaurem Blei oder Zinkoxyd beständiger
und ungiftiger ist. Gelbe und rote Nuancen ergeben die Ockerfarben,
braune die sogenannten Erdfarben (Terra di Siena u. dgl.). Auch unter
den Schwefelverbindungen des Kadmium, welches ungiftig ist, finden wir
eine Farbenskala vom lichten Gelb bis zum dunklen Rot. Als schwarzer
Farbstoff, etwa zum Tätowieren einer weißen Narbe im Schnurrbart oder
in den Augenbrauen, verwenden wir chinesische Tusche.

Narbige Veränderungen, welche nicht bloß mit Pigmentverschiebungen, sondern auch mit *Niveaudifferenzen* vergesellschaftet sind,
müssen erweicht und geglättet werden. Hierher gehören z. B. die Narben
nach Akne vulgaris und varioliformis oder nach Variola. Zum Erweichen
von Narbenzügen eignen sich die von UNNA angegebenen Pepsin-
umschläge (Pepsin. 3,0, Acid. boric. 6,0, Aqu. destill. ad 300,0 oder
Pepsin 10,0, Acid. hydrochloric., Acid. carbol aa 1,0, Aqu. destill. ad 200,0).
Die in dieses Gemisch getauchten dicken Mullkompressen werden mit
Billrothbatist gedeckt und können, falls die Haut nicht gereizt wird, über
Nacht appliziert werden. Dermatitische Rötungen werden tagsüber eingepudert. Neben diesen Umschlägen finden auch Pflaster, z. B. die
BEIERSDORFschen Thiosinamin-Guttaplaste Verwendung. Kleinere Niveaudifferenzen kann man versuchen, durch Abschleifen auszugleichen.
KROMAYER hat für diese Zwecke kleine rotierende Schleifsteine angegeben,
die an einem zahnärztlichen Handgriff montiert werden. Nach vorhergehender Anästhesie gelingt es, mäßig prominente Wülste auf diese Weise
zu beseitigen. UNNA empfiehlt zu diesem Zwecke sein Sapo cutifricius
(Sapon. unguinos. 40,0, Crem. gelanth. 10,0, Pulv. pumic. 50,0, Ol. rosar
qu. s.). Die Hautoberfläche wird mit heißem Wasser befeuchtet und ein
zirka bohnengroßes Stückchen des Medikamentes in die Haut eingerieben.

Variola- und Aknenärbchen lassen sich auch wesentlich verbessern
durch *physikalische Behandlungsmethoden*. Hierher gehören wiederholte
Skarifikationen; auch Kohlensäureschneebehandlung in folgender Form
gibt gute Resultate: Man bereitet aus einem etwa kirschengroßen Stück
Kohlensäureschnee unter Zusatz von einigen Tropfen Azeton eine Masse
von salbenähnlicher Konsistenz und streicht dieselbe auf einen Wattebausch. Man betupft nun die einzelnen Närbchengruppen derart, daß
die Berührung höchstens 2—3 Sekunden dauert; es darf nicht zu einer
Schorfbildung, sondern nur zu einer oberflächlichen Schälung kommen.
Die vergilbte Haut stößt sich in feinen Lamellen ab, das Verfahren darf
höchstens einmal wöchentlich wiederholt werden. Sehr gute Erfolge habe
ich in solchen Fällen ferner auch mit Diathermiebehandlung erzielt. Man

verwendet am besten Bronce-Gummischwammelektroden, eventuell die von LAST angegebenen Masken.

Mit der Unterlage verwachsene Narben können durch *Injektionen* in das starre Gewebe mobilisiert werden. Da Cholinchlorid eine gefäßerweiternde und gewebsauflockernde Wirkung besitzt, wurde von manchen Autoren 5%iges Cholinchlorid in physiologischer Kochsalzlösung injiziert. Die Einspritzung ist etwas schmerzhaft. Auf die Injektion folgt unmittelbar durch 30 Minuten Heißluftbehandlung und hierauf Massage. Fibrolysininjektionen (eine sterilisierte Lösung von Thiosinamin), entweder in die Umgebung der Narbe oder auch als intramuskuläre Injektionskur verabreicht (alle 3—5 Tage eine Einspritzung, im ganzen etwa 20), sind mitunter erfolgreich. PAYR spritzt eine 1%ige Jodpepsinlösung in frisch bereiteter steriler PREGL-Lösung unter örtlicher Betäubung in das Narbengewebe. Auch Iontophorese mit Jodkalilösung kann versucht werden. Die Technik ist folgende: Man verwendet Elektroden aus Zinn oder Blei, die mit hydrophiler Gaze umwickelt werden. Die positive Elektrode ist etwas größer und wird, mit warmer Kochsalzlösung benetzt, in die unmittelbare Nähe der Narbe aufgesetzt. Die negative Elektrode, deren Größe und Form der Narbe entspricht, wird mit 1%iger Jodkalilösung getränkt und auf die Narbe selbst gelegt. Beide Elektroden sollen nahe beieinander appliziert werden. Nun wird ein Strom von 10—15 Milliampere je nach der Größe der Narbe durch 30 Minuten einwirken lassen. Man rechnet etwa für 1 qcm Narbe 1 Milliampere. Mitunter sind bis zu 15 Sitzungen erforderlich. In der ersten Woche behandelt man täglich, in den zwei folgenden Wochen je dreimal. Hierauf zwei- bis dreiwöchige Pause. Falls notwendig, werden diese Behandlungszyklen wiederholt.

Ausgedehntere Narbenzüge, wie sie nach Verletzungen, Verbrennungen und schweren Erkrankungen der verschiedensten Art beobachtet werden, wandeln sich oft in tumorartige Bildungen um, welche das Hautniveau überragen und als *Narbenkeloide* bezeichnet werden. Für Narbenkeloide größeren Umfanges empfiehlt sich am besten die Strahlenbehandlung. Als vorbereitende Operation zur nachfolgenden Strahlenapplikation sind verschiedene Methoden angegeben worden. KROMÁYER exzidiert Keloide subepidermoidal, indem er durch rotierende Zylindermesser die Oberfläche der Geschwulst siebartig durchlöchert und von diesen Öffnungen aus das dazwischenliegende Zellgewebe unter Schonung der übrigen Epidermis mit Schere und feinem Skalpell ausschneidet. Andere Autoren bevorzugen das flache Abtragen des Keloids parallel zur Hautoberfläche mit einem Rasiermesser oder mit dem von THIERSCH angegebenen Flachmesser. In letzter Zeit hat die schneidende Diathermieschlinge viel Anhänger gefunden. Es gelingt tatsächlich, mit diesem an den Diathermieapparat geschalteten Drahtbogen die das Hautniveau überragenden Wülste rasch und ohne wesentlichen Schmerz abzutragen. Man faßt den Narbenstrang mit einer Pinzette und zieht die Drahtschlinge durch die Basis parallel der Hautoberfläche hindurch. Das Wundbett ist mit einem kleinen Schorf bedeckt, der sich innerhalb weniger Tage unter indifferenter Salbenbehandlung abstößt. Der große Vorteil dieser Diathermiebehandlung ist das Fehlen jeder Blutung. Wurden die hypertrophischen Abschnitte der Narbe durch eine der vorerwähnten Methoden zerstört, so folgt als zweiter und wichtigster Akt die Behandlung mit Röntgenstrahlen oder Radium. L. FREUND war der erste, der das Wundbett exzidierter Keloide mit Röntgenstrahlen behandelte. Er gibt zirka 5 H, verteilt auf mehrere Sitzungen an aufeinanderfolgenden Tagen, und verwendet ungefilterte Strahlen. JOSEPH bestrahlt mit 0,5 bis 1 HED in vier- bis sechswöchentlichen Pausen und filtert durch 1—2 mm Aluminium.

Meiner Erfahrung nach empfiehlt es sich, bei frischen, weichen Formen ungefilterte, bei älteren, tiefreichenden Keloiden gefilterte Strahlen anzuwenden und in jedem Falle die Umgebung sorgfältig abzudecken.

Die *Radiumtherapie* hypertrophischer Narbenkeloide wird von vielen der Röntgenbehandlung vorgezogen, da sie bei entsprechender Technik energischere Wirkung zu entfalten imstande ist. In leichteren Fällen, wie z. B. bei kleineren Keloiden jüngeren Datums, kommt man ohne Exzision aus, ältere, derbe und sehr erhabene Formen müssen vorher abgetragen werden. Hinsichtlich der Technik unterscheidet man a) die Kontakt-, b) die Fernbestrahlung und c) die Spickmethode mittels in den Tumor eingeführter Radiumnadeln. Die Kontaktbestrahlung besteht im unmittelbaren Auflegen des in einer als Filter dienenden Metallkapsel eingeschlossenen Radiumträgers. Die Fernbestrahlung erfolgt in einem Abstand von wenigstens 1 cm und verbürgt eine mehr gleichmäßige Wirkung. Sie eignet sich für ältere Keloide, die in die Tiefe greifen und bei denen eine größere Strahlenmenge verabreicht werden soll. Die Spickmethode besteht in der Einführung von mit Radiumpulver gefüllten Hohlnadeln aus Platin, deren Wandung das Filter darstellt; sie kommt nur bei großen, erhabenen Knoten in Betracht. Für den Heilerfolg genügen bei kleineren Keloiden oft schon 20 mg-Stunden pro Sitzung, bei älteren und derberen brauchen wir oft 40 und darüber. Die einzelnen Sitzungen werden in größeren Intervallen verabreicht und je nach Bedarf wiederholt. KUZNITZKY hat mit den wesentlich billigeren Mesothoriumpräparaten ebenso günstige Resultate erzielt als mit Radium.

IV. Hyperpigmentierungen und Depigmentierungen.

Vom rein klinischen Standpunkte werden die Hyperpigmentierungen der Haut in zwei Gruppen eingeteilt: in *flächenhaft auftretende* und in *fleckförmige*. Verfärbungen von flächenhafter Ausdehnung nennen wir

Chloasmen, zirkumskripte, inselförmige, dunkle Fleckchen werden, wenn sie ständig vorhanden sind, als *Lentigines*, wenn sie vorübergehend und abhängig vom Sonnenlicht in Erscheinung treten, als *Epheliden* bezeichnet.

Für das Auftreten von Chloasmen sind externe und interne Ursachen verantwortlich zu machen. Die *externe* Genese flächenhafter Pigmentierung ist mitunter auf rein traumatische Einflüsse zurückzuführen. Bei empfindlichen Individuen, deren zarte Haut Tendenz zur Hyperpigmentierung zeigt, können durch ständiges Reiben der Kleider bandförmig verlaufende, dunkle Streifen entstehen; so sehen wir z. B. oft an jenen Stellen des Rumpfes, an denen schwer arbeitende Frauen die Röcke binden, solche dunkle Furchen sich ausbilden. Ferner ist es ja allgemein bekannt, daß Männer vorn am Hals an der Stelle, wo der Kragenknopf scheuert, einen dunklen Pigmentfleck zeigen.

Viel wichtiger, weil leicht zu vermeiden, ist das sogenannte Chloasma *medicamentosum*. Als solches bezeichnen wir eine Hyperpigmentierung, die im Anschluß an die externe Anwendung von Medikamenten auftritt. Sehr bekannt sind in dieser Hinsicht die Sinapismen; wenn sie als schmerzableitende Mittel in Form eines Pflasters appliziert werden, entsteht zunächst als unmittelbarer Effekt eine intensive Dermatitis, deren Grenzen mit denen des Pflasters übereinstimmt. Nach dem Ablauf dieser heilsamen Hautentzündung bleibt jedoch eine oft monatelang dauernde intensive Dunkelfärbung bestehen, welche eine Kontraindikation für die Anwendung von Senfpflaster oder Hyperämika an unbedeckten Körperstellen abgibt.

Ebenso wichtig wie das nach Senfpflaster auftretende *Chloasma* ist das nach Chrysarobinbehandlung zur Beobachtung kommende. Appliziert man eine Chrysarobinsalbe auf einen chronisch-entzündlichen Krankheitsherd, so bildet sich in der Randzone desselben ein intensiv dunkler Ring aus, welcher oft lange Zeit bestehen bleibt; daher darf Chrysarobin an freigetragenen Körperstellen nicht appliziert werden.

Das durch *interne* Ursachen veranlaßte Chloasma wird als *Chloasma dyscraticum* bezeichnet. Die bekannteste Form desselben ist das Chloasma gravidarum, welches auf eine durch die Schwangerschaft bedingte Alteration im Gleichgewicht der endokrinen Drüsen zurückzuführen ist. Auch schwere Stoffwechselstörungen sind oft mit intensiver Dunkelfärbung vergesellschaftet. Es sei hier nur an jene Variante des Diabetes erinnert, die als Diabète broncé bezeichnet wird. Chronische Vergiftung, wie z. B. durch Arsen, ist häufig von flächenhafter Schwarzfärbung gefolgt. Schwere Erkrankungen innerer Organe sind ebenfalls für die Genese des Chloasma verantwortlich zu machen. Chronische Magendarmleiden, chronische Affektionen der Nebenniere und endlich Tumoren kommen als ätiologische Faktoren in Betracht. Unter den Neubildungen, welche besonders häufig Chloasmen verursachen, wären in erster Linie bei Frauen gutartige und bösartige Geschwülste der weiblichen Genitalien und bei Männern Tumoren der Prostata zu nennen.

Lentigines oder *Linsenflecke* sind kreisrunde, oft dunkelbraune Effloreszenzen, die nach Art der Naevi schon in frühester Jugend sich zeigen können und das ganze Leben bestehen bleiben. In vereinzelten Exemplaren sind sie im Gesicht bei sonst tadellosem Teint als Kontrastfleckchen gar nicht störend. Sehr interessant ist die Tatsache, daß manchesmal schubweise zahllose Linsenfleckchen im Gesicht und an den Streckseiten der Arme auftreten können, deren Genese noch völlig unbekannt ist.

An die Jahreszeit gebunden und auf Lichtwirkung zurückzuführen ist das Entstehen der *Epheliden*. Insbesondere rothaarige Individuen neigen bekanntlich zu Sommersprossen. Die Epheliden zeigen die verschiedensten Farbennuancen. Bei Kindern sind sie an der Nase und an den unteren Augenlidern mitunter tiefschwarz und auffallend groß. Eine Prädilektionsstelle ist die dem Lichte ausgesetzte Haut des Gesichtes, aber auch an Armen und Beinen können sie in großer Menge vorhanden sein.

Da es mitunter wesentlich schwieriger ist, einmal aufgetretene Sommersprossen zu beseitigen, als ihr Erscheinen zu verhindern, empfiehlt es sich, *prophylaktische* Maßnahmen anzuwenden. Diese beziehen sich auf den Schutz der Haut vor der Einwirkung ultravioletter Strahlen. Breitrandige Hüte, rote oder braune Sonnenschirme und eventuell ebenso gefärbte Schleier sollen das schädliche Licht abhalten. In letzter Zeit sind mit gutem Erfolge *Lichtschutzsalben* in Verwendung. Diese Medikamente enthalten Substanzen, welche die ultravioletten Strahlen absorbieren. Besonders bewährt hat sich als derartiges Absorptionsmittel das Äskulin, ein Glykosid aus der Rinde der Roßkastanie. Es bildet den wirksamen Bestandteil der *Zeozonpräparate*. Man verschreibt die gewöhnliche 5%ige Zeozonsalbe bei Aufenthalt in der Ebene und die 7%ige Ultrazeozonsalbe bei sportlicher Betätigung im Hochgebirge. Unter dem Namen „*Antilux*" ist eine von zwei Wiener Forschern angegebene Lichtschutzcreme in Gebrauch, deren Wirkung auf Schwefelsalzen beruht. Alle Lichtschutzsalben sollen schon im Frühjahr verwendet werden, sobald das kräftige Sonnenlicht sich geltend macht, und müssen selbstverständlich auf das Gesicht aufgetragen werden, bevor man sich der Strahlenwirkung aussetzt. Auch *Chinin*präparaten haftet eine protektive Eigenschaft gegen Licht an. Endlich wäre noch das von Unna angegebene *Gletschermattan* zu erwähnen, welches seiner Glanzlosigkeit und seiner Hautfarbe wegen beliebt ist.

Die Methoden der Behandlung des *Chloasmas* und der bereits vorhandenen Epheliden sind dieselben. Wir versuchen, durch eine mehr oder weniger tiefgreifende Hautentzündung die Epidermislagen zu schädigen und bis in jene Schicht zur Exfoliation zu bringen, welche die Träger des

Pigments sind. In je tieferen Schichten der Epidermis das Pigment sich findet und je größer seine Menge ist, um so intensivere Maßnahmen müssen zur Beseitigung angewendet werden. Die meisten Methoden kombinieren Schälung der Haut mit Bleichung des Pigments. Die mildesten Präparate, die seit alters her in dem Rufe stehen, oberflächliche Pigmentierungen langsam zu beseitigen, sind die Boraxlösungen (Borac. 15,5, Tinct. benzoes. 20,0, Aqu. dest. ad 150,0. *S*. Morgens und abends einzureiben), oder man verwendet in gleicher Weise den Borax mit Spirituszusatz (Natr. biborac. 15,0, Kali carbon. 5,0, Aqu. colonien., Aqu. rosar. aa 80,0). Seit längerer Zeit benutzen wir als bequemes und sicheres Sommersprossenmittel die alkoholische Sublimatlösung (Mercur. sublimat. corros. 1,0, Spir. vin. dilut. 100,0). Diese Lösung wird mehrmals des Tages mit Watte eingetupft und das Waschen der behandelten Stellen mit Wasser untersagt, denn die an denselben sich bildende wässerige Sublimatlösung reizt die Haut viel mehr als die alkoholische. Ein zwar rascher wirkendes, aber ziemlich eingreifendes Verfahren der Sublimatschälkur besteht in folgendem: „Das Gesicht der Kranken, die sich auf ein Bett oder einen Divan legen muß, wird mit gut angepaßten Leinwandlappen, welche Augen, Nasenöffnung und Mund frei lassen, belegt; dieselben werden mit der Lösung eingetupft und etwa 4 Stunden durch Nachpinseln feucht erhalten. Es entsteht eine heftige, oft recht schmerzhafte Dermatitis, die zu Rötung, Schwellung, ja zur Blasenbildung führt. Die spannenden größeren Blasen sticht man mit einer geglühten Nadel auf und bestreut das Gesicht einige Male des Tages mit Amylum, bis die Dermatitis und die sich anschließende mächtige Exfoliation geschwunden sind. Natürlich muß die Behandelte schon wegen der hochgradigen Entstellung das Zimmer hüten" (nach ZUMBUSCH).

Neben dem Sublimat kommt vor allem das weiße Präzipitat in Betracht. Zur milden Schälung empfiehlt sich die NEISSERsche Präzipitatwismutsalbe (Hydrarg. praecipitat alb., Bismut. subnitric. aa 2,0, Unguent. emoll., Unguent. simpl. aa ad 20,0) oder man kann auch oft zu stärkeren Konzentrationen übergehen (Hydrarg. praecipitat. alb., Bismut. subnitric. aa 5,0, Unguent. emoll. ad 20,0).

Auch schwachen Säuren wird eine schälende und bleichende Eigenschaft zugeschrieben. Seit alters her wird ja das Abreiben des Gesichtes mit Zitronenscheiben zur Beseitigung der Pigmentflecke empfohlen. Man kann daher z. B. auch eine salzsaure Lösung 2—3mal des Tages auf die fleckigen Stellen aufpinseln lassen (Acid. muriatic. dilut. 2,0, Spirit. vin., Aqu. rosar. aa 25,0, Mucilago gummi acaz. 5,0. *S*. 2—3mal aufzupinseln). Auch 1%iger Epikarinspiritus oder 1%iger Naphtholspiritus mit Zusatz von Glyzerin sind als milde Schälmittel in Verwendung.

Da es in letzter Zeit gelungen ist, Wasserstoffsuperoxyd in konzentrierter und haltbarer Form darzustellen und Salbengrundlagen zu-

zusetzen, sind gegen Chloasmen und Sommersprossen *Perhydrol*präparate empfohlen worden. In erster Linie wäre hier zu nennen eine weiche, von UNNA angegebene Natriumsuperoxydseife (das Pernatrol). Sie enthält Natr. superoxyd. pulv. subtil. 5,0, Paraffin. liquid 28,0, Sapon. medic. pulv. ad 100,0 und kommt als 2-, 5- und 10%ige Seife in den Handel. Sie wird mit Wasser eingeschäumt und bleibt so lange auf der Haut liegen, bis Brennen eintritt. Hierauf wird sie mit einem in warmes Wasser getauchten Wattebäuschchen abgewaschen, die Haut mit einem weichen Frottierhandtuch getrocknet und eingepudert. Bei der Applikation dieser Seife müssen die Augen geschlossen werden, weil durch den freiwerdenden Sauerstoff sonst Brennen auftritt. Ferner darf diese Salbe nicht in die Augenbrauen oder die Haargrenze eindringen, um Entfärbung der Haare zu vermeiden. Neben Pernatrol können wir konzentriertes Wasserstoffsuperoxyd auch in anderen Salbengrundlagen applizieren, z. B. Perhydrol Merck 1,0—2,0, Eucerin. anhydric. 6,0, Vaselin. flav. ad 15,0. Oder wir setzen das Perhydrol zu hautfarbenen Trockenschüttelpinselungen in folgender Verschreibung zu: Zinc. oxyd., Amyli oryzae, Glycerin., Perhydrol $\overline{aa}$ 10,0, Ockergelb 1,0; oder wir verordnen nach UNNA: Sol. hydrogenii hyperoxydati (3%ig) 10,0, Hydrargyri bichlorati 0,05, Bismut. oxychlor. 0,5, Adipis lanae 10,0, Vaselini 10,0, M. f. ungt. *S.* Äußerlich. Alle Perhydrolpräparate — Salben sowohl als Schüttelpinselungen — müssen in gut schließenden Tiegeln expediert werden, weil der bei längerem Stehen freiwerdende Sauerstoff den Deckel des Gefäßes abhebt.

Schließlich möchte ich noch auf eine Applikationsweise der ,Wasserstoffsuperoxydlösungen bei Hyperpigmentierungen zu sprechen kommen, welche vielfach empfohlen wurde. Man injiziert in den umschriebenen, dunkel pigmentierten Sommersprossenfleck oder in eine kleine, scharf begrenzte Lentigo eine 0,3%ige Lösung von Wasserstoffsuperoxyd. Die Injektionsnadel soll möglichst dünn, ihre Spitze scharf und kurz sein, Spritze und Nadel müssen vor der Injektion mit sterilem destilliertem Wasser gereinigt werden, die Haut wird oberflächlich mit Alkohol desinfiziert. Ein etwa linsengroßer Pigmentfleck muß an 3—4 Stellen intrakutan behandelt werden, damit die Entfärbung eintritt. Die Injektionen sind schmerzhaft und können im Bedarfsfalle nach einigen Tagen wiederholt werden. War die Behandlung erfolgreich, so kehren die Pigmentierungen nicht wieder.

Isoliertstehende, tiefschwarze Epheliden bedürfen energischerer Methoden. Selbstverständlich ist Narbenbildung zu vermeiden. Wir können derartige Pigmentflecke vorsichtig mit Karbolsäure verätzen. Am besten verwendet man dazu eine Glasfeder und schützt die umgebende Haut durch Heftpflaster. Neben Karbolsäure kann man auch schonender Acidum trichloraceticum benutzen, indem man einige Kristalle des MERCKschen Präparates in ein paar Tropfen Wasser löst.

In der Hand des Geübten ist auch die Elektrokoagulation ein geeignetes Verfahren, mit dem jedoch durch unrichtige Technik Schaden gestiftet werden kann.

Ebenso schwierig, aber manchmal recht erfolgreich ist die von KRO-MAYER angegebene *Abschleifmethode* bei Epheliden, welche mit einer an einem zahnärztlichen Handgriff montierten rotierenden, an der Oberfläche gerillten Metallkugel von etwa 3 mm Durchmesser vorgenommen wird.

Wesentlich schwerer als Hyperpigmentierungen lassen sich die als *Vitiligo* bekannten Depigmentierungen des Gesichtes beheben. Ganz frische Fälle reagieren oft recht günstig auf folgendes Verfahren. Die Grenzen des vitiliginösen Fleckes werden sorgfältig mit Heftpflaster abgedeckt. Hierauf wird die depigmentierte Hautstelle entweder mit reinem Eau de Cologne oder besser mit einer Bergamotteöl enthaltenden alkoholischen Lösung eingerieben. Eine solche ist unter dem Namen Melaxmanspiritus im Handel. Hierauf bestrahlt man die so vorbehandelte Stelle mit künstlicher Höhensonne bis zur Erythemdosis.

IRISAWA benützt bei der Vitiligo-Behandlung zur Pigmenterzeugung die lichtsensibilisierende Wirkung des Trypaflavin. Er injiziert 2mal wöchentlich je 5 ccm einer 1%igen Lösung intravenös und schließt daran Quarzlichtbehandlung. Nach 3—10 Bestrahlungen treten Pigmentinseln auf, die auch bestehen bleiben. Bei frischen Fällen ist der Erfolg in kürzerer Zeit zu erzielen. Die Pigmentbildung beginnt stets an der Haarfollikelmündung.

Bereits lange bestehende vitiliginöse Herde können nur dadurch weniger sichtbar gemacht werden, daß man zur Verminderung des Kontrastes die normal pigmentierte Haut mit Sommersprossensalben bleicht und gleichzeitig die depigmentierte Haut leicht färbt. Die Bleichsalben werden über Nacht aufgetragen, das Überschminken des Fleckes wird des Morgens nach dem Waschen vorgenommen. Hierzu eignet sich eine lichte Hypermanganlösung, welche mit einem Wattestäbchen nach vorherigem Entfetten der Haut durch Benzin eingerieben wird. Auch bräunliche Schminken oder farbstoffhaltige Tinkturen sind hierzu geeignet. Man kann auch versuchen, nach dem im Kapitel Narbenbehandlung geschilderten Tätowierungsverfahren Vitiligoflecke weniger sichtbar zu machen (s. S. 127).

V. Sekretionsanomalien der Talgdrüsen.

Die *Talgdrüsen*, Glandulae sebaceae, auch Haarbalgdrüsen genannt, bilden ein fetthaltiges Sekret, das an der Oberfläche des Körpers zu einer salbenähnlichen Masse (Sebum) wird und die Haut durch Einfetten geschmeidiger und für Wasser unbenetzbar macht. Nach ihrer Sekretionsart werden die Talgdrüsen als *holokrine* Drüsen angesprochen, da die

Bildung des Sekrets mit dem vollständigen Zerfall der Drüsenzellen einhergeht. Talgdrüsen sind überall vorhanden, wo Haare sich bilden, und fehlen im allgemeinen dort, wo normalerweise Haare nicht zur Entwicklung kommen (Volarseite der Hände und Finger, Plantarseite der Füße und Zehen). Unabhängig von Haaren finden sie sich nur an der Glans penis, am inneren Blatte des Praeputium, an der Klitoris, an den Labia minora, der Brustwarze im Bereiche des Warzenhofes und am Lippenrot. Die Größe der Drüsen wechselt beträchtlich, an Hals und Brust sind sie sehr groß, an den Unterschenkeln relativ klein. Das Volumen der Drüsen ist im allgemeinen dort größer, wo die Haare schütter stehen, erscheint aber unabhängig von der Größe und Stärke des Haares; es zeigt sich, daß die kleinen Wollhaare der Nase und der Ohrmuschel eine besonders große Drüse besitzen, während die Kopfhaare, Augenbrauen und Augenwimpern meist zwei kleinere Talgdrüsen aufweisen. Die Menge der Talgdrüsen auf 1 qcm Haut ist auf der Stirn am größten, an der lateralen Seite des Unterschenkels am geringsten. In der Kopfhaut richtet sich die Größe der Talgdrüsen ebenfalls nach dem zwischen den Haaren vorhandenen Raum; fallen diese Haare im Verlaufe des Lebens aus, so bleiben noch lange die Follikel und die an sie angeschlossenen Talgdrüsen erhalten. Die Poren der besonders großen Talgdrüsen in der Nasen- und Wangengegend sind bereits mit freiem Auge gut zu erkennen und zumeist mit erstarrtem Inhalt gefüllt, der bei seitlichem Druck als fadenförmiges Gebilde zu exprimieren ist.

Die holokrinen Talgdrüsen bilden ihr Sekret dadurch, daß die Drüsenzelle als Ganzes gegen das Lumen hin abgestoßen wird. Dieser Vorgang, der mit einer Homogenisierung des Zellprotoplasmas einhergeht, ist bis zu einem gewissen Grade mit dem Verhornungsprozeß in Analogie zu setzen. Die biologische Verwandtschaft, welche zwischen der Verhornung einerseits und der Talgbildung andererseits angenommen werden kann, wird auch daraus ersichtlich, daß bei manchen pathologischen Prozessen, die mit Talgdrüsenneubildung einhergehen — z. B. dem Rhinophyma —, aus Retezapfen hervorsprossende Talgdrüsenknospen durch KYRLE nachgewiesen wurden.

Der *Hauttalg* verläßt unter normalen Bedingungen die Drüse bloß infolge des Wachstumsdruckes, der als vis a tergo die verfetteten Endothelzellen vor sich herschiebt, ebenso wie etwa die verhornte Epidermiszelle allmählich an die Oberfläche gelangt und eliminiert wird. Der Hauttalg überzieht als dünne Fettschicht die gesamte Körperoberfläche. Er hat offensichtlich den Zweck, eine allzu rasche Verdunstung zu verhindern und den Körper vor Wärmeverlust zu schützen. Die bei plötzlicher Kälteeinwirkung an der gesamten Körperoberfläche auftretende Cutis anserina ist auf Grund folgender Überlegung als Beweis hierfür heranzuziehen: Die Talgdrüsen liegen in der unteren Hälfte des Corium und öffnen sich in einer Ebene, die ungefähr das mittlere von dem unteren Drittel des Haarbalges scheidet. Der Muskel des Haares, Musculus arrector pili, beginnt im' oberen Corium und verläuft leicht S-förmig gekrümmt derart, daß seine Sehne bulbuswärts von der Talgdrüse an der äußeren Wurzelscheide des Haares inseriert. Wenn sich nun der Muskel verkürzt, wird reichlich Talgdrüsensekret exprimiert; dieses Phänomen versetzt den Organismus in die Lage, mittels intensiver Durchfettung seiner Oberfläche den Wärmeverlust auf ein Minimum zu reduzieren.

Seit langer Zeit war es strittig, ob die Talgsekretion dem Nerveneinfluß unterliegt. Die exzessive Seborrhoe als Folgeerscheinung der Encephalitis lethargica, auftretend als sogenanntes *Salbengesicht* (T. Cohn), kann als Beweis hierfür herangezogen werden und ist mit den übrigen Störungen des vegetativen Nervensystems, welche bei dieser Erkrankung zu beobachten sind, in eine Reihe zu stellen. Hierher gehören Speichelfluß, plötzlich einsetzende kongestive Hyperämie, profuse Schweißausbrüche ohne Fieber, Menstruationsanomalien usw. Hinsichtlich der zerebralen Lokalisation des zu vermutenden übergeordneten vegetativen Zentrums, von dem die Talgdrüsensekretion abhängig wäre, neigen von Szabo und Stern auf Grund ihrer Beobachtungen der Ansicht zu, daß hierfür das *Linsenkerngebiet* in Frage kommt. Bemerkenswert ist, daß sich stets die Seborrhoe auf Gesicht, Stirn und Kopfhaut beschränkt und daß die anderen seborrhoischen Zentren frei bleiben.

Die Funktion der Talgdrüsen erfolgt unmerklich und ihr Sekret ist unter normalen Verhältnissen unsichtbar. Eine scharfe Grenze zwischen stark ausgeprägter physiologischer Talgsekretion und beginnendem pathologischem Zustande läßt sich ebensowenig ziehen wie bei der Hyperhidrosis. Beim Neugeborenen und im Kindesalter können wir nach zwei Richtungen hin pathologische Varianten beobachten. Ist die Talgsekretion allzu spärlich, dann sprechen wir von *Asteatosis,* ist sie allzu reichlich von *Seborrhoe.*

Asteatosis (die zu trockene Haut).

Fehlt es der Gesichtshaut an der genügenden Fettmenge, so wird sie spröde und rissig. Ihre Elastizität geht verloren und an jenen Stellen, an welchen die Haut häufigen Dehnungen ausgesetzt ist, entstehen mehr oder weniger tiefe Fissuren. Eine Prädilektionsstelle derselben sind die äußeren Augenwinkel und die Umgebung des Mundes, weil gerade hier durch Öffnen und Schließen der Sphinkteren die Hautoberfläche leicht einreißt. Die Rhagaden sind recht schmerzhaft und heilen mitunter sehr langsam, weil sie durch eindringende Kokken infiziert werden. Die Ursache der allzu geringen Fettsekretion ist in konstitutionellen Zuständen gelegen. Besonders blonde Personen mit zartem Teint zeigen Disposition zu Asteatosis. Sie vertragen die Einwirkung des Windes und der Kälte sehr schlecht. Scharfe, die Haut intensiv anwehende Luft wirkt hemmend auf die Tätigkeit der Talgdrüsen. Darin liegt schon der Grund, daß die Asteatosis in warmen, klimatisch günstiger gelegenen Gegenden weniger oft sich bemerkbar macht als in unserem Klima, wo besonders im Herbst und Winter die unangenehmen Folgen der sogenannten aufgesprungenen Gesichtshaut beobachtet werden. Eine weitere Gruppe von Schädlichkeiten liegt bei Asteatosis in der Anwendung entfettender Mittel, welche das an sich spärlich produzierte Hautfett entfernen. Ein übergroßes Reinlichkeitsbedürfnis veranlaßt besonders häufig gerade Personen, die ihre Gesichtshaut intensiv pflegen, zu verkehrten Maßnahmen. Sie waschen ihre Haut so oft und so intensiv als möglich, und nicht nur dies, sie trocknen das Gesicht nach der Waschung höchst mangelhaft und oberflächlich. Die Haut bleibt feucht, die verdunstende Feuchtigkeit kühlt die Haut ab und die bewegte Luft auf der Straße oder die von Heizkörpern ausstrahlende Wärme führt zu rascher Verdunstung und zur Entstehung von Einrissen. Besonders im Winter, wenn die Fettabscheidung an sich eine spärlichere ist, muß dringend vor häufigen Waschungen und ungenügendem Abtrocknen gewarnt werden. Am besten empfehlen wir daher bei allzu trockener Gesichtshaut folgende Teintpflege: Abends vor dem Schlafengehen kann das Gesicht vorsichtig gereinigt werden. Hierzu eignet sich eine Lösung von Borax in lauwarmem Wasser (1 Kaffeelöffel Kaiserborax auf 1 Liter) oder verdünnte Milch (ein Teil Milch und zwei Teile Wasser) oder eine Abkochung von Kleie; die letztere wird am besten derart hergestellt, daß man eine Handvoll Kleie in ein Leinensäckchen einnäht und dieses in einen Liter kochenden Wassers hineinhängt. Nach etwa einer Viertelstunde ist die Kleie ausgelaugt; nun wird das Säckchen ausgepreßt und der gesamte Auszug als Waschwasser zum Gesichtwaschen verwendet. Wenn die Patientin unbedingt Seife anzuwenden wünscht, so kann man mit überfetteten Seifen einen vorsichtigen Versuch machen. Man verschreibt nach dem Prinzip von Unna überfettete Seifen, d. h. solche, welche nach der Verseifung einen Fettüberschuß erhielten. Derartige Seifen sind z. B. die von Jessner empfohlene, 10% Mitin enthaltende, überfettete Mitinseife; ferner die von Eichhoff oder Unna angegebenen überfetteten Seifen, endlich die Niveaseife, Albumosenseife, Palmitinseife u. a. Ich lasse die eventuellen Seifenwaschungen stets abends vornehmen, weil in der Früh das Verbleiben im Zimmer viel weniger gewährleistet ist als abends. Nach dem Reinigen des Gesichtes wird mit einem weichen Handtuch die Gesichtshaut sorgfältig abgetrocknet und nun eine fette Creme über Nacht eingerieben. Ich verschreibe gerne das offizielle Unguentum emolliens, eine Creme, welche zusammengesetzt ist aus: Cetac. 2,0, Cer. alb. 1,0, Ol. amygdal. dulc. 8,0, Aqua rosar. 2,0. Statt des Unguentum emolliens kann man auch Fettsubstanzen auftragen,

welche dem fehlenden Sekrete der Talgdrüsen näher verwandt sind.
UNNA hat das Eucerinum anhydricum, ein modifiziertes Lanolin aus dem
Wollfett der Schafe hergestellt, JESSNER das Mitin angegeben, welches
mit verdünnter Milch emulgiertes Lanolin enthält, und BRUCK endlich
rät zu aus überfetteter Milch hergestellten Präparaten, die unter dem Namen
Milkuderma-Creme in den Handel kommen. Auch die von BEYERSDORF
verfertigte Nivea-Creme ist für trockene Gesichtshaut geeignet.

Einige Worte über die Behandlung der *Rhagaden*, wie sie so gerne *an
den Lippen und Mundwinkeln* auftreten. Werden sie vernachlässigt, so
infizieren sie sich leicht und sind gegen jede Behandlung sehr hartnäckig.
Sie sollen nicht mit Lapislösung tuschiert werden, sondern besser mit
konzentrierter Wasserstoffsuperoxydlösung, welche tiefer in das Gewebe
eindringt und keine so häßlichen schwarzen Schorfe verursacht. Früh
und abends werden sie dünn mit folgender Creme bestrichen: Thigenol
0,2, Zinc. oxyd., Bismut. subnitric. $\overline{aa}$ 2,0, Unguent. emoll. ad 20,0. Die
abends aufgetragenen fetten Salben werden des Morgens vorsichtig mit
einem in reinstes Olivenöl getauchten Leinenläppchen weggewischt. Tagsüber werden die genannten fetten Cremes nur spurweise eingerieben,
gerade so viel, um die Haut geschmeidig zu erhalten. Ich möchte noch
darauf hinweisen, daß allzu spröde, trockene Haut mitunter dadurch
günstig beeinflußt wird, daß man interne Arsenkuren verordnet. Arsen
wird bekanntlich durch die Haut ausgeschieden und übt einen tonisierenden und die Regenerierung fördernden Einfluß auf das Hautorgan aus.

Seborrhoe (die zu fette Haut).

Je nach der Beschaffenheit, in welcher das in übermäßiger
Menge produzierte Talgsekret an der Oberfläche sichtbar wird, unterschied die Wiener Schule zwei Formen der Seborrhoe: die ,,*Seborrhoea oleosa*" sive adiposa zeichnet sich durch übermäßige Absonderung
flüssigen Fettes aus, bei der zweiten Form, der ,,*Seborrhoea sicca*"
erscheint das Sekret in Form von Schüppchen oder mäßigen
Schuppenlagern, welche immer größere Mengen von Fett enthalten. Nach
SIMONS besteht z. B. die Schuppenauflagerung bei der Seborrhoea capillitii zu drei Fünftel aus Fett, während zwei Fünftel durch Epidermiszellen
gebildet werden. Beide Seborrhoeformen sind aber ihrem Wesen nach
gleichwertig und stellen nur Variationen der klinischen Erscheinungsform
dar. Sie kommen nicht bloß an denselben Stellen und unter gleichen Verhältnissen vor, sondern sind nebeneinander und einander ablösend an
derselben Hautstelle zu beobachten.

Entsprechend der Ausbreitung und dem Sitze der Erkrankung ist
vom klinischen Standpunkt eine *Seborrhoea universalis* von einer *Seborrhoea localis* zu trennen. Als universell findet sich die Seborrhoe wohl nur
beim Neugeborenen als pathologische Steigerung und lange Andauer

jenes Zustandes, welchen wir als Vernix caseosa kennengelernt haben. Diese durch mehrere Wochen nach der Geburt bestehende stärkere universelle Fettabsonderung kombiniert sich oft mit Desquamation und schwindet in der Regel spontan. Viel häufiger ist die Seborrhoe in ihren beiden klinischen Erscheinungsformen, als Seborrhoea sicca und oleosa, lokalisiert in den sogenannten *seborrhoischen Zentren.*

Die *Haut des Gesichtes*, an welcher physiologisch die stärkste Fettabsonderung stattfindet, wird mit Vorliebe von Seborrhoea oleosa befallen (Fluxus sebaceus). Besonders Stirn, Nase und angrenzende Wangenpartie, sowie das Kinn erkranken am häufigsten und am intensivsten. Diese Stellen zeigen das Bild der Seborrhoea oleosa in typischer Weise. Klaffende Drüsenmündungen verleihen der Haut der Nase das Aussehen, als ob sie mit Nadeln zerstochen wäre. Drückt man die Haut der Nase seitlich zusammen, so steigen aus den Drüsenmündungen Fetttropfen oder weißliche, zylindrisch geformte Sebummassen empor, die sogenannten „filaments séborrhéiques" von SABOURAUD. Meist nimmt der Fettglanz an den seitlichen Partien des Gesichtes allmählich ab, in einzelnen Fällen erstreckt er sich über die Ohren und gegen den Nacken zu oder reicht in die behaarten Teile der Kopfhaut. Die Affektion belästigt ihre Träger nicht nur durch den entstellenden Glanz, sondern auch durch den Umstand, daß staubförmige Körper an der seborrhoischen Haut leicht festhaften und das Gesicht solcher Kranker meist wie ungewaschen aussehen lassen. Arbeiter, welche in stauberfüllten Räumen sich aufhalten, sammeln große Mengen des betreffenden Staubes (Mehl, Kohle usw.) an ihrer seborrhoischen Gesichtshaut an. Man kann daher an der starken Färbung die an Seborrhoea faciei leidenden Leute in Mühlen, Bäckereien, Gasfabriken usw. leicht von den gesunden Arbeitern unterscheiden. Die reine Seborrhoe des Gesichtes kombiniert sich häufig mit einer leichten Pityriasis faciei. Oft trifft man dieselbe an den Brauen, im Schnurrbart, in der Nasolabialfalte. Die Schüppchen verleihen der Hautoberfläche ein gelbliches Kolorit, verbacken mit dem Hautfette zu einer fettigen Deckschicht, die an ihrer Unterseite in die Drüsenmündungen absteigende Fortsätze trägt.

Eine häufige Lokalisation der Seborrhoe bildet der *Lidrand*; Rötung und Fettglanz der freien Lidränder sind für dieses Leiden charakteristisch, welches bei längerem Bestande stets in Eczema seborrhoicum übergeht, dann Schuppen- und Krustenbildung bedingt und schließlich zum Ausfall der Cilien führt.

Die Seborrhoe des *Gesichtes* betrifft fast immer Erwachsene und beginnt zur Pubertätszeit. Sie ist ein ausgezeichnetes Terrain für die Entwicklung entzündlicher Zustände, die als leichte Rötung beginnen (Seborrhoea congestiva) und im weiteren Verlaufe in echte Dermatitiden wechselnder Intensität (Eczema seborrhoicum) übergehen können. Oft entstehen in seborrhoischer Haut Komedonen und Akneknospen. Der seborrhoische Zustand der Gesichtshaut, welcher zu Beginn der Pubertät sich langsam entwickelt, bleibt jahrelang bestehen und verschwindet oft spontan mit höherem Alter. Er macht fast niemals Beschwerden bis auf ein geringes Jucken in jenen Fällen, die mit leichten kongestiven Hyperämien einhergehen.

Überblicken wir das eben geschilderte klinische Bild der Seborrhoe und versuchen wir, seine Pathogenese unserem Verständnisse näher zu bringen, so kommen wir zu dem Schlusse, daß diese ständige Hyperfunktion der Talgdrüsen nur durch eine *schwere vegetative Störung* bedingt sein kann. Da die Hautfunktionen, Gefäßinnervation, Schweiß- und Talgsekretion durch den Sympathikus reguliert werden, kann letzten Endes nur eine pathologische Veränderung in diesen Nervengebieten als Ursache herangezogen werden. Der Reizzustand des Sympathikus, der neben der Seborrhoe Hyperhidrosis bedingt, läßt sich am besten als Domestikationsfolge auffassen, d. h. als eine Folge der unrichtigen Ernährung und der Übererotisierung des modernen Kulturmenschen. Menschenrassen und Bevölkerungsschichten, die reichliche Muskelarbeit leisten und dadurch die vom Darm aus resorbierten hochmolekularen Nahrungsstoffe ausgiebig verbrennen und entgiften, neigen viel weniger zu Seborrhoe als die geistig tätigen, mehr oder weniger überernährten und verfetteten Intelligenzler. Bei Seborrhoikern finden sich nicht nur die Reizzustände des vegetativen Nervensystems an der Haut, sondern sie neigen auch zu anderweitigen Hypersekretionen, wie z. B. zur Hyperazidität. Es ist daher ein müßiges Beginnen, die Seborrhoe bloß durch externe Medikamente bekämpfen zu wollen.

Eine richtige *Therapie der Seborrhoe* ist in einem Regime gegeben, welches versucht, das Übel an der Wurzel zu fassen. Diese Änderung der Lebensweise wäre natürlich nur durch eine Gesamtänderung des Milieus möglich, in welchem das seborrhoische Individuum sich bisnun befand. Was zunächst die *Ernährung* betrifft, so ist bekannt, daß Kohlehydratmast die Seborrhoe fördert. Wir müssen also die Diätvorschriften etwa in folgender Weise festsetzen: Aus der Nahrung des Seborrhoischen wären alle jene Speisen zu streichen, welche Obstipation und Fäulnisdyspepsie veranlassen und einen allzu intensiven Fettansatz zur Folge haben. Verboten ist demnach der reichliche Fleischgenuß, ferner Amylaceen (Kartoffeln, Reis in allzu großen Mengen), grobe Gemüse (Kohl, Kraut), gärende Mehlspeisen (Hefespeisen) und als besonders schädlich Kaffee und Tee in konzentrierter Form. Ebenso ist der Nikotinabusus zu untersagen.

Neben der Änderung des Regimes werden wir auch durch externe therapeutische Maßnahmen trachten, die Seborrhoe und deren Folgen, wenn auch nicht ganz zu beseitigen, so doch wenigstens auf ein Mindestmaß zu beschränken. Die wirksamsten Mittel, welche wir gegen die

Seborrhoe besitzen, sind *Schwefel, Resorcin, Adstringentien, Alkohol* und *Seifen.* Nach der herrschenden Ansicht soll der Schwefel, in die Haut eingerieben, mit den Alkalien der Gewebsflüssigkeit Schwefelalkalien bilden, die, wie die Ätzalkalien, Hornsubstanz (Keratin) zur Quellung und Lösung bringen (HAUSCHKA, PASCHKIS u. a.); ein anderer Teil des Schwefels soll in den Hautsekreten gelöst mit den Drüsenwandungen in direkte Berührung kommen und auf diese in allerdings noch unbekannter Weise gefäßverengend wirken. Als Stütze dieser Auffassung wird die Tatsache ins Treffen geführt, daß bei Einreibung mit reiner Schwefelsalbe alsbald Geruch nach H_2S auftritt und daß die Wirkung viel intensiver zur Beobachtung kommt, wenn der Schwefel von vornherein mit Alkalien kombiniert angewendet wird.

Sein epidermislösender (keratolytischer), regenerierender und epidermisabstoßender (keratoplastischer) und gefäßverengender Effekt macht Schwefel bei der Behandlung aller seborrhoischen Hautaffektionen, von Mitessern (Komedonen) und sonstigen Verhornungen der Epidermis (Lichen pilaris) unentbehrlich. Seine antiparasitäre Wirkung ist uns besonders bei Abtötung der pathogenen Flora der seborrhoischen Haut willkommen. Die in die Tiefe gehende Schwefelwirkung kommt bei Entfernung parakeratotischer Auflagerungen zur Anwendung. Der keratolytische Effekt wird durch Beimengung von Alkalien unterstützt. Da die Haut des Seborrhoikers reichlich Fett enthält, so applizieren wir den Schwefel in Form von Seifen oder Schüttelmixturen. Die lästige Seborrhoea oleosa des Gesichtes z. B., die in der Regel später zu Akne führt, soll zweckmäßig von vornherein konsequent behandelt werden. RIEHL empfiehlt abends Waschungen mit schwefelhaltigen Seifen bzw. Lösungen folgender Zusammensetzung: Lactis sulfuris 20,0, Saponis glycerin. liquid. 100,0. *S.* Vor dem Gebrauch zu schütteln. Oder Florum sulfuris 10,0, Saponis medicinalis 100,0. Oder Sulfuris citrini 10,0, Spirit. saponatokalin., Spirit. lavandul. $\overline{aa}$ 50,0. Oder Sulfuris citrini 5,0, Saponis viridis 50,0. Oder Solution. Vlemingkx 100,0.

Die Seife wird auf mit warmem Wasser befeuchteten Flanell aufgetragen oder aufgegossen und die kranke Haut mit diesem energisch abgerieben, bis die Seife schäumt, darauf mit Wasser abgespült und getrocknet. Man läßt die Waschungen in leichten Fällen jeden zweiten bis dritten Abend wiederholen, des Morgens die Gesichtshaut nur mit Alkohol leicht betupfen. In intensiveren Fällen kann der Schaum der Schwefelseife 10 Minuten bis 1 Stunde und darüber auf der Gesichtshaut belassen werden, wodurch man bei Auswahl der oben gegebenen Vorschriften nach Belieben intensiver oder milder einwirken kann. Die Solutio Vlemingkx eignet sich, da sie sehr irritierend ist, nur für wenig empfindliche Gesichtshaut und muß nach Bedarf mit Wasser verdünnt werden. Über Nacht wird nun das Gesicht mit einer Schüttelpinselung derart behandelt, daß dieses Medikament nach kräftigem Umschütteln auf die Gesichtshaut aufgetupft wird. Diese Schüttelpinselungen sollen zum Aufquellen der Hornschicht nebst Schwefel Alkalien, indifferente Puder und eventuell geruchlose und lösliche Teerpräparate enthalten. Man wählt daher am besten folgende Zusammensetzungen: Sulfuris praecipitat. 1,0, Spirit. camphorat., Spirit. lavandul a̅a̅ 2,0, Spirit. coloniens. 4,0, Aqua destill. 60,0 (KUMMERFELDsches Waschwasser). Oder Sulfuris praecipitat., Acid. salicyl. a̅a̅ 1,5, Talci veneti, Amyl. oryz. a̅a̅ 10,0, Terrae silic. 5,0, Spirit. vini (70%) 150,0. Oder Sulfuris praecipitat., Zinci oxyd. a̅a̅ 5,0, Camphor. tritae 1,0, Tragacanth. 1,5, Aqua calc. ad 200,0. Oder Sulfuris praecipitat. 1,0, Glycerin. pur., Aqu. amygdal. amar. a̅a̅ 5,0, Aqu. calc. ad 100,0 (HERXHEIMER). Oder Thigenol 2,0, Sulfuris praecipitat. 5,0, Zinci oxyd., Talci venet. a̅a̅ 10,0, Glycerin. pur. 20,0, Spirit. rectificat. (70%) ad 100,0.

Statt Schüttelpinselungen empfehlen UNNA und seine Schule als Konstituens für die Schwefelapplikation sogenannte *Alaunpasten*. Der Ursprung dieser Pasten geht auf viele Jahrhunderte zurück. Schon am Hofe Maria von Medicis war ein Mittel im Gebrauch, das aus Alaun und Hühnereiweiß bestand und zum Aufhellen von Gesichtsflecken und zur Pflege der Hände diente. Vermischt man Alaun nach der folgenden Vorschrift UNNAS mit Hühnereiweiß und gibt als Fettgehalt 8% Mandelöl hinzu, so erhält man eine Paste, die auf der Haut zu einem gipsartigen, harten Überzug eintrocknet und sich daher für die Nachtbehandlung besonders eignet. „Pasta albuminis aluminata" wird folgendermaßen hergestellt: Lösung I. Albuminis ovi sicci 10,0, Aqu. destill. 70,0. Lösung II. Aluminis 8,0, Aqu. destill. 70,0. Lösung II wird heiß zur kalten Lösung I gesetzt und das Gemisch auf 87 g eingedampft. Dann fügt man hinzu: Tinct. benzoes 3,0, Ol. amygdal. ad 100,0.

Die Wirkung der Paste ist stark hautbleichend und entfettend. Entzündungsherde werden unter ihrem Einfluß rasch zum Verblassen gebracht. Das hauptsächlichste Anwendungsgebiet ist die ölige Seborrhoe des Gesichts. Um die Applikation der an sich etwas harten Paste zu erleichtern, setzt man zweckmäßig Mittel zu, die ebenfalls bleichen und gleichzeitig die Konsistenz der Paste weicher machen, z. B. Acet. aromat. Die bleichende Wirkung der Alaunsalbe ergänzt die Wirkung des Schwefels in ausgezeichneter Weise. Schwefel ist zwar ein gutes Antiseborrhoikum, hat jedoch die unangenehme Eigenschaft, bei häufigem Gebrauch die Schwärzung der Hautfollikel zu begünstigen; diese wird durch die Alaunpaste verhindert. Wir verschreiben daher: Past. albuminis aluminat. 20,0, Sulfur. 2,0, adde Acet. aromat. et Eucerini anhydrici a̅a̅ qu. s. u. f. pasta mollis.

Wurde des Abends eine Schwefelschüttelpinselung oder über Nacht eine Schwefel-Alaunpaste appliziert, so kann man des Morgens das Gesicht mit heißem Wasser waschen, welches zweckmäßig mit pulverisierter Borsäure versetzt wird (ein Kaffeelöffel des Pulvers auf einen Liter Wasser). Diese Waschungen mit heißer Borsäurelösung sollen auch mehrmals während des Tages vorgenommen werden. Tagsüber verwendet man auch gern angesäuerte alkoholische Lösungen folgender Zusammensetzung: Acid. boric. 3,0, Glycerini 10,0, Tinct. benzoes 2,0, Spirit. vini ad 100,0. Oder Acid. benz. 3,0, Borac., Glycerin. $\overline{aa}$ 15,0, Aqu. destill., Spirit. rectificat. (70%) $\overline{aa}$ 100,0.

Solange die Fettsekretion an der Haut noch Glanz erzeugt, ist Pudern derselben anzuempfehlen. Als Grundlage medikamentöser Puder zur Behandlung der Seborrhoe eignet sich UNNAS Pulvis cuticolor. Er enthält Boluspulver. Die Bolusarten zeichnen sich durch ihre vielseitige Aufnahmefähigkeit aus, sie absorbieren mit Vorliebe Fett, aber auch Flüssigkeit und sind daher bei Seborrhoe und der dieselbe so häufig begleitenden Hyperhidrosis des Gesichtes besonders indiziert. Für die Kosmetik ist vornehmlich eine Bolusmischung zu empfehlen, die hautfarben ist. Bekanntlich wird eine Hautfarbe am besten durch Vermischen dreier Farben hervorgerufen: Weiß, Gelb und Rot. Weiß entspricht der Farbe der Lederhaut, Gelb der der Oberhautzellen und Rot der des Blutes. Eine schon sehr alte und bewährte Vorschrift benutzt eben hierzu die Vielfarbigkeit der Bolusarten. Die sogenannte Bolus alba hat bekanntlich einen gelblichen Stich. Bolus rubra ist durch Eisenoxyd rötlich, die weiße Komponente repräsentiert das Zinkoxyd. Wir erhalten daher Pulvis cuticolor durch folgende Mischung: Zinci oxyd. 2,0, Bol. rubrae 2,0, Bol. albae 3,0, Magnes. carbon. 3,0, Amyl. oryz. 10,0.

Diesem Pulver kann man leicht Schwefel oder Ichthyol in 2%iger Menge zusetzen, ohne seine Hautfarbe zu beeinträchtigen. Der Puder ist immer in geringer Menge mehrmals täglich aufzutragen und mit Watte oder einem feinen Seidentuch leicht wegzuwischen.

Ein gut verwendbares, hautfarbenes Schwefelpuder ist das sogenannte *Sulfodermpuder*, welches trotz seines relativ geringen perzentuellen Gehaltes an Schwefel doch eine intensive Wirkung desselben gestattet, da ein jedes Puderkörnchen von einer Hülle kolloidalen Schwefels eingeschlossen ist.

Die Seborrhoe kompliziert sich häufig mit anderen Krankheiten, sie bildet vor allem die Grundlage für die Entstehung der *Komedonen* und der *Akne vulgaris.* Auch die Akne *rosacea* und Akne *varioliformis* kommen häufig auf der Basis von Seborrhoe zur Entstehung, obwohl man sie auch unabhängig davon sehen kann. Die seborrhoisch erkrankten Stellen werden durch äußere Reize leicht hyperämisch; so findet man die Seborrhoe der Brauengegend, der Oberlippe und der Nasolabialfalte oft mit chronischer Hyperämie verbunden. Seborrhoische Haut neigt auch sehr zum Auftreten von Ekzemen und diese sind sowohl durch ihr Aussehen, ihren Verlauf als auch durch ihr Verhalten gegen Therapie eigenartig. Diese die Seborrhoe komplizierenden Ekzeme sind zwar schon älteren Beobachtern bekannt gewesen, aber erst von UNNA genauer beschrieben und als seborrhoische Ekzeme bezeichnet worden. Folgender Befund rechtfertigt die *Sonderstellung des seborrhoischen Ekzems* gegenüber anderen akuten Dermatitiden:

1. Die Gesetzmäßigkeit der Ausbreitung über die Körperfläche beim seborrhoischen Ekzem beruht auf einem meist langsamen, aber stetigen Fortschritt der Proruptionen von lange bestehenden Brutstätten aus und, da die Hauptbrutstätte auf dem behaarten Kopfe sich befindet, auf einem Fortschritt vom Scheitel nach abwärts.

2. Die Ausbreitung der Ekzemherde geht von den seborrhoischen Zentren — meist behaarten Regionen — mit abnehmender Intensität vor sich und steht schließlich, ehe die Körpergrenze erreicht ist, still.

3. Halten sich die Proruptionen des seborrhoischen Ekzems an gewisse *Prädilektionsrichtungen* und *Prädilektionsorte*: am Kopf an die Gegend hinter dem Ohr, an die seitliche Wangen- und Halsgegend, am Rumpf an die hintere und vordere Schweißrinne, im Gesicht an die Augenbrauen und die Nasolabialfalten.

4. Wird das seborrhoische Ekzem durch seine Neigung zu serpiginöser Ausbreitung und zentraler Spontanheilung charakterisiert, insbesondere am Sternum finden sich solche von UNNA als Typus petaloides und Typus circumcisus bezeichnete Formen.

Das seborrhoische Ekzem der unbehaarten Haut reagiert auf dieselben Medikamente wie die gewöhnliche Seborrhoe, besonders Schwefelpräparate haben eine gute Wirkung.

Eine besondere Besprechung erfordert

die seborrhoische Infektion des behaarten Kopfes und ihre Beziehung zur Glatzenbildung.

Die Seborrhoe des behaarten Kopfes kommt bei Säuglingen und kleinen Kindern als „Gneis" oder als Crusta lactea zur Beobachtung. Die Kopfhaut ist bedeckt von dünnen, fettigen Schuppengrinden oder von bis 1 cm dicken, bräunlich oder grünlich gefärbten, schmutzigen Sebumauflagerungen, die sich mit den Haaren innig verfilzen und deshalb schwer abzuheben sind. Entfernt man die Auflagerungen, so ist die Haut darunter blaß, nicht nässend und bedeckt sich rasch wieder mit Fett. Bei langem Bestand entwickeln sich auf dem Boden der Crusta lactea die bekannten, äußerst hartnäckigen Säuglingsekzeme, die immer und immer wieder rezidivieren und oft erst nach Jahren gänzlich schwinden.

Zwischen dem 5. und 15. Lebensjahre pflegt auch bei seinerzeit seborrhoischen Kindern ein Stillstand der Seborrhoe des behaarten Kopfes einzutreten und erst im Pubertätsalter kommt diese Konstitutionsanomalie neuerlich zum Durchbruch. Anämische und chlorotische Störungen leisten ihr Vorschub. Die Seborrhoe des behaarten Kopfes lokalisiert sich hauptsächlich in den oberen und mittleren Partien des Capillitium. Ihre Begrenzungslinie läuft halbmondförmig von einer Schläfe zur anderen derart, daß die abhängigen Partien des Schädels weniger befallen sind als Stirn und Scheitel. Die Seborrhoea oleosa der Kopfhaut verrät sich durch übermäßige Einfettung der Haare. Die Kopfhaut sieht immer aus, als wäre sie reichlich mit Pomade versehen. Alle mit den Haaren in Berührung kommenden Gegenstände, wie Hutfutter, Kopfpolster, Haarbänder usw., werden nach kurzem Gebrauch mit Fett imprägniert. Die Haare legen sich glatt an den Kopf und kleben, wenn sie dünn sind, zu Büscheln aneinander, so daß der Haarwuchs dadurch spärlicher aussieht. Ja, es kann, wie dies A. VEIEL beschreibt, zu derartiger Verfilzung der Haare kommen, daß ein ähnliches Bild wie bei Plica polonica entsteht. Durch die abundante Fettabsonderung, welche namentlich nach häufigem Baden leicht zur Entwicklung eines eigentümlichen ranzigen Geruches führt, werden die Kranken sehr belästigt. Das eben geschilderte Krankheitsbild der sogenannten Seborrhoea oleosa kann sich mit einer intensiven Schüppchenbildung vergesellschaften (fälschlich Seborrhoea sicca genannt, besser als Pityriasis furfuracea bezeichnet). Der Zustand charakterisiert sich durch das reichliche Abfallen von weißlichen, fettigen Schüppchen beim Kämmen und Bürsten. Untersucht man diese Schüppchen mikroskopisch, so findet man in denselben die sogenannten Sporen von Malassez. MALASSEZ beschrieb diese Gebilde in seiner Publikation vom Jahre 1874 in folgender Weise: Ihre Form ist ovoid, seltener oval. Sie sind sehr klein, 4—5 μ lang, 2—2,5 μ breit. Sie wachsen ausschließlich in der verhornten Epidermis und dringen in den Follikel nur bis zum Niveau der einmündenden Talgdrüse ein. MALASSEZ schrieb diesen Sporen eine pathogene Bedeutung zu, welche ihnen jedoch alle anderen Untersucher absprachen. UNNA konnte den Nachweis liefern, daß die von MALASSEZ Sporen benannten Mikroorganismen nichts anderes sind als Jugendformen jener Bazillen, die UNNA und seine Schüler als Flaschenbazillen bezeichneten. Die MALASSEZschen Sporen wachsen nämlich zu länglichen Stäbchen aus, welche an einem Ende kugel- oder kegelförmig anschwellen, wodurch dann das Körperchen eine auffallende Ähnlichkeit mit einer Flasche erhält.

BENEDEK züchtete aus den Schuppen der seborrhoisch erkrankten Kopfhaut einen Spaltpilz, den er Schizosaccharomyces hominis nannte und als Erreger des seborrhoischen Ekzems auffaßte. Der Nährboden der Wahl war 8%iger Glucose-Agar (rohe Glucose Merck 80,0, Pepton Merck 10,0, Agar-Agar 20,0, Aqu. destill. 1000,0). Die optimale Züchtungstemperatur betrug 27⁰. Die linsengroßen Kolonien erschienen nach 24 bis 48 Stunden, waren prall vorgewölbt, halbkugelig, grauweiß, scharf begrenzt, glänzend und typisch fadenziehend. Im mikroskopischen Präparate bestanden sie aus länglichen Zellformen, die an beiden Enden spitz zuliefen und „Nähmaschinenschiffchen" glichen. Durch spezifische Seroreaktionen (Komplementfixation, Agglutination) und durch Cutireaktion mit Kulturextrakten glaubte BENEDEK die ätiologische Rolle, welche er dem von ihm gefundenen Erreger beim seborrhoischen Ekzem zusprach, beweisen zu können.

Im Beginn der Pityriasis sind die Schuppen meist noch spärlich, mehlartig und glänzend, späterhin fallen diese Schuppen schon bei Bewegungen auf die Kleider und bedecken Rockkragen und Schultern der jungen Leute. In exzessiven Krankheitsfällen bilden sie mantelähnliche Manschetten um einen Teil des Haarschaftes, sind asbestähnlich oder gleichen Plättchen von Perlmutter und können in dicken Massen das Capillitium bedecken (Porrigo amiantacea ALIBERT). Entfernt man die eben beschriebenen schuppigen Auflagerungen, so ist die Kopfhaut darunter blaß und fettig glänzend. Die mit Schuppenbildung einhergehende Seborrhoe der Kopfhaut kann mitunter viele Jahre bestehen, ohne zum Haarausfall zu führen, jedoch fast immer gibt sie Veranlassung hierzu. Anfangs bemerken die Patienten, daß sie beim Kämmen und Bürsten reichlich Haare verlieren. In späterer Zeit steigert sich der Haarausfall so sehr, daß beim Durchfahren durch die Haare immer an den Fingern einzelne Haare haften bleiben; es kommen da namentlich die längsten Haare, wie man bei weiblichen Individuen leicht beobachten kann, zum Ausfall; der Haarbestand wird auffallend schütterer. In diesem Zeitpunkt suchen die Patientinnen gewöhnlich erst die Hilfe des Arztes auf. In vorgeschrittenen Stadien wird die Behaarung der Kopfhaut immer geringer, sowohl an Zahl als an Stärke der einzelnen Haare; es kommt schließlich nach einem Stadium, in welchem die Kopfhaut nur lanugoähnliche Härchen trägt, zu vollständiger Kahlheit, zur Bildung einer Glatze. Bei Männern beginnt die Enthaarung gewöhnlich, von der Haargrenze an der Stirn ausgehend, an den Stirnwinkeln beiderseits und in der Gegend des Haarwirbels. Wenn diese kahlen Stellen sich allmählich vergrößern und berühren, bleibt in der Medianlinie über der Stirn eine Haarinsel noch längere Zeit übrig. Bei geschlechtsreifen Frauen kommt es niemals zur Glatzenbildung, sondern nur zu bedeutender Lichtung des Haarbestandes, so daß man durch die Haare überall die Kopfhaut durchschimmern sieht.

Die *Glatze* als Begleiterscheinung der Seborrhoe verdankt demnach ihre Entstehung teils *lokalen*, teils *konstitutionellen* Ursachen.

Die *lokale* Ursache scheint dadurch bedingt zu sein, daß die Haarpapille beim Seborrhoiker durch Toxine, welche die in den Follikelmündungen reichlich vorhandenen Bakterien bilden, schwer geschädigt wird. Im Gegensatz zur normalen Kopfhaut enthält das seborrhoische Capillitium an seiner Oberfläche eine außerordentlich große Menge von

Saprophyten, welche einem Unkraut vergleichbar auf dem zersetzten Fett vegetieren. Die Anwesenheit der genannten Bakterien im Haarfollikel und im Haartrichter verursacht zweifellos einen *ständigen Irritationszustand*, welcher für ein so empfindliches Gebilde, wie es die Haarpapille darstellt, nicht gleichgültig ist.

Die *konstitutionelle* Ursache der Glatzenbildung ist in zwei wichtigen Faktoren begründet: 1. *in der überstürzten Haarneubildung* und 2. *in der übermäßigen Anspannung der männlichen Kopfschwarte.* Die einzelnen Haargenerationen, welche jede Papille des Capillitium produziert, müssen in relativ großen Zeitintervallen sich erneuern, wenn das männliche Individuum bis zu seinem Tode mit seinen Kopfhaaren auskommen soll. Die Glatzenbildung beruht nun darauf, daß in einem gewissen Lebensabschnitte die Haarpapille infolge überstürzter Haarneubildung die Haare vorzeitig abstößt und wieder hervorbringt, so daß die einzelnen Haargenerationen viel rascher als normal aufeinanderfolgen. Das Abstoßen und Wiederwachsen der Kopfhaare spielt sich unter dem Einfluß bestimmter hormonaler Reize in stürmischem Tempo ab und braucht dabei die dem Epithel von der Anlage her innewohnenden Reparationsenergien in kürzester Zeit auf. Die Glatze ist nicht eine Folge der Seborrhoe, sie ist ihr nicht subordiniert, sondern koordiniert; beide sind das Ergebnis eines vegetativen Irritationszustandes, der beim männlichen Geschlecht die Haarpapillen viel intensiver schädigt als beim weiblichen.

Der Follikelapparat des Haares atrophiert und erschöpft sich vorzeitig an jenen Stellen des Haarbodens, welche infolge ihrer anatómischen Verhältnisse besonders schlecht ernährt sind. Und so kommt denn als zweites ursächliches Moment konstitutioneller Art die übermäßige Anspannung der Kopfschwarte beim Mann in Betracht. Schon die klinische Beobachtung lehrt uns, daß die Zentren atrophischer Alopecie am behaarten Kopf jenen Regionen entsprechen, welche schlechter mit Blutgefäßen versorgt, mit Muskulatur und Fett nur wenig unterpolstert und straff über die Schädelkapsel hinweggespannt sind. Ich möchte an dieser Stelle auf die interessanten Untersuchungen von M. Schein (1903) und auf die in jüngster Zeit veröffentlichten Ergebnisse von Wadel hinweisen. Beide Autoren konnten den Nachweis erbringen, daß bei den zur Glatze disponierten Männern eine übermäßige Anspannung der Kopfschwarte durch Verwachsungen der Galea des Schädeldaches mit der darüberziehenden Kopfhaut erfolgt. Ich möchte daher die Glatzenbildung beim Mann als eine Minusvariante des Haarkleides definieren, welche, mit der Seborrhoe vergesellschaftet, durch diese gefördert, aber nicht bedingt ist und ihre Ursache in anatomischen und biologischen Wachstumsvorgängen am Schädel und den dadurch hervorgerufenen Spannungsänderungen der Kopfschwarte hat. Es ist kein Zweifel, daß diese Entwicklungsvarianten des Schädels und des Capillitium von den männlichen Geschlechtsdrüsen und den übrigen endokrinen Organen beeinflußt werden.

Unterstützt wird diese Meinung durch folgende Befunde: 1. Fehlen der Glatze bei Frauen mit funktionstüchtigen Ovarien; 2. Fehlen der Glatze bei Eunuchen und Eunochoiden; 3. Fehlen der Glatze bei afrikanischen Völkerstämmen trotz vorhandener Seborrhoe. So berichtet MONTPELLIER im Juni 1919 über die Häufigkeit der Seborrhoe bei den Muselmanen Algiers und weist anderseits auf die Seltenheit der Glatze hin.

Die *Therapie der Glatze* kann nur dann Aussicht auf Erfolg haben, wenn sie zu einem Zeitpunkt einsetzt, in welchem noch Haarpapillen vorhanden sind. Vollständig ausgebildete, jahrelang bestehende Glatzen können natürlich nicht mehr therapeutisch beeinflußt werden.

Der atrophisierende Prozeß macht bei den Haarpapillen nicht halt. Er erstreckt sich auch auf die Epidermis und die bindegewebigen Anteile des Capillitium. Die Haut desselben wird immer dünner, der Papillarkörper abgeflacht, das Bindegewebe sklerosiert, die zuführenden Gefäßchen veröden und die Kopfhaut wird fest an die Galea fixiert. Diese anatomischen Veränderungen beschleunigen den Untergang der Haare und ihrer Anhangsgebilde; am längsten bleiben die Schweißdrüsen des Capillitium unversehrt, welche, wie bekannt, beim Glatzköpfigen zu intensiver Hypersekretion neigen. Im Sommer schwitzen daher die mit einer Glatze Behafteten viel stärker am Kopf als Männer mit normalem Haarwuchs.

Sehr interessant ist die Beobachtung von ELIASSOW, welcher feststellte, daß die Talgdrüsen des Capillitium beim Seborrhoiker nicht nur eine Hyperfunktion, sondern auch eine Dysfunktion erkennen lassen. Die chemische und optische Untersuchung des seborrhoischen Hautfettes am Kopf ergab von der Norm abweichende Befunde. ELIASSOW schlug daher vor, das pathologisch veränderte Hautfett durch die Zufuhr von Cholesterin zu verbessern. Er baute auf dieser Hypothese eine neue Therapie der Seborrhoe auf, indem er die Kopfhaut täglich mit einer Cholesterinlösung (Trilysin) einreiben ließ. Tatsächlich scheint Trilysin in einzelnen Fällen von Seborrhoea sicca einen günstigen Einfluß auf den Haarausfall zu haben.

Ich möchte nun im folgenden die Richtlinien, die wir bei der Therapie des seborrhoischen Haarausfalles zu befolgen haben, zusammenfassen: Erstens müssen wir trachten, das abnorme Fett, welches infolge der Seborrhoe den Haarboden bedeckt und ein ausgezeichnetes Nährsubstrat für zahllose Bakterien abgibt, zu beseitigen, zweitens ist oberflächlich durch bakterizide Stoffe das Unkraut des Haarbodens zu vernichten und die Kopfhaut gleichsam zu sterilisieren, drittens haben wir den geschwächten und hinfälligen Haarpapillen Nährstoffe zuzuführen, um die Haarregeneration zu fördern und ihre Involution zu Lanugohaaren zu verhindern, viertens endlich müssen wir versuchen, der Sklerosierung der Kopfschwarte und der Verödung zuführender Blutgefäßchen entgegenzuarbeiten. Allen diesen Indikationen wird die seinerzeit von LASSAR angegebene Haarkur gerecht; sie ist ein Verfahren, welches durch mindestens vier Wochen sehr gewissenhaft durchgeführt werden muß. Am besten eignen sich hierzu die Sommermonate, da während der Kur die Haare ganz kurz geschnitten werden müssen; ja von manchen Autoren wird empfohlen, die Kopfhaut einmal wöchentlich zu rasieren. Sie gehen dabei von der Annahme aus, daß das Rasieren an sich schon ein mächtiges Stimulans für die Haarpapille darstellt. Die Haarkur wird in folgender Weise vorgenommen: Abends wird die Kopfhaut zur Bekämpfung der Seborrhoe mit Schwefelpräparaten behandelt; dieselben werden in Form von Pomaden, von Pudern oder von Ölen appliziert. Schwefelpomaden (z. B. Lactis sulfur. 1,5, Axung. porc. 25,0, Ol. amygdal. dulc. 5,0, Ol. rosar. gtt. 2) werden am besten mit einem Borstenpinsel eingerieben. ZUMBUSCH empfiehlt bei stark durchfetteter Kopfhaut, statt Schwefel in Salbenform lieber solchen als Streupulver zu verwenden, und zwar Einstauben des Kopfes mit Sulfur. praecip. 40,0, Amyl. oriz. 50,0, Pulv. rad. irid. 10,0. Statt dieses Schwefelpuders kann man auch das Sulfoderm verwenden (s. S. 144). Ein sehr häufig verordnetes Medikament gegen Seborrhoe ist das *Sulfoform*, ein Triphenylstibinsulfid, welches vollkommen geruchlose Kristallnadeln bildet. Während es bei trockener Aufbewahrung beständig ist, besitzt es in gelöstem Zustande die Fähigkeit, den an seinem Aufbau beteiligten Schwefel in statu nascendi, also in besonders wirksamer Form, abzuspalten. Das Präparat kann als 10%iges Öl oder in 1—2%iger alkoholischer Lösung appliziert werden. SABOURAUD empfiehlt als wirksames Antiseborrhoikum eine Lösung von Schwefel in Schwefelkohlenstoff, welche nach einem eigenen Verfahren desodorisiert wird.

Der des Abends in die Kopfhaut eingeriebene Schwefel wird des Morgens am besten mit schäumenden Seifenlösungen (HEBRAS Spiritus saponato-kalinus) entfernt. Nach gründlichem Abspülen des Schaumes wird die Kopfhaut zunächst mit einem wasserlöslichen Desinfiziens beschickt (Hydrargyr. bichlorat. corrosiv. 0,25, Aqua rosar. ad 200,0) und dann mit einem alkoholischen Desinfiziens betupft (Thymol. 0,5 oder β-Naphthol 0,5, Spirit. vin. dilut. ad 200,0). Sollte nach der alkoholischen Haartinktur die Kopfhaut allzu trocken sein, so kann man sie mit ein paar Tropfen Haaröl einfetten (Acid. salicyl., Resorc. alb. $\overline{aa}$ 0,2, Ol. oliv., Ol. ricin. $\overline{aa}$ 10,0, Ol. rosar. gtt. 2).

Die LASSARsche Haarkur ist sicher ein hervorragendes Mittel zur Bekämpfung des seborrhoischen Haarausfalles, sie kann jedoch kaum öfters wie einmal jährlich durchgeführt werden. Die übrige Zeit des Jahres werden wir versuchen, mit einfacheren Mitteln auszukommen. Wir ver-

ordnen z. B. bloß 3mal wöchentlich abends Applikation von Schwefelpräparaten, welche am folgenden Morgen mit Haarwässern entfernt
werden. Bei der Verschreibung der letzteren werden wir uns von folgenden Gesichtspunkten leiten lassen:

Zum Zwecke der *Sterilisation* der Kopfhaut empfiehlt sich eines der
folgenden Desinfizientien, und zwar (gelöst in Spirit. vin. dilut. ad 200,0);
Acid. carbol. liquefact. 0,4, Hydrargyr. bichlorat. corrosiv. 0,4, β-Naph-
thol. 0,4, Balsam. peruv. 1,0, Formal. 1,5, Acid. salicyl. 2,0, Resorc. alb.
2,0, Tannobromini (Dibromtannin + Formaldehyd) 3,0, Epicarini (β-
Naphtholderivat) 3,0, Captoli (Tannin + Chloralhydrat) 3,0. Da Teerpräparate auch eine hervorragend *juckstillende* Wirkung besitzen, werden
sie gerne Haarwässern zugesetzt; jedoch müssen sie wegen ihres unangenehmen und besonders im Haare störenden Geruches möglichst desodorisiert sein. Wir können verordnen (gelöst in Spiritus vin. dilut.
ad 200,0): Anthrasol. 3,0, Liquor. carbon. detergent. 3,0—6,0. Dieses
letztere von der Firma Wright erzeugte englische Präparat kann auch
durch den von PERUTZ angegebenen Liquor cadin. detergens ersetzt
werden.

Zur Kräftigung der Haarpapillen werden den Haarwässern Tonika
und Hyperämika zugesetzt. Als *Haartonika* sind bewährt (gelöst in
Spirit. vin. dilut. ad 200,0): Tinct. chin. simplic. 6,0, Tinct. jaborand. 6,0,
Tinct. nuc. vom. 6,0. Zur *Hyperämisierung* des Haarbodens dienen (gelöst in Spirit. vin. dilut. ad 200,0): Tinct. capsic. 4,0, Tinct. cantharid.
4,0, Spirit. camphorat. 10,0.

Das seinerzeit von ZUNTZ empfohlene Humagsolan in Pillenform hat
beim seborrhoischen Haarausfall den Erwartungen nicht entsprochen,
welche in dieses Medikament gesetzt wurden.

Um der Sklerosierung der Kopfschwarte und der Verödung zuführender
Gefäßchen entgegenzuwirken, kann versucht werden, physikalische Heilmethoden heranzuziehen. Eine *intensive Massage* der Kopfhaut fördert
die Durchblutung des Haarbodens und kann gleichzeitig mit dem Einreiben des Haarwassers verbunden werden. Falls keinerlei entzündliche
Veränderungen bestehen und die Haare ganz kurz geschnitten sind, kann
man 2mal wöchentlich vorsichtig mit *Höhensonne* bestrahlen oder durch
Applikation von Hochfrequenzfunken (Arsonvalisation) das Capillitium
hyperämisieren. Die hierzu verwendeten Arsonvalapparate müssen jedoch
eine hohe Intensität haben, da sie sonst keine langdauernde Hyperämie
erzeugen. Ferner ist auch der Versuch gemacht worden (E. LAST), durch
Diathermie der Kopfschwarte dem Haarausfall zu begegnen. Dieses Verfahren erfordert eine sehr vorsichtige Technik, um Verbrennungen zu vermeiden. Die Haare müssen vorher intensiv mit Seifenspiritus eingeschäumt werden. Man bedient sich mit Vorteil der von LAST angegebenen
Diathermieelektrode.

Endlich möchte ich auf ein Verfahren hinweisen, welches mir mit Rücksicht auf die LINSERschen Experimente an Kaninchen auch beim Menschen nicht ganz aussichtslos erscheint. LINSER konnte nachweisen, daß auf enthaarter Kaninchenhaut an jenen Stellen Haare besonders üppig und rasch nachwachsen, welche vorher mit dem Messer skarifiziert oder mit scharfem Löffel erodiert wurden. Im Hinblick auf diese Ergebnisse ist es vielleicht indiziert, an den Stellen beginnender Glatze durch systematische Skarifikation den Haarwuchs anzuregen.

Die Erkenntnis, daß Haarwachstum und Haarausfall zum endokrinen System in Beziehung steht, rechtfertigt Versuche einer hormonalen Therapie der Glatze. Amerikanische Autoren konnten durch Tierexperimente den günstigen Einfluß von *Hypophysenvorderlappenextrakt* auf die Behaarung nachweisen und empfahlen Injektionsserien mit demselben. Die haarwachstumsfördernde Wirkung der Nebennierenrinde, welche bei weiblichen Individuen mit Tumoren in diesem Organgebiet festgestellt wurde, legte den Gedanken nahe, Extrakte der *Nebennierenrinde* zur Behebung des Defluvium zu injizieren. Endlich wurde auch versucht, durch *Einverleibung des weiblichen Sexualhormons* beim Mann das Altern des Haarkleides hinauszuschieben und der Glatzenbildung entgegenzuwirken. Ich selbst habe schon seit vielen Jahren die verschiedensten Extrakte dieser Art und in den mannigfaltigsten Kombinationen auf ihren Effekt geprüft. Die Resultate sind derzeit noch nicht sehr ermutigend; es wird noch vieler objektiver Forscherarbeit bedürfen, um auf diesem Wege einen nennenswerten Erfolg zu erreichen.

Die praktisch wichtigste und kosmetisch am meisten störende Hautaffektion, welche sich auf dem seborrhoischen Terrain entwickelt, ist die *Akneerkrankung*. Ich möchte zwei Varianten derselben eingehend erörtern, und zwar die *Akne vulgaris* und die *Akne varioliformis*.

Die Akne vulgaris

ist eine Hauterkrankung geschlechtsreifer Menschen. Sie kommt am häufigsten im Gesichte vor und befällt von diesem am intensivsten die mittleren Anteile der Stirn, die Nase, die Wangen und das Kinn. Sie erstreckt sich in schweren Fällen über das ganze Gesicht und die Ohren bis an den Hals herunter. Am Stamm folgt sie in ihrer Ausbreitung den seborrhoischen Zentren, lokalisiert sich daher vorne an der Brustregion, über dem Sternum bis zum Rippenbogen, hinten zwischen den beiden Schulterblättern bis gegen das Kreuz. In exzessiven Fällen breitet sie sich in die Gegend der Oberarme aus. Die Akne vulgaris ist der Typus einer chronischen Erkrankung mit akut entzündlichen Effloreszenzen. Die einzelnen Eruptionen erfolgen in Schüben und sind charakterisiert durch das Aufschießen kleinster, bis stecknadelkopfgroßer, hellroter Infiltrate, die anfangs das Hautniveau nur wenig überragen und im weiteren Verlaufe sich zuspitzen und so ein Knötchen bilden, welches bis zu Erbsengröße heranwachsen kann und kugelig oder konisch geformt ist. An der Kuppe des Akneknötchens ist öfters ein kleines schwarzes Pünktchen zu sehen. Dieses ist der im Ausführungsgang der Talgdrüse steckende Komedo, welcher fast immer für die Entstehung des Knötchens verantwortlich ist. Das entzündliche Infiltrat ist teigig-weich und sehr schmerzhaft. Nach einigen Tagen erweicht es und wandelt sich in eine Pustel um, die entweder spontan oder auf Einstich mit einem Instrument ihren Inhalt entleert und dann verkrustet. Die eitrige Einschmelzung betrifft meist nicht nur die Talgdrüse, sondern auch den anhängenden Haarbalg und erstreckt sich oft in das perifollikuläre Bindegewebe. Die Akneeffloreszenz ist also, wie RIEHL betont, „nicht als einfache Pustel aufzufassen, sondern als Abszeß mit sekundärer Pustelbildung". Das entzündliche Infiltrat bildet sich nach Eliminierung des Eiters außerordentlich rasch zurück, oft schon in wenigen Stunden und kann entweder restlos verschwinden oder es hinterläßt einen braunroten, später gelbbraunen Fleck, mitunter eine kleine deprimierte Narbe. Die Größe der Narbe ist proportional der Vereiterung, nach einer gewöhnlichen Aknepustel stecknadelkopf- bis hanfkorngroß. Nicht alle Akneknötchen zeigen den eben geschilderten typischen Verlauf, welcher vom ersten Auftreten der Entzündung bis zum Abheilen etwa 8—10 Tage beansprucht, sondern sie können sich teils noch vor der Eiterung zurückbilden oder durch verschiedene äußere und innere Momente im klinischen Bilde unterscheiden. Diese Varianten werden mit eigenen Namen belegt, um sie entsprechend zu charakterisieren.

Akne punctata (Komedonenakne). Typisch für jeden Aknekranken ist die Neigung zur Seborrhoe; letztere ist die Ursache der Akne und meist schon längere Zeit vor deren Auftreten deutlich entwickelt. Das Gesicht des Patienten zeigt die für die seborrhoischen Individuen typisch erweiterten Talgdrüsenöffnungen und sieht wie mit feinen Nadeln zerstochen aus. In den erweiterten Poren sitzen die bereits oben geschilderten Filaments séborrhéiques (SABOURAUD) und halbweiche, gelblichweiße oder schwarze Komedonen. Sehr häufig ist unterhalb eines solchen Komedo der Drüsenbalg strotzend mit Sekret gefüllt und schimmert als weißliches Knötchen durch die Hautoberfläche durch. Im Zentrum desselben sitzt das schwarze Pünktchen des „Mitessers". Jugendliche Seborrhoiker zeigen oft konstant ein solches punktiertes Aussehen ihres Gesichtes und klagen über die schwere kosmetische Entstellung. Aus verschiedenen Anlässen entstehen in den Retentionszystchen der Komedonenakne Entzündungen, welche bald hier und dort zu typischen Akneknötchen ausreifen.

Akne indurata. Die einzelnen Akneknötchen werden teils durch Drücken und Quetschen, teils spontan abnorm groß, die Infiltrate konfluieren miteinander. Die Entzündung nimmt rasch zu, die Eiterung geht von dem perifollikulären Gewebe in die Kutis und Subkutis über. Insbesondere anämische und lymphatische Individuen sind zu dieser Form der Akne disponiert, welche im Gesicht, an der Brust und am Rücken oft ganz bedeutende, blauviolette, lange persistente Tumoren hervorruft, die sich hart anfühlen.

Akne aggregata. Die miteinander konfluierenden Akneinfiltrate zeigen in einzelnen Fällen eine ganz besondere Tendenz zur Vereiterung. Die einzelnen Abszeßherde greifen auf das kutane und subkutane Gewebe über, bringen es zur Einschmelzung und formen größere und kleinere, buchtige Abszeßhöhlen, welche das Gewebe bis weit in die Umgebung unterminieren können und von livid verfärbter, schwappender Haut bedeckt sind.

Akne keloidea. Bei manchen Individuen reagiert das Hautorgan auf narbenbildende Prozesse in außerordentlich intensiver Weise. Die im allgemeinen fast unsichtbaren und nur bei größeren konfluierenden Akneherden kosmetisch störenden Narben nach solchen, wandeln sich in derbe, fibröse Geschwülste um, welche brückenartig über die grubigen Vertiefungen der Hautoberfläche hinwegziehen und durch Verästeln und gegenseitiges Anastomosieren an Residuen nach Skrophulodermen erinnern.

Es gibt kaum eine Hauterkrankung, welche ein derartig variables Bild zeigt als die Akne. Leichte Akneausbrüche verschwinden oft spurlos und belästigen den Patienten nur wenig, schwerere Formen verleihen den Prädilektionsstellen der Erkrankung (Gesicht, Hals, Brust und Rücken) ein buntscheckiges Aussehen. Entzündliche Knötchen, Pusteln, Krusten wechseln im Durcheinander mit Närbchen, Pigmentflecken, Komedonen, größeren und kleineren, blauvioletten Knoten und Zystenbildungen in den Talgdrüsen. Es resultiert auf diese Weise eine schwere Entstellung, die durch die Chronizität des Leidens bei Männern Berufsstörungen zur Folge haben, bei weiblichen Individuen schwere Gemütsdepressionen auslösen kann.

Interessant ist die Tatsache, daß trotz der ausgedehnten Eiterungsprozesse, die sich bei manchen Akneformen finden, doch nur sehr selten Phlegmonen, Lymphangitiden und Lymphdrüsenschwellungen zur Beobachtung kommen. Auch metastatische Eiterungen in den inneren Organen oder Nierenreizungen sind bei Aknenachschüben so gut wie unbekannt. Eine recht bedeutungsvolle Komplikation der Akne vulgaris beschreibt SCHMELZING, welcher an seinem klinischen Material feststellte, daß Akneausbrüche mitunter eine ätiologische Rolle bei dem Entstehen von Iritis spielen. Es scheint eine gewisse Beziehung zwischen Akne und dem gelegentlichen Zustandekommen bazillärer Iridozyklitiden möglich zu sein.

Jedermann, der oft Gelegenheit hat, Akne vulgaris zu untersuchen und zu behandeln, muß von der Überzeugung durchdrungen sein, daß diese Krankheit irgendwie mit der Geschlechtsreife in Beziehung steht und durch sie bedingt ist. Die Bezeichnung juvenilis, welche diese Affektion führt, ist ja der beste Ausdruck für diese Auffassung. Diese Krankheit wurde niemals bei Kindern vor der Geschlechtsreife gesehen und ist außerordentlich selten bei Individuen jenseits des 40. Lebensjahres. Die oben erwähnte zeitliche Beziehung kann kein bloßer Zufall sein, es muß ein innerer Zusammenhang zwischen den Stoffwechselvorgängen der eintretenden und sich vollendenden Geschlechtsreife und Akneerkrankung angenommen werden. Und zwei weitere Tatsachen sprechen hierfür: Einerseits sind *Eunuchen immun* gegen Akne und andererseits werden *Kinder* von Akne befallen, welche infolge von *Nebennierentumoren vorzeitig geschlechtsreif* werden.

Die Beziehung zwischen Akne und Pubertät ist noch nicht vollständig aufgeklärt; wir können uns nur schwer vorstellen, daß ein physiologischer und vollständig normaler Prozeß, wie ihn die Pubertät darstellt, eine pathologische Manifestation im Sinne einer Akne hervorrufen soll.

Bevor ich auf die Erklärung dieser Tatsache eingehe, möchte ich auf die ausgezeichneten Untersuchungen BLOCHS und seiner Schüler zurückkommen.

Wir unterscheiden bei der Akneeruption *zwei wichtige Phasen*. Die *erste* ist charakterisiert durch die Bildung von Komedonen. Diese sind verursacht durch eine Dickenzunahme der Hornzellagen im Ausführungsgang und an der Öffnung der Talgdrüsen, wodurch die Sekretion des Drüseninhaltes blockiert wird. Nur dieses Stadium der Akne kann in direktem Zusammenhang mit dem endokrinen System und den Sexualdrüsen gebracht werden. Die *zweite* Phase ist durch entzündliche und eitrige Prozesse gekennzeichnet, welche auf Basis einer Infektion des Follikeltrichters entstehen. Sie kann auf die erste folgen, aber dies muß nicht unbedingt der Fall sein. Allerdings ist das entzündliche und eitrige Stadium für den Patienten wesentlich unangenehmer, da es eine nennenswerte kosmetische Entstellung zur Folge hat. Auf die Ursache der Entzündung im gestauten Talgdrüsensekrete werde ich später noch zu sprechen kommen, zunächst sei es mir gestattet, über die Pathogenese der Komedonen einige sehr interessante statistische Daten zu bringen. An Stelle bloß klinischer und vollkommen vager Eindrücke setzten BLOCH und seine Mitarbeiter exakte mathematische Berechnungen über die Beziehungen zwischen dem Auftreten der Komedonen und dem Beginn der Pubertät, sowie dem Erscheinen der sekundären Geschlechtscharaktere, wie sie durch das Sprießen der Scham- und Achselhaare gegeben sind. An der Züricher Klinik wurden 2136 Mädchen zwischen 6 und

18 Jahren und 2055 Knaben zwischen 6 und 19 Jahren, im ganzen 4191 Kinder in bezug auf das Vorkommen von Komedonen und Akne untersucht. Es zeigte sich, daß jedes 12. Mädchen und jeder 5. Knabe, durchschnittlich jedes 7. Kind, leichte Grade von Akne, speziell Komedonenbildung aufwies. Das Maximum der Mitesserbildung ist bei Mädchen im 17. Lebensjahre (80% aller untersuchten Fälle), bei Knaben im 13. Lebensjahre (71% aller Fälle). Intensive Ausbildung der Komedonenakne beginnt beim weiblichen Geschlecht im 11. Jahre, erreicht ihr erstes Maximum im 15. Jahre, dann nimmt sie ein wenig ab und zeigt einen zweiten Gipfel im 18. Jahre. Bei Knaben beginnt sie im 10. Jahre und erreicht ihren Höhepunkt im 18. Jahre. Schwere Aknefälle sind häufiger unter Knaben als unter Mädchen. Sehr interessant ist die Beobachtung, daß im Alter von 19 Jahren jedes 5. Mädchen und jeder 2. Knabe zeitweilig Akneeruptionen erkennen lassen.

Es besteht ein Zusammenhang zwischen Beginn und Verlauf der Akne einerseits und der Pubertät andererseits, sofern die letztere charakterisiert ist durch das Wachsen der Scham- und Achselhöhlenhaare und durch das Auftreten der Menstruation beim weiblichen Geschlecht. Dieser Zusammenhang ist nicht nur chronologisch, sondern auch innersekretorisch, er ist gebunden an die Funktion der Gonaden und nur in diesem Sinne ist die Akne eine Hauterkrankung, welche mit dem endokrinen System in Beziehung steht. Ganz leichte Akneerkrankung zu Beginn der Pubertät ist fast physiologisch. Eine Analogie besteht in der Hautpigmentierung bei Schwangeren, welche in geringem Maße fast immer auftritt, in ausgebildeten Fällen von Chloasma jedoch eine der Rückbildung nicht mehr fähige Hauterscheinung darstellt. Die Komedonenbildung bei Akne ist die Folge des physiologischen Funktionszustandes der Geschlechtsdrüsen. Sie ist gleichzusetzen mit der Entwicklung der normalen sekundären Geschlechtscharaktere, z. B. mit dem Terminalhaar. Der Grad ihrer Entwicklung ist individuell ganz verschieden, vielleicht hängt dies damit zusammen, daß die Menge der Sexualhormone bei den einzelnen Individuen außerordentlich variiert und daß der Follikelapparat der Haut als sogenannter Rezeptor in verschiedener Intensität auf sie anspricht. BLOCH stellt in dieser Beziehung einen sehr geistreichen Vergleich an, indem er die Ausbreitung der Komedonen in Parallele bringt zu der bei den Männern außerordentlich wechselnden Stärke der Bartentwicklung. Die erste Phase der Akne ist nichts anderes als eine ins Pathologische verbreitete Variante einer normalen Reaktionsform des Follikelostium und des Ausführungsganges der Talgdrüse auf innersekretorische Reize.

Die *zweite* Phase der Aknekrankheit ist durch entzündliche und eitrige Prozesse gegeben, welche auf Basis einer Infektion des Follikeltrichters entstehen. Die Ursache dieser Entzündungen und Eiterungen sind zweifellos die verschiedenen Arten von Staphylokokken, welche wir in den

Pusteln bakteriologisch nachweisen können; aber die Annahme ist berechtigt, daß diese stets im Follikeltrichter anwesenden Keime nur dann ihre pathogene Wirkung entfalten können, wenn das durch den Komedo zurückgehaltene Talgdrüsensekret in seiner chemischen Zusammensetzung einen günstigen Nährboden abgibt. Wir müssen uns vorstellen, daß die großen Talgdrüsen, welche sich an den zur Aknebildung disponierten Hautpartien finden, Ausscheidungsorgane eigener Art darstellen, durch welche Stoffwechselprodukte der Keimdrüsen und durch die Verdauung nicht genügend entgiftete Nahrungs- und Fäulnisbestandteile eliminiert werden. Diese Ansicht wird wesentlich durch die Anschauung von BLASCHKO gestützt, der die durch offenbar chemische Alterationen hervorgerufenen Erscheinungen der Bromfollikulitis als Beweis dafür heranzieht, daß auch bei der klinisch ähnlichen Akne pustulosa im Blut gewisse toxische Substanzen zirkulieren, die die Akne erzeugen oder wenigstens die Prädisposition für die Invasion der spezifischen Akneorganismen schaffen.

Wir wollen nun versuchen, die Art dieser die Entzündungsbereitschaft begünstigenden, im Talgdrüsensekret ausgeschiedenen Stoffe näher zu definieren. Die erste Gruppe derselben sind zweifellos von den Talgdrüsen gelieferte Sekrete und Exkrete, welche von den Geschlechtsdrüsen gesteuert werden. Die definitive Ausbildung der Talgdrüsen ist innig mit der Entwicklung der Geschlechtsreife verknüpft. Der mächtige Impuls, welcher auf diese Art der Hautdrüsen ausgeübt wird, läßt sich durch verschiedene Beobachtungen beweisen. Zur Zeit, da das Kind sich im Mutterleib befindet, liefert gegen Ende des fötalen Lebens die gesamte Oberfläche seines Körpers eine Menge Hauttalg, die Vernix caseosa. Die Ursache der Vernix-caseosa-Entstehung ist zweifellos auf den von der französischen Schule als *Puberté en miniature* bezeichneten Zustand zurückzuführen. Die Hypersekretion der Talgdrüsen beim Fötus ist in Analogie zu setzen mit der natalen und postfötalen Sekretion der kindlichen Milchdrüsen, die im Volksmunde als Hexenmilch bezeichnet wird. Die mütterliche Haut und ihre Anhangsgebilde erhalten durch die Schwangerschaft Impulse im Sinne der Hyperplasie und Hypersekretion, welche auf dem Wege des Plazentarkreislaufes auch beim Fötus ihre Wirkung ausüben. Nach der Geburt entfällt dieses Stimulans, die Talgdrüsen bilden sich im frühen Kindesalter scheinbar zurück und kommen erst wieder zur Entfaltung, wenn neuerlich völlig entwickelte Geschlechtsdrüsen, und zwar diesmal die eigenen, nicht mehr die mütterlichen, solche Hormone zu liefern imstande sind.

Die Entzündungsbereitschaft des angestauten Talgdrüsensekrets wird nicht nur durch Substanzen des Sexualstoffwechsels gefördert, sondern auch durch *Nahrungsmittel* und *Ernährungsstörungen*. Als erste haben vor mehr als 30 Jahren BOUCHARD, BARTHÉLEMY, COMBY u. a. diesen Gedanken ausgesprochen. Viele deutsche Autoren pflichteten ihnen bei

(BLASCHKO, SINGER, E. FREUND u. a.). Auch in der Volksmedizin sind seit alters her Nahrungsmittel als Ursache für Akneeruptionen beschuldigt worden. Es sei hier nur auf die Tatsache hingewiesen, daß z. B. harter Käse, Hefespeisen, grobe Gemüse bei vielen zu Akne disponierten Leuten Nachschübe hervorrufen. Es ist keine Frage, daß die Zusammensetzung der Ingesta in Beziehung steht zum chemischen Aufbau der Hautsekrete im allgemeinen und der Talgdrüsen im besonderen. Wir müssen uns vorstellen, daß Nahrungsmittel der genannten Art bei Normalmenschen durch die Verdauungssäfte vollständig abgebaut und entgiftet werden. Bei Aknekranken aber scheint eine gewisse Insuffizienz der Verdauungsdrüsen zu bestehen, welche zu einer Resorption ungenügend entgifteter Produkte bestimmter Nahrungsmittel führt. Diese toxischen Substanzen verändern den Hauttalg derart, daß er für das Bakterienwachstum empfänglich wird.

Neuere Forschungen haben erwiesen, daß toxische Substanzen nicht bloß durch schädliche Ingesta in den Kreislauf gelangen, sondern daß derartige Stoffe auch autochthon im Darm selbst als Folge der chronischen Obstipation gebildet werden können. Und gerade dieses Leiden ist ja so häufig bei Aknekranken — insbesondere bei jungen Mädchen — zu finden. Als Örtlichkeit, an welcher bei chronisch Obstipierten die Akne provozierende Materia peccans entsteht, ist höchstwahrscheinlich das Colon und das Coecum anzunehmen. O. PORGES nennt Typhlitis den Katarrh des Coecum und der angrenzenden Darmteile. Die Ätiologie ist vielfach Kotstauung im Coecum infolge Obstipation oder Belastung des Coecum mit vermehrten Nahrungsschlacken infolge ungenügender Verdauung im Magen und Dünndarm. Untersucht man in diesen Fällen den Urin auf Fäulnisprodukte, so findet man eine starke Indikanprobe und MILLONsche Reaktion besonders dann, wenn der Stuhlgang angehalten ist. Mit Recht bezeichnet VON NOORDEN starke Indikanurie als einen zweifellos pathologischen Befund. Das Substrat der Fäulnis ist nach A. SCHMIDT in erster Linie vermehrt gebildeter Schleim, vermehrt abgeschiedenes Darmsekret. Nicht nur die Obstipation allein ist also schuld an der Resorption putrider Substanzen, sondern auch die im Coecum infolge der Obstipation faulenden, dortselbst gebildeten Absonderungen.

Zusammenfassend können wir daher die Aknekrankheit als eine durch die gewöhnlichen Eitererreger verursachte fakultative Pyodermie definieren, die durch Komedonenbildung vorbereitet dadurch zustande kommt, daß *pathologische Ausscheidungsprodukte der Talgdrüsen und aus dem Darm stammende Nahrungsmittel- und Stoffwechselschlacken ein günstiges Nährsubstrat für Bakterien* bilden.

Die *Therapie* der Akne vulgaris stellt die größten Anforderungen an unsere Heilkunst. Wir müssen trachten, das Übel mit internen und externen Behandlungsmethoden zu bekämpfen.

Diätvorschriften bestehen im allgemeinen darin, die als Akne provozierend bekannten Nahrungsmittel (z. B. harten Käse usw.) zu untersagen. Ferner meidet man am besten stark gewürzte, übermäßig gesalzene, schwer verdauliche, fette Speisen und verbietet alkoholhältige und heiße Getränke, die Kongestionen herbeiführen. Die Fleischkost muß eingeschränkt werden, dagegen reichlich Obst, Gemüse, Kompott und Schrotbrot genossen werden. Manche Patienten reagieren auch sehr gut auf eine vollständige Änderung der Ernährungsweise (vegetarische Kost oder Milchtage). Der Regulierung des Stuhlganges ist die größte Aufmerksamkeit zu widmen. Man gibt Karlsbader Salz, Bitterwasser und nach NEISSER Schwefelpräparate, z. B. Pulv. radicis rhei, Sulf. praecip., Magnes. carbon. a̅a̅ 10,0 (messerspitzen- bis teelöffelweise). Manche Autoren empfehlen ausgiebige Dickdarmspülungen im Verein mit Vollbädern (Enterokleaner-System nach BROSCH), um die Fäulnisstoffe aus dem Kolon zu entfernen. Die Darmtätigkeit kann auch durch systematische Bauchmassage und vernünftige sportliche Arbeit mächtig angeregt werden. Um die Zersetzungsprozesse im Darm zu verhindern, werden Hefepräparate verordnet, z. B. Laevurinose 2—3mal täglich einen Teelöffel voll in Wasser, Bier o. dgl., oder Cerolinpillen, 5 Stück, je 0,1 vor der Mahlzeit, endlich auch Ichthyol in Form von Ichthyoltabletten, 3—4mal täglich je 0,1 oder Ichthalbin, ein Ichthyol-Eiweißpräparat als Schachtelpulver, 3mal täglich eine Messerspitze. Gegeben werden Yoghurtpräparate, sei es in Form der leicht abführenden Yoghurttabletten, sei es in Form der Yoghurtmilch.

Schwefelpräparate werden bei Akne nicht nur per os verabreicht. PAUTRIER empfiehlt zu intramuskulären Injektionen ein Schwefelöl von folgender Zusammensetzung: Sulfur. praecip. 8,0, Cholesterinöl 80,0, Eucalyptol 20,0, das er 1—2mal wöchentlich, 1—2 ccm, verabfolgt. Die Injektionen sind fast schmerzlos und ohne Nebenerscheinungen, sie haben sich als ein wertvolles Unterstützungsmittel in der Aknebehandlung erwiesen.

Vielfach verwendet werden besonders bei anämischen Patientinnen, die unter ständigen Akneeruptionen leiden, *Arsenpräparate*, sei es per os in Form von Tropfen (Solutio arsenic. Fowleri, Tinct. nuc. vomic., Aqua foenicul. a̅a̅ 25,0), sei es als intramuskuläre Injektion in Form von Solarson, Kakodyl o. dgl.

Es ist selbstverständlich, daß auch die *unspezifische Proteinkörpertherapie* zur Behandlung der Akne herangezogen wurde. STOETER teilt mit, daß Akne vulgaris durch Kaseosan sich wesentlich bessert, und gibt dieses Mittel in Abständen von 2 Tagen in der Menge von 0,5—1 ccm.

KLINGMÜLLER empfahl bei schweren Aknefällen intramuskuläre *Olobinthininjektionen,* welche ebenso wie bei Furunkulose auf die akut- und chronisch-entzündlichen Infiltrate eine günstige Wirkung ausüben.

Nach LUITHLEN bewährt sich bei Akne vulgaris die Kombination von *Aderlaß* und *Eigenseruminjektionen*, und zwar ganz besonders bei jenen Fällen, die der äußerlichen Behandlung trotzten und auch auf die gebräuchliche innere Therapie nicht reagierten.

Die *Vakzinetherapie* der Akne wird am besten mit Autovakzine vorgenommen. Sie gestaltet sich folgendermaßen: Die aus dem Eiter gezüchteten Staphylokokken werden vom Nährboden mit Karbol-Kochsalzlösung abgeschwemmt und eine Vakzine hergestellt, die pro Kubikzentimeter enthält: 50, 100, 200, 300, 500, 700, 900 Millionen, bzw. 1, 2 und 3 Milliarden Keime. Diejenigen Verdünnungen, welche weniger als eine Milliarde Keime enthalten, werden 2mal wöchentlich verabreicht, die Konzentrationen über eine Milliarde 1mal wöchentlich. Man steigt bis zwei Milliarden pro Kubikzentimeter und Einzeldosis.

Bei Aknefällen, welche nach genauer Prüfung des Grundumsatzes Anhaltspunkte für eine Abwegigkeit der innersekretorischen Drüsen ergeben, kann der Versuch einer Substitutionstherapie gemacht werden. Allerdings möchte ich betonen, daß derartige Maßnahmen ohne gleichzeitige gewissenhafte interne und externe Behandlung niemals zum Ziele führen.

Der Beginn jeder lokalen Therapie bei Akne vulgaris ist die *Entfernung* der konstanten Vorläufer und Begleiter derselben, *der Komedonen.* Es kommt zunächst darauf an, die Komedonenpfröpfe aus den Ausführungsgängen der Follikel zu entfernen und die Anstauung des Sekrets zu verhindern. Wir besitzen verschiedene Wege, um Talgdrüsenmündungen freizulegen. Das älteste und volkstümlichste Instrument hierzu ist von HEBRA angegeben worden und besteht aus einem an einem Stiel befestigten Kreisring. Der HEBRAsche Komedonenquetscher wird auf die Haut senkrecht so aufgesetzt, daß der Komedo in das Zentrum des Lumens fällt und nun durch langsam steigenden Druck des Instruments aus der Haut ausgepreßt wird. Schwierig ist die zentrale Einstellung des Mitessers. Ein guter Behelf zum Entfernen der Komedonen ist ein gewöhnlicher scharfer Löffel, dessen Platte von einem 2—3 mm breiten Loch durchbohrt ist. Man setzt den Löffel mit der konvexen Seite auf die Haut bei zentral in die Öffnung fallendem Komedo, übt einen langsam steigenden Druck aus und kann unter Kontrolle des Auges den Komedo entfernen. Der durchbohrte Löffel besitzt den Vorzug, daß der Druck auf eine größere Fläche der Haut ausgeübt und daher dieselbe mechanisch wenig irritiert wird.

Ein neues Verfahren, Komedonen aus der Haut zu eliminieren, wurde von KROMAYER angegeben und wird von zahlreichen Autoren (KREN u. a.) empfohlen. Man montiert an einen zahnärztlichen Handgriff einen ganz feinen Stahlbohrer, wie er zum Entfernen der Pulpa aus dem Wurzelkanal des Zahnes benutzt wird (Beutelrockbohrer). Nach der Reinigung der Haut mit Benzin und Alkohol wird der Bohrer an den Kopf des Komedos angedrückt, in rasch rotierende Bewegung versetzt und dringt nun in den Komedo ein, so wie ein Korkzieher in den Stöpsel. Es gelingt auf diese Weise leicht, den Mitesser herauszuheben. An der Bohrstelle entwickelt sich mitunter ein kleines Pustelchen, bedingt durch den traumatischen Insult und die in der Talgdrüse angesammelten Bakterien, eine Erscheinung, auf welche KREN aufmerksam gemacht hat.

Nach RIEHL gelingt es, in manchen Fällen ganze Reihen von nicht zu fest sitzenden Komedonen gleichzeitig dadurch zu entfernen, daß man eine Schicht Kollodium oder Zelloidin streicht und dort eintrocknen läßt. Wird die erstarrte Membran mit einer Pinzette abgehoben, so haften an ihrer unteren Fläche mehr oder minder viele Komedonen. Sitzen dieselben so fest in der Haut, daß es nicht möglich ist, sie zu exprimieren, so muß man zunächst versuchen, durch heiße Waschungen, z. B. mit 3%iger wässeriger Borsäurelösung oder durch Seifenwaschungen sie zu lockern. UNNA empfiehlt eine Schwefelmarmorseife (*Rp.* Sulfur. praecipit. 2,0, Marmor. pulv. grossi, Sapon. medicat. pulv. a̅a̅ 9,0). UNNA und seine Schüler behandeln die Komedonenakne mit Pepsinsalzsäure. Dieselbe wirkt gerade auf diejenige Erscheinung, welche bei der Aknebehandlung die hartnäckigste ist, das ist die unausgesetzte Neuentstehung der Mitesser und beseitigt sie auf einfache und rationelle Weise. Diese Mitesserbildung ist ja eine Teilerscheinung der bei der Aknebehandlung bestehenden Hyperkeratose der Oberhaut des Gesichts und des Rückens. Indem der nächtliche Pepsindunstumschlag den Inhalt der Hornzellen verdaut, erweicht er die Horndecke der Mitesser, die sich schon nach einigen Tagen sehr leicht ausdrücken und abschaben lassen. Die *Pepsindunstumschläge* werden in Form von Prießnitzumschlägen des Nachts angelegt (*Rp.* Pepsini Germ. 5,0, Acid. hydrochlor. dilut. 0,5, Glycerini 50,0, Aqua destill. 500,0). Hand in Hand damit geht eine stärkere Durchblutung des Gesichtes und ein Zarterwerden der Oberhaut. Die Patienten empfinden die Behandlung äußerst angenehm und das Aussehen der Haut bessert sich von Tag zu Tag. Durch den Pepsindunstumschlag wird der größte Teil der mechanischen Behandlung überflüssig und die Behandlungsdauer wesentlich abgekürzt.

Die *Therapie leichter Akneformen* deckt sich so ziemlich mit der Behandlung der Seborrhoe des Gesichtes überhaupt. Wir verordnen des Nachts Schüttelpinselungen, welche Thigenol oder Schwefel enthalten, z. B. Thigenol., Sulfur. praecip. a̅a̅ 5,0, Zinc. oxyd., Talc. venet. a̅a̅ 10,0, Glycerin. pur., Spirit. rectific. a̅a̅ ad 100,0. HERXHEIMER empfiehlt eine Schwefelpinselung (Sulfur. praecip., Glycerin. pur., Aquae amygdal. amar. a̅a̅ 5,0, Aquae calc. 10,0). Hierher gehört auch das so häufig verwendete KUMMERFELDsche Waschwasser (Sulfur. praecipitat. 1,0, Spirit. camphorat., Spirit. lavandul. a̅a̅ 2,0, Spirit. coloniens. 4,0, Aqu. destill.

60,0). Zumbusch verwendet eine Kombination von Schwefel, Perubalsam und Resorcini $\overline{aa}$ 1,5, Spirit. sapon. kalin. 20,0, Spirit. vini gallici 100,0. *S.* Bodensatz einpinseln. Oder *Rp.* Flor. sulfur., Kalii carbon., Spirit. sapon. kalin., Glycerini $\overline{aa}$ 15,0, Ol. rosar. gtt. 2. *S.* Aufschütteln und Einpinseln.

Diese Schüttelmixturen sind im Gebrauche wesentlich angenehmer als Salben, da sie einen trockenen, nicht fettenden Überzug bilden. Bei manchen Aknefällen ist jedoch die Haut derart irritabel, daß die an sich angenehmere Behandlung mit Schüttelpinselungen durch eine Salbentherapie substituiert werden muß. Von den Salben bewähren sich erfahrungsgemäß am besten Pasten mit reduzierenden Medikamenten, vor allem Resorcin, Schwefel, Ichthyolpräparaten, besonders Thigenol, sowie Quecksilberverbindungen mit Zusatz von Salizylsäure. Schäffer betont die Wichtigkeit der für die meisten Aknefälle geltenden Regel, zur Anfangsbehandlung milde Medikamente zu wählen, da sich sonst leicht einmal starke Reizung einstellt. Auch der so viel verwendete Schwefel kann anfangs eine solche hervorrufen. Im weiteren Verlaufe wird aber ganz ähnlich wie beim Ekzem und anderen Dermatosen das Prinzip des allmählichen Steigerns notwendig. Mit Rücksicht auf die Reizbarkeit der Haut verschreibt Schäffer bei frischen Aknefällen vorteilhaft zwei Salben zum abwechselnden Gebrauch (darunter eine besonders milde).

Zur Anfangsbehandlung eignet sich eine weiche Resorcinpaste (Resorcin. albi 0,2—0,6, Zinc. oxyd., Amyl. $\overline{aa}$ 4,0, Vaselin. flav. ad 20,0; allmähliche Verstärkung der Konzentration bis 5%). An Stelle dieser Paste kann als Grundlage auch die weiche und reizlose Neisśersche Zink-Wismutsalbe genommen werden (Resorcin. albi 0,1, Zinci oxyd., Bismut. subnitric. $\overline{aa}$ 2,0, Unguent. lenient., Unguent. simpl. $\overline{aa}$ ad 20,0). Ein weiteres, in Salbenform zu applizierendes Aknemittel ist, wie oben bereits hervorgehoben, der Schwefel. Man setzt ihn den oben erwähnten Salben zunächst in schwacher Konzentration (2%) zu, um dann allmählich auf 5—10% zu steigen. In chronisch verlaufenden Fällen wechselt man gerne die Schwefelresorcinsalben mit Quecksilberpräparaten ab. Hierzu eignet sich Hydrarg. praecip. albi, Bismut. subnitric. $\overline{aa}$ 2,0, Thigenol 0,5, Vaselin. flavi ad 20,0 oder Hydrarg. bichlorat. 0,05—0,1, Resorcin. albi 0,4, Pasta zinci ad 20,0. Manchmal erzielt man gute Resultate mit einer Zinnoberschwefelsalbe. Ihr roter Farbenton ist etwas störend, so daß man, um den Polster nicht zu beschmutzen, ein Leinen unterbreiten muß. Die Verschreibung ist: Cinnabaris 0,2, Sulfur. praecip. 2,0—4,0, Unguent. lenient., Unguent. simpl. $\overline{aa}$ ad 20,0. Salben oder Schüttelpinselungen bleiben über Nacht auf der Haut und werden des Morgens durch heiße Waschungen entfernt. Tagsüber werden spirituöse Lösungen verwendet. Man läßt am Tage das Gesicht mehrmals abreiben oder bei Empfindlichkeit mit einer der folgenden spirituösen Medikamente abtupfen: Thymol 0,25—0,50%, Karbolsäure 1%, Salizylsäure 0,25—1%. Zweckmäßig sind noch Zusätze von Chloroform, Benzin oder Äther. Sollten alkoholische Lösungen nicht vertragen werden, so muß man sich mit verdünnter essigsaurer Tonerde (1:8), ganz dünnem Essig oder abgekochtem Wasser mit Zusatz von Borsäure, Borax, Natrium bicarbonicum usw. zu helfen wissen. Als solche Waschwässer werden von BULKLEY-UNNA empfohlen: Hydrarg. bichlorat. 0,1, Mucil. gummi arab., Glycerin. aa 5,0, Aqua amygdalar. amar. 10,0, Spirit. vini (70%) 25,0 und Aqua destill. 100,0. JOSEPH verordnet mit Vorliebe das von A. PHILIPPSON verwendete Waschwasser; Acid. acet., Tinct. benzoes, Spirit. camphorat. aa 6,0 und Spirit. vini ad 100,0.

Bei Aknefällen schwerer Art versagt die milde externe Therapie. Wir sind genötigt, die vorhandenen Abszesse auf chirurgischem Wege zu eröffnen und zu entleeren, bevor eine andere Behandlung eingeleitet wird. Da es sich um perifollikuläre Abszesse handelt, so werden dieselben nach vorheriger Desinfektion der Haut am besten durch einen Schnitt eröffnet, der den Akneknoten in toto spaltet. Bloß Einstechen mit einer Nadel in die Kuppe des Knotens erzielt gewöhnlich nicht die Entleerung des perifollikulären Abszesses, sondern bloß der Pustel. Wird, weil kein Eiter zum Vorschein kommt, der inzidierte Knoten komprimiert, so erfolgt häufig eine Verschleppung des Eiters in die Gewebsspalten und gegen das subkutane Gewebe zu und dadurch eine Ausbreitung der Entzündung. Die inzidierten Akneeffloreszenzen haben häufig eine ziemlich starke Blutung zur Folge, die aber jedesmal durch Kompression zu stillen ist. Es empfiehlt sich, hierzu ein Wattebäuschchen mit dem oben erwähnten PHILIPPSONschen Waschwasser zu benetzen und auf die eröffnete Pustel einige Minuten hindurch zu pressen. Manche Autoren verordnen namentlich zur Behandlung der Akne indurata heiße Umschläge. Durch diese wird die Eiterung befördert und der spontane Durchbruch der Abszesse nach außen begünstigt, wodurch meist die Knoten abflachen und sich involvieren. Abszesse des subkutanen Gewebes müssen auf chirurgischem Wege eröffnet werden. Die nach der Inzision zurückbleibenden Narben sind meist ganz unbedeutend und nach einiger Zeit ganz unsichtbar. In Fällen, in welchen weitere Ausbreitungen des schlappen entzündlichen Infiltrats in der Kutis und namentlich in der Subkutis, äußerlich nur an der Vorwölbung und durch den Tastsinn erkennbar, vorliegen, empfiehlt es sich, die Infiltrate nach der Inzision mit dem scharfen Löffel zu entfernen. Diese Form der Akne führt bei spontanem Verlauf zu stark schuppenden, unregelmäßigen, oft wulstigen, im Vergleich zu den nach chirurgischer Auskratzung zurückbleibenden relativ unbedeutenden Narben. Erst wenn alle größeren Eiterherde auf diese Weise entfernt sind, kann wieder zur medikamentösen Therapie zurückgegangen werden. Für solche sehr hartnäckige Formen mit rezidivierenden Pusteln und Infiltraten kommt besonders die *Schälkur* in Betracht. Sie wird jetzt viel seltener als früher angewendet, da sie durch die moderne Strahlentherapie verdrängt wird, vor allem durch die Quarzlampe, die eine Exfoliation in weniger störender Weise hervorruft. Am meisten verwendet wird die LASSARsche Naphthol-Schälsalbe (β-Naphthol 10,0, Sulfur. praecipit. 40,0, Sapon. virid., Vaselin. flav. $\overline{aa}$ 25,0). Wichtig ist die richtige Anwendungsweise (nach SCHÄFFER): Mehrere Tage hintereinander wird eine halbe bis eine Stunde und länger, bis sich Brennen einstellt, die Salbe messerrückendick aufgestrichen, dann vorsichtig, z. B. mit Goldcream entfernt, und eine indifferente Nachbehandlung eingeleitet. Häufig werden starke Reaktionserscheinungen, Schwellung und Rötung, beobachtet, so daß die Patienten das Zimmer hüten müssen. In anderen Fällen gewöhnt sich die Haut so schnell an die Schälsalbe, daß sie den ganzen Tag über vertragen wird. UNNA empfiehlt folgendes Schälmittel: Pasta zinci, Resorcin. $\overline{aa}$ 40,0, Ichthyol., Vaselin. $\overline{aa}$ 10,0. Selbstverständlich ist bei allen angeführten Schälmethoden der Gebrauch von Wasser und Seife verboten, weil schon eine einfache Waschung mit Wasser im Stadium der Schälung genügen würde, um ein artifizielles Ekzem an der betreffenden Stelle hervorzurufen.

Oft finden sich bei Akne faciei analoge Herde auf Brust und Rücken, deren Behandlung etwas energischer gestaltet werden kann als im Gesicht. SCHÄFFER verordnet Resorcin-Schälsalben (Resorcin. albi 1,5, Sulfur. praecipit. 3,0, Sapon. virid. 5,0, Pasta zinci 10,0, Vaselin. flavi ad 30,0). Für besonders zweckmäßig hält er die Verwendung von Schüttelmixturen, etwa eine Zinnober-Schwefelpinselung (Cinnabaris [Hydrarg.$'$ sulfur. rubri] 1,0, Sulfur. praecipit. 10,0, Zinci oxyd., Talci venet. $\overline{aa}$ 15,0, Glycerin. puri, Spirit. rectificat. [96%], Spirit. sapon. kalini $\overline{aa}$ 50,0). Zur Unterstützung der Salbenbehandlung eignen sich Schwefelbäder 2mal wöchentlich. Man verordnet Solutio Vlemingkx 250,0 auf ein lauwarmes Vollbad.

Physikalische Behandlungsmethoden werden zur Heilung der Akne in ausgedehntem Maße herangezogen. Sehr beliebt sind zunächst heiße *Gesichtsdampfbäder* und *Massage*. Es gibt besondere Apparate, um das Gesicht dem Einflusse heißer Dämpfe auszusetzen. Am zweckmäßigsten ist hierzu ein elektrisch heizbarer Dampfkessel, dessen Strahl in eine dem Umfange des Gesichts angepaßte Glasglocke derart eingeleitet wird, daß eine Verbrühung ausgeschlossen ist. Verschiedene Autoren haben solche Apparate angegeben (SAALFELD u. a.). Vorteilhaft ist es, dem Gesichtsdampfbad eine Gesichtsmassage folgen zu lassen. Am besten eignet sich zur Ausführung die Hand des Arztes. Eine Beurteilung der Stärke des Druckes gelingt mit den Fingern leichter als mit einem Apparat. SCHÄFFER empfiehlt, die Massage mit schwach antiseptischen Salben (NEISSERS Zink-Bismutsalbe) und nicht mit den üblichen Hautcremen vorzunehmen, um eine Verschleppung der Hautbakterien nach Möglichkeit zu vermeiden. Die Gesichtsmassage bei Akne wird am besten abends nach einer warmen Waschung oder nach Heißdampfbehandlung vorgenommen; selbstverständlich ist sie bei Pustelbildung und bei größeren entzündlichen Infiltraten kontraindiziert. Knowsley ersetzt die Massage durch Saugbehandlung nach Bier. Passende Glasglocken werden 2—5mal fünf Minuten hindurch, in manchen Fällen noch länger mit je drei Minuten Pause auf die einzelnen Akneinfiltrate gesetzt. Eine sehr interessante Form mechanischer Aknebehandlung ist die von französischen Autoren eingeführte sogenannte *Douche filiforme*. Sie arbeiten mit einer Strahlstärke von $^1/_2$—1 mm, einer Wassertemperatur von 38—40^0 und einem Druck von 5—7 Atmosphären. Durch diese Behandlungsart werden die Pusteln eröffnet und die tiefen Infiltrationen zerstört. Komplikationen werden bei diesem Verfahren niemals beobachtet, da die eröffneten Granulome sich rasch mit einer Lymphborke bedecken, unter welcher sie, ohne Narbe zu hinterlassen, abheilen.

Die *Aktinotherapie der Akne vulgaris* kann mit Kohlenbogenlicht, mit Quecksilberdampflampe, mit Röntgenstrahlen und mit Radium vorgenommen werden. Kissmeyer berichtet über Erfolge mit *Finsenlampe* (20 Ampere, 50 Volt, 20 cm Hautdistanz, Bestrahlungszeit 7 bis 20 Minuten, im ganzen 40—50 Sitzungen). Nach Messerli eignet sich die Simpsonsche Lampe (Bogenlampe mit Wolfram-Elektroden) wegen ihres weißen und an ultravioletten Strahlen reichen Lichtes ganz besonders für schwere Akneformen. Den Kohlenbogenlampen, welche wegen ihres größeren Stromkonsums und der langen Belichtungszeiten sehr kostspielig im Gebrauch sind, werden von fast allen Autoren die *Quecksilberdampflampen* vorgezogen. Für große, mit oberflächlichen Akneeffloreszenzen bedeckte Hautflächen eignet sich die sogenannte künstliche Höhensonne, für kleine infiltrierte Krankheitsherde die mit Kompression applizierbare Kromayer-Lampe. Zu Beginn der Behandlung sind schwache Bestrahlungen bis zur leichten Hyperämie indiziert, später stärkere Belichtung, zumal die Haut sich schnell an die ultravioletten Strahlen gewöhnt (durchschnittlich zwei Bestrahlungen in der Woche). Nach starker Belichtung bisweilen am nächsten Tage sichtbare Desquamation, sowie etwa auftretende Pigmentierung geht von selbst zurück. Der therapeutische Effekt wird durchschnittlich in 10—15 Sitzungen erzielt. Die nach der Bestrahlung auftretende Rötung bzw. Bräunung des Gesichts verleiht dem Patienten ein frisches und gesundes Aussehen. Die Infiltrate resorbieren sich rasch und eventuell vorhandene Aknenärbchen verschwinden bald nach der Bestrahlung.

Sehr viele Anhänger hat die *Röntgenbehandlung* der Akne vulgaris im Laufe der letzten Jahre erworben. Besonders zahlreiche deutsche und amerikanische Autoren sind sich darin einig, daß wir mittels der Röntgenstrahlen nicht bloß die einzelnen Fälle rascher zu einer Abheilung bringen, sondern daß auch die Rezidive geringfügiger und seltener auftreten als bei der früher üblichen Therapie. Der Streit, ob bei Akne vulgaris gefilterte oder ungefilterte Strahlen zu verwenden seien, scheint zugunsten derjenigen Autoren entschieden, die für die gefilterte Röntgenbehandlung der Akne eingetreten sind. Die Filterung der verwendeten mittelharten Strahlung ist je nach der Form der zu behandelnden Akneeruption verschieden. Bei den leichten oberflächlichen Formen der Akne vulgaris wird die Röntgenbehandlung mit geringer Filterung und geringen Mengen in dosi refracta angewendet: Bei drei- bis vierstelliger Gesichtsbestrahlung pro Feld ein Drittel Erythemdosis mit 0,5 mm Aluminiumfilter in 8—10tägigen Pausen und dreimaliger Wiederholung. Viel wichtigere und bessere Dienste als bei den oberflächlichen Formen leistet uns die Röntgentherapie zur Beseitigung der tieferen und mächtigeren Infiltrate bei Akne indurata, conglobata und phlegmonosa. In der Mehrheit der Fälle wird dabei das Gesicht in drei Feldern (von vorn, von links und von rechts) bestrahlt. Man appliziert bei mittelharter Strahlung in einer Fokushautdistanz von 30 cm eine halbe Erythemdosis durch 2 mm Aluminiumfilter und wiederholt diese Bestrahlungsserie in 14tägigen Intervallen dreimal hintereinander. Besonders tief sitzende und besonders derb infiltrierte Herde konfluierender Akne können mit größeren Einzeldosen (bis zur Erythemdosis) und mit dickeren Filtern (bis 3 mm Aluminium) bestrahlt werden. Nicht zu empfehlen sind die ganz kleinen verzettelten Dosen, wie sie amerikanische Autoren angaben, die 10—16 Sitzungen in ganz kurzen Intervallen verabreichen und winzige Strahlenmengen (ein Fünftel Erythemdosis pro Sitzung) applizieren. Bei der Rücken- und Brustakne werden die Dosen im allgemeinen etwas höher genommen als bei der Akne vulgaris des Gesichts. Das recht große Krankenmaterial, welches in den zahlreichen Arbeiten der letzten Jahre mit befriedigendem Erfolg einer Röntgenbehandlung unterworfen wurde, gestattet den Schluß, daß die Röntgenbehandlung eine sichere und bleibende Errungenschaft unserer Therapie darstellt. Natürlich darf nicht vergessen werden, daß die Anwendung der Röntgenstrahlen vor allem im Gesicht große Verantwortlichkeit für den Röntgenologen in sich schließt, insbesondere ist sorgfältiges Abdecken der Augenbrauen unbedingt notwendig.

G. W. LEWI appliziert auf Akneeffloreszenzen mit bestem Erfolge *Hochfrequenzströme*. Er besprüht die einzelnen Herde mittels Vakuumelektrode und erzielt hierdurch eine stundenlang anhaltende Hyperämie der betreffenden Region. Über gleiche Erfolge mit Hochfrequenz berichten TOUSSEY und WADDINGTON.

Schließlich wäre noch das Indikationsgebiet der *Radiumbehandlung* bei Akne zu erwähnen. Die Bestrahlungen werden entweder als oberflächliche mit schwachen Filtern und kurzen Belichtungen (α- und β-Strahlen) oder als lang dauernde mit starker Filterung und langer Belichtung (β- und γ-Strahlen) ausgeführt. GANN z. B. sah schöne Erfolge mit 10 mg starken Trägern durch Filzfilter 15—30 Minuten hindurch aufgelegt. Die in verschiedenen Intervallen verabreichte Gesamtdosis betrug 30—50 mg-Stunden. Diese kleinen Dosen heilen wohl nur ganz oberflächliche und zellreiche Infiltrationen. Bei hypertrophischen Narben, wie sie der Akne indurata und keloidea zukommen, ist es entschieden angezeigt, durch 1 mm Messing zu filtern und pro Sitzung 40—60 mg-Stunden zu geben.

Die Akne varioliformis sive nekroticans

wurde zuerst von HEBRA als selbständige Einheit aus den übrigen Akneformen herausgehoben. Als die wichtigsten Charakteristika dieser Affektion erkannte er 1. die typische *Lokalisation* an der Stirn-Haargrenze und an der Scheitel- und Schläferegion des Capillitium, 2. die *Primäreffloreszenz*, welche bald als flaches, hanfkorngroßes Knötchen, bald als kleine Pustel auftritt, im Innern keinen Komedo beherbergt, an der Spitze ein flaches, scheibenförmiges Krüstchen bekommt, welches den untergelagerten Teilen fest adhäriert und später unter das Niveau des übrigen Knötchens gelangt, so zwar daß das Randinfiltrat des letzteren das zentrale, scheibenförmige Börkchen allenthalben in Gestalt eines erhabenen Limbus umgibt oder überragt. Fällt die Borke später ab, so erscheint ihrer Größe und Form entsprechend eine Narbe, die ebenfalls gegen die Umgebung vertieft ist. Wegen der Ähnlichkeit dieser Narbe mit der nach Blatterneffloreszenzen nennt BAZIN diese Akne „varioliformis". Nach EHRMANN ist für das klinische Bild der Akne varioliformis jenes Stadium, welches der Borkenbildung vorausgeht, außerordentlich wichtig. Das kleine, lebhaft rote, flache, außen allmählich in die normale Haut übergehende, hanfkorn- bis linsengroße Knötchen zeigt nämlich nach wenigen Tagen seines Bestandes in der Mitte eine flache, nicht elevierte, manchmal als Pustel imponierende, gelbliche Verfärbung, die rasch zu einer Kruste vertrocknet, unter der, zuweilen aber auch in ihrer Umgebung der Zerfall weiter greift, wodurch es zu einer immer tieferen Einsenkung kommt, während die Umgebung wallartig erhaben ist; endlich hört der Zerfall auf, die ganze zerfallene Partie vertrocknet und, wenn sich die Kruste ablöst, ist an ihrer Stelle eine deprimierte, bereits überhäutete Narbe sichtbar. Mit dem bloßen Auge kann der nekrotische Prozeß mehr erschlossen als gesehen werden, da in demselben Maße, wie eine Schicht zerfällt, diese sofort mit der Kruste sich vereinigt und zusammenbackt, mumifiziert. Wenn der Zerfall aufhört und die Kruste sich abgehoben hat, so hat sich unter derselben die Epidermis bereits neugebildet. Von Wichtigkeit ist hierbei die Tatsache, daß die Nekrotisierung weniger der Fläche nach fortschreitet als in die Tiefe und daß das Knötchen der Akne varioliformis auch abortiv zurückgehen kann, ohne daß eitriger oder nekrotischer Zerfall und Narbenbildung eintritt.

Die Störungen, welche die Akne nekroticans hervorruft, sind bis auf die Narbenbildung unbedeutend. Subjektiv wird bloß vermehrtes Wärmegefühl und hier und da ein leichtes Jucken empfunden, das bald verschwindet. Von größerer Bedeutung ist der kosmetische Nachteil dieser Erkrankung, der um so schwerer wiegt, als die Erkrankung jahrelang dauern kann, ja selbst durch ein Jahrzehnt Rezidive vorkommen (Ehrmann). Ihr Sitz sind gerade die sichtbaren Körperstellen, die Stirn, namentlich in der Umgebung der behaarten Kopfhaut, der Nacken und manchmal die Brust. Kumer hat auf eine Eigenart der Akne varioliformis aufmerksam gemacht, welche dem Beschauer leicht entgeht und auf die in der Literatur nirgends hingewiesen ist. Es ist dies die Lokalisation in der Bartgegend bei Männern, die den Bart rasieren. Fast bei allen derartigen Patienten sieht man bald einzelne, bald zahlreiche Effloreszenzen am Hals, am Kinn und in der Wangengegend. Sie imponieren als entzündliche Knötchen, die alle Farben von Gelblichweiß bis Lividrot aufweisen können und an ihrer Spitze eine winzig kleine, honiggelbe, transparente, kreisrunde Kruste tragen, durch die der rote Untergrund noch durchschimmert. Das Zentrum dieser Effloreszenzen wird stets von einem Haar gebildet, das die Kruste durchbohrt. Schon Dubreuilh hat festgestellt, daß die Narbenbildung bei Akne varioliformis nur die oberflächlichen Schichten des Papillarkörpers befällt und fast niemals bis in die Tiefe der Haarwurzeln reicht.

Sabouraud hebt ausdrücklich hervor, daß Akne varioliformis niemals vor dem Pubertätsalter auftritt. Ferner befällt sie das männliche Geschlecht viel häufiger als das weibliche (Kumer sah unter 50 Fällen 35 Männer und 15 Frauen). Das Alter nach oben spielt bezüglich Erkrankung an Akne varioliformis keine Rolle. Eine relativ große Zahl der von Kumer beobachteten Patienten hatte das 50. Lebensjahr bereits überschritten, ja es befand sich unter ihnen ein Mann, der 71 Jahre zählte. In den frühesten Stadien der Akne varioliformis, in denen sich in der Epidermis bzw. in den Ausführungsgängen des Haarfollikels ein kleines, seröses Bläschen oder auch eine mit wenigen Leukozyten gefüllte Pustel vorfindet, trifft man in den darunterliegenden Epithelien sowohl wie auch in der Kutis ausgedehnte Veränderungen, die jedoch auch hier stets oberflächlich bleiben (Gans).

Die *Ätiologie* der Akne varioliformis ist höchstwahrscheinlich infektiöser Natur. Unna und Sabouraud fanden im Anfangsstadium besonders innerhalb der aufgetriebenen Follikelostien Haufen eines kleinen Bazillus, der dem der Akne sehr ähnlich war. Überall dort, wo die Erkrankung in die Tiefe gedrungen war, erschienen außerdem Staphylokokken vom Typus des Staphylococcus aureus. Unna und Sabouraud führen auf diese Mischinfektion, bei der der kleine Bazillus gewissermaßen den gewebseinschmelzenden Staphylokokken den Weg streitig macht, die verschiedenartige oberflächliche und tiefe Form der Folliculitis varioliformis zurück. Die Infektion mit Staphylokokken gibt scheinbar zur Elimination der Bazillen Anlaß. Bei leichteren Fällen schwinden die im Haarbalg angesiedelten Bazillen unter dem Einfluß der vordringenden Kokken und die ganze Affektion erlischt unter dem Bilde der bloßen Exfoliation einer tiefen eingefalzten Kruste. Können aber die Kokken nicht in das von Bazillen infizierte Follikelostium eindringen, so wuchern sie neben der Haarwurzelscheide in die Tiefe des Bindegewebes, bringen dieses zum Absterben und der dann später ausgestoßene Schorf enthält den ganzen nekrotischen Follikel. So entsteht nach Unna die zweite schwerere Form der Exkoriation bei der Folliculitis varioliformis.

Am beweisendsten für die infektiöse Natur der Akne varioliformis ist wohl der Erfolg *antiparasitärer Therapie.* Die am häufigsten angewendeten Medikamente sind Antiseptika, besonders Quecksilberverbindungen, sei es in Salbenform oder als spirituöse Lösung. Das Schwergewicht der Behandlung liegt in der schon von Hebra angegebenen Applikation einer 10%igen weißen Präzipitatsalbe. Schäffer, Jadassohn u. a. berichten über gute Erfolge mit einer Schwefel-Zinnobersalbe (*Rp.* Hydrargyr. sulfur. rubr. 0,5, Sulf. praec. 5,0, Lanol., Vaselin. a̅a̅ 25,0), welche bei eventuell vorhandener Idiosynkrasie gegen Quecksilber besser vertragen wird als die weiße Präzipitatsalbe.

Nach Kumer kommt es nicht so sehr auf die Konzentration der Präzipitatsalbe an wie auf die Entfernung der Krusten. Ist diese einmal bewerkstelligt, so heilen die oberflächlichen Ulzerationen oft unter einem indifferenten Salbenverband. Kumer pflegt durch 3—4 Tage die Effloreszenz ganz mit Wilkinsonscher Salbe einzupinseln. Es hat das den Vorteil, daß bestehende impetiginöse Veränderungen günstig beeinflußt werden und die Krusten exfoliieren. Die Entfernung der Schorfe unterstützt man durch Herausheben derselben aus der Epidermis mit einer Nadel oder einer Meißelsonde. Die Epithelisierung der kleinen Substanzverluste erfolgt rasch unter Verbänden mit Unguentum diachyloni Hebrae. Keine dieser lokalen Behandlungsmethoden kann leider die Rezidive dieser oft recht hartnäckigen und entstellenden Affektion verhindern. Deshalb empfiehlt Menahem Hodara Arsen, andere Autoren Staphylokokkenvakzine, Luithlen Meersalzbäder. Auch mit Röntgenstrahlen wurden Versuche gemacht, deren günstigen Einfluß ich jedoch aus eigener Beobachtung nicht bestätigen kann. Fuhs und Konrad konnten durch Buckysche Grenzstrahlentherapie den Rezidiven der Akne varioliformis erfolgreich vorbeugen.

VI. Sekretionsanomalien der Schweißdrüsen.

Die Schweißdrüsen sind beim Menschen über den ganzen Körper verbreitet. Ihre Menge ist an der Stirn sehr groß, nimmt der Reihe nach an Brust, Bauch und Armen ab und ist an den Beinen am geringsten. Auch ihre Größe wechselt und ist z. B. am behaarten Kopf kleiner als in der Genitalzone. Das Volumen der einzelnen Schweißdrüsen, auf 1 qcm berechnet, ist an der Stirn am größten, an der Streckseite des Oberarms am geringsten und an den Extremitäten distal umfangreicher als proximal.

Wo Haare fehlen (Handteller und Fußsohle), sind sie besonders zahlreich, so daß auf 1 qcm etwa 1000 Schweißdrüsen kommen. Nicht nachzuweisen sind sie nur im Gebiete der Glans penis, an der Innenlamelle des Präputium und am Trommelfell. Das flüssige Sekret dieser Drüsen, der Schweiß, enthält Wasser, Kochsalz, Harnstoff, etwas Fett und bei Tieren (Pferd) angeblich auch Eiweiß. Seine Reaktion ist meist sauer und wird bei der Verdunstung noch gesteigert. Durch die Verflüchtigung des Schweißes an der Oberfläche kann sich der Körper überflüssiger Wärme entledigen; unter dem Einfluß abnormer Erregung von Seiten sympathischer Nerven kommt es zur besonders reichlichen Absonderung von Flüssigkeit. Für gewöhnlich verdunstet aber die Flüssigkeit in dem Maße an den Mündungsporen, in dem sie ausgeschieden wird. Die Sekretion ist sonach eine kontinuierliche (Perspiratio insensibilis). Die Schweißdrüsen sind tubuläre Drüsen, deren Anfangsstück knäuelförmig aufgewunden ist und in den tieferen Schichten des Korium oder sogar der Subkutis liegt. Dieser Knäuel ist meist rundlich oder etwas abgeflacht, von gelbrötlicher Färbung und wechselnder Größe (durchschnittlich 0,3 mm im Durchmesser). Der Übergang des sezernierenden Schlauches in den meist etwas dünneren Ausführungsgang erfolgt ziemlich plötzlich, indem an einer Stelle des Knäuels das ausscheidende Epithel durch flache Zellen ersetzt wird. Innerhalb des Stratum germinativum läßt sich der Gang noch deutlich isolieren, dann schlängelt er sich und durchsetzt, korkzieherartig gewunden, das mehr oder weniger dicke Stratum granulosum und córneum.

Den Schweißdrüsen nahe verwandt ist eine von SCHIEFFERDECKER zuerst beschriebene Drüsenart, welche vor ihm mit den Schweißdrüsen identifiziert wurde. Es sind dies die sogenannten *apokrinen Drüsen.*

Dieser Typus der Schweißdrüsen findet sich in der Achselhöhle, in der Leistenbeuge, rings um den Anus (Zirkumanaldrüse), ferner im Augenlid (MOLLsche Drüsen). Sie stehen ihrem Sekretionstypus nach in der Mitte zwischen den holokrinen Talgdrüsen und den merokrinen Schweißdrüsen und münden ebenso wie die Talgdrüsen in Haarbälgen. Von den Schweißdrüsen unterscheiden sie sich durch folgende anatomische Merkmale. Ihre Drüsenschläuche sind weniger gewunden, stellenweise sogar gerade oder ampullenartig erweitert. Wenn sie Knäuel bilden, sind diese locker und mit viel Bindegewebe versehen. Der Ausführungsgang ist erheblich enger als der Drüsenteil und mündet in einen Haarbalg. Ihre Funktion im frühen Kindesalter ist sehr gering, hingegen beginnen sie ähnlich den Talgdrüsen vor *Eintritt der Pubertät* und *zur Zeit der Geschlechtsreife* ausgiebig Sekret zu bilden. Bei der Sekretion produzieren die hochprismatischen Zellen, welche ein grobkörniges Protoplasma und ein deutliches GOLGIsches Binnenkanalsystem besitzen, an dessen Stelle HOMMA (1925) eine positive Eisenreaktion nachweisen konnte, zungen- und kuppelförmige Aufsätze an ihrem freien Ende, welche als Sekret ausgeschieden werden. Es findet also nicht eine einfache flüssige Sekretion statt, sondern es wird *ein Teil der Zelle abgeschnürt* — SCHIEFFER-DECKER spricht daher von *Stoffdrüsen* —, ohne daß diese aber zugrunde geht. Wohl aber kann sie in ihrer Masse derart verringert werden, daß man an Stelle der hochprismatischen Zellen und eines verhältnismäßig engen Lumens ganz flache Zellen einen weiten Schlauch auskleiden sieht.

Eine höchst auffallende Erscheinung ist die Tatsache, daß die apokrinen Hautdrüsen, bei den Tieren weit verbreitet, eigentümliche Anhäufungen oder Gruppierungen bilden, die als Hautdrüsenorgane bekannt sind. Die physiologische Bedeutung der meisten dieser Hautdrüsenorgane liegt in der Bereitung von spezifisch riechenden Substanzen, *Duftstoffen*; man hat diese Organe daher als Duftdrüsen bezeichnet. Als solche können sie entweder — und zwar besonders bei Herdentieren — zur Erkennung der Artgenossen dienen, also Identifizierungsdrüsen, oder als sogenannte Brunstdrüsen zur Anlockung der Geschlechter von Bedeutung sein.

Es ist kein Zweifel, daß die apokrinen Schweißdrüsen von den zyklischen Sexualvorgängen beeinflußt werden und mit dem Geschlechtsleben in Beziehung stehen. Für die apokrinen Drüsen geht dies aus dem schon erwähnten Umstande hervor, daß sie erst um die Pubertätszeit ihre volle Entwicklung erreichen und zu sezernieren scheinen, beim Erlöschen des Geschlechtslebens eine Rückbildung erfahren. LOESCHKE (1925) konnte geradezu ein mit dem Menstrualzyklus parallelgehendes An- und Abschwellen der apokrinen Drüsen der Axilla feststellen, wobei die stärkste Tätigkeit im prämenstruellen Stadium erreicht wird. Kind und Greisin zeigen nach LOESCHKE nur rudimentäre apokrine Drüsen.

Die Schweißsekretion schwankt unter normalen Verhältnissen in ziemlichen Grenzen. Bei körperlicher Ruhe ist sie kaum merklich, bei Muskelarbeit, im Fieber, bzw. in der Abfieberung und nach der Aufnahme schweißtreibender Medikamente kann sie exzessiv gesteigert werden. Wir sprechen von *Hyperhidrosis*, wenn bereits in der Ruhe deutliche Schweißsekretion vorhanden ist.

Hyperhidrosis.

Diese Anomalie kann generalisiert oder lokalisiert auftreten. Neigung zu allgemeinen Schweißausbrüchen finden wir oft bei nervösen Kindern. Es genügt mitunter das einfache Entkleiden zum Zwecke der ärztlichen Untersuchung, um aus den Poren der Achselhöhlen und des Rumpfes zahllose Schweißperlen hervortreten zu lassen, die an den Seitenteilen des Thorax und in der Sternalgegend in Form von kleinen Bächen herabfließen. Universelle Schweiße werden außer bei Krankheiten, bei denen der Ausbruch des Schweißes auf Rechnung der gestörten Wärmeregulierung zu setzen ist, bei einer Reihe von Zuständen gefunden, bei denen sie ein mehr oder weniger konstantes Symptom der Erkrankung bilden. Hier sind in erster Linie zu nennen: die BASEDOWsche Krankheit, die Polyarthritis rheumatica, die Lungenschwindsucht, der Tetanus und die Trichinosis.

Von besonderem Interesse sind die Fälle von sogenanntem *paradoxem Schwitzen*, bei denen Schweißsekretion nicht bei Wärme-, sondern bei Kältewirkung auftritt.

ZAPPERT hat seinerzeit über Schwitzanfälle bei einem Kinde berichtet, welche bei kalter Witterung sich einzustellen pflegten. Der Verlauf einer solchen Attacke war stets folgender: Zuerst schwitzen die Handrücken, dann die Streckseiten der Vorderarme, dann jene der Oberarme, dann der Nacken und schließlich die Brust. Auf dem Höhepunkt der Schweißeruption waren die genannten Partien mit großen Schweißperlen bedeckt, sie fühlten sich sehr kalt an, die Haut war blaß, nur die Handrücken, die der Luft ausgesetzt waren, gerötet. Subjektive Beschwerden waren keine, nur bestand ein unangenehmes Kältegefühl und die Durchfeuchtung der Wäsche machte ein mehrmaliges Wechseln derselben nötig. Niemals waren Handflächen, Stirn und andere Teile der Körperoberfläche am Schwitzakte beteiligt. Die Schwitzperiode dauerte mit kleinen Unterbrechungen nahezu den ganzen Winter; sie wiederholte sich in den folgenden Jahren ebenfalls nur während der kalten Jahreszeit. Außerhalb dieser Schwitzanfälle neigte das Kind sehr wenig zu Schweißausbrüchen. Bei starker Erhitzung und im heißen Sommer war die Haut nur mäßig durchfeuchtet, und zwar stärker an den zu paradoxem Schwitzen neigenden Partien als am übrigen Körper.

Aber nicht nur *Kältereize,* auch der *Geruch* und *Geschmack* stark saurer oder stark gewürzter Speisen kann bei manchen hierzu disponierten Kindern universelle oder lokalisierte Schweißausbrüche provozieren. Hierher wären ferner die Fälle einzureihen, bei denen unter psychischen Eindrücken oft sehr geringfügiger Natur — z. B. Gefühl fixiert zu werden — eine starke Schweißeruption an Nasenspitze, Stirn, Händen, Füßen usw. auftritt. Das Charakteristische dieser Zustände besteht darin, daß bei Fehlen anderer Krankheiten entweder der das Schwitzen auslösende Reiz oder die Lokalisation der Schweißeruption oder die

Intensität derselben von der Norm abweichen. Die von ZAPPERT vorgeschlagene Bezeichnung *sudorale Reflexneurosen* scheint mir für diese Krankheitszustände recht glücklich gewählt. Den zentralen Angriffspunkt dieses Reflexes, bzw. die Auslösungsstelle für den abnormen Schwitzreflex müssen wir in Rückenmarkzentren für die Schweißsekretion annehmen. SCHLESINGER betrachtet als derartige paarige „spinale Schweißterritorien" je eine Gesichtshälfte, je eine obere Extremität, die obere Rumpf-, Hals-, Nacken- und Kopfhälfte und je eine untere Extremität.

Therapie. Generalisierte Hyperhidrosis versuchen wir durch Darreichung von tonisierenden Medikamenten günstig zu beeinflussen. Hierzu gehören Eisen-, Arsen- und Chininpräparate. Mit größter Vorsicht kann man auch versuchen, durch kleine Dosen von Atropin störende Schweißausbrüche zu beeinflussen. Auch Waschungen des ganzen Körpers mit Salbeitee sind vorzunehmen. Gegen lokalisierte Hyperhidrosis verwenden wir gerne Eintupfungen mit 5%igem Formalinspiritus, Waschungen mit Wasserstoffsuperoxydlösungen, sowie Salizylpuder (Acid. salicyl. 1,5, Zinc. oxyd. 5,0, Talc. venet. ad 50,0). Englische Autoren bevorzugen eine 25%ige Lösung von Aluminiumchlorid in Wasser. Dieselbe wird auf die hyperhidrotischen Hautpartien jeden zweiten Tag gebracht und soll auf diesen spontan eintrocknen. Man muß darauf achten, daß nicht Reste von Seife an diesen Stellen noch vorhanden sind, da sonst die Aluminiumchloridlösung neutralisiert und unwirksam wird. Oft genügt eine 2—3wöchentliche derartige Behandlung, um die Schweißausbrüche auf längere Zeit zu mildern. Eine ausgezeichnete anhydrotische Wirkung haben auch Chromsäurepräparate, wie z. B. Chronatseife.

Lokale Hyperhidrosis der Achselhöhlen, der Handteller oder Fußsohlen reagiert gut auf *Röntgenbehandlung.* Um sichere und bei möglichster Hautschonung dauerhafte Erfolge zu erzielen, ist harte Strahlung und starke Filterung angezeigt. Wir bestrahlen in zirka sechswöchentlichen Intervallen 2- oder höchstens 3mal. Die Einzeldosis beträgt 7—8 H durch 4 mm Aluminium.

Wenn es auch gelingt, durch die Röntgenbestrahlung die lokale übermäßige Schweißabsonderung zu beseitigen, so müssen wir doch manchesmal einige Nebenerscheinungen mit in Kauf nehmen, die von dem Patienten recht unangenehm empfunden werden. Die ihrer normalen Durchfeuchtung mitunter vollständig beraubte empfindliche Haut der Handteller oder Fußsohlen wird leicht rissig und spröde. Wir müssen sie mehrmals des Tages einfetten, um schmerzhafte Rhagadenbildung zu vermeiden.

Ich habe auch Fälle gesehen, bei denen zu intensive Bestrahlung entzündliche Vorgänge in der Palmaraponeurose auslöste und eine höchst unschöne geringgradige Krallenstellung der Finger zur Folge hatte.

Anhidrosis, Oligohidrosis

bezeichnet das vollkommene Fehlen der Schweißdrüsen. Dieser Zustand ist eine Entwicklungsanomalie, welche von verschiedenen Autoren (JANITZKAJA und RJABOW, LUTENBACHER, SIEBERT) als Defektbildung der Epidermis beobachtet wurde. Sie geht oft mit Mißbildungen der Zähne einher. Sehr interessant ist die Tatsache, daß solche Individuen bei physischer Arbeit, nach dem Genusse heißer Speisen und bei warmem Wetter über ein intensives Hitzegefühl klagen. Die Körpertemperatur kann dabei bis über 39⁰ ansteigen; wenn man nicht für rasche Abkühlung sorgt, treten Atemnot, Herzklopfen, Kopfschmerzen und Schwindel auf.

Häufiger als Anhidrosis findet sich Oligohidrosis. Wir beobachten sie zumeist bei Kindern mit Ichthyosis. Die abnorm trockene Haut juckt besonders nach einem warmen Bade und neigt an den der Reibung ausgesetzten Stellen zu ekzematösen Veränderungen. Es empfiehlt sich bei solchen Kindern, durch milde Salben (Unguent. emolliens) die Reizbarkeit der Haut herabzusetzen.

Dyshidrosis

ist das Auftreten bläschenförmiger Eruptionen an Handtellern und Fußsohlen. Die Primäreffloreszenz ist stecknadelkopf- bis linsengroß, in der Hornschicht gelegen und erinnert an ein Sagokorn. An den Stellen mit verdickter Epidermis, wie die Fußsohle, liegt das Bläschen vollständig im Niveau der Haut, an den Fingern und Zehen ragt es flachkugelig vor. In vielen Fällen tritt infolge Eiterung bald eine Trübung des Inhaltes ein, der dann gelblich-milchig erscheint. Dies ist regelmäßig an den Füßen der Fall. Zuweilen kommt es durch Senkung der Leukozyten an abfallenden Partien, z. B. dem seitlichen Fußrand, zu hypopyonähnlichen Bildern. Die Blasen und Pusteln öffnen sich selten spontan; meist trocknet der Inhalt ein und die Decke wird rissig und fällt ab. Es entsteht dadurch ein rosaroter Fleck, welcher von einem allseits abstehenden, flottierenden Epithelsaum nach Art einer Kollerette umgeben ist. In der Nachbarschaft des Mutterherdes finden sich zahlreiche bläschenförmige Tochterherde. Bei akuten Prozessen kann es zum Konfluieren benachbarter Blasen kommen, so daß große, mehrkammerige Blasenkonvolute resultieren. Durch allmähliche Ausbreitung bilden sich kleinere und größere, unregelmäßig begrenzte Herde mit stellenweise circinären und polyzyklischen Konturen. Der Rand der Herde wird durch einen unregelmäßigen ausgezackten Schuppenkragen gebildet, in welchen blasige und pustulöse Elemente in wechselnder Zahl eingestreut sind, der Innenraum des Herdes ist gewöhnlich der obersten Hornschicht beraubt, glatt oder schuppend, immer mehr oder weniger gerötet, zuweilen treten in ihm neue Blasen auf.

Die Dyshidrosis der Hände wird gewöhnlich als *Cheiropompholyx*, die der Füße als *Podopompholyx* bezeichnet.

Das Auftreten der Dyshidrosis ist an die warme Jahreszeit gebunden, beginnt meist im Frühjahr und dauert bis in den Anfang des Winters. Bei den dazu disponierten Personen können sich die einzelnen Ausbrüche ständig wiederholen.

Unter dem Bilde der Dyshidrosis treten ätiologisch differente Erkrankungen auf. Zweifellos gibt es Formen, die nichts anderes sind als *Retentionszystchen* in den Schweißdrüsen der Palmar- und Plantarregion. Diese Varianten sind analog aufzufassen wie etwa die Miliareruptionen am Stamm, oft sind sie sogar mit diesen vergesellschaftet. Der Inhalt der Retentionszystchen reagiert in solchen Fällen sauer, wovon man sich durch die Lackmuspapierprobe nach dem Vorschlage von ROST leicht überzeugen kann. Es genügt die Anwendung des blauen Lackmuspapiers, das durch den Bläscheninhalt intensiv gerötet wird im Gegensatz zu dem Inhalt anderer dyshidrosiformer Bläschenerkrankungen, welche blaues Lackmuspapier stets unverändert lassen.

Eine wichtige Rolle beim Zustandekommen dyshidrosisähnlicher Symptome spielen *Pilzerkrankungen.* Wir sprechen dann von einer sogenannten mykotischen Dyshidrosis; die mildeste Form derselben ist die Dyshidrosis lamellosa sicca oder *Sommerabschilferung* der Handteller und Fußsohlen. Man findet an Palmae und Plantae, aber auch an den Zehen und Fingern linsen- bis schillingstückgroße, rundliche oder guirlandenförmige Epithelsäume, welche ein normales oder kaum gerötetes Hautgebiet einschließen. Dieselben entstehen dadurch, daß sich die Hornschicht in Stecknadelkopf- bis Erbsengröße lockert, abhebt und einen trockenen weißen Fleck bildet. Durch Abwetzen der mittleren Partie des Fleckes entstehen oft circinäre Figuren. Bei einem Teil der Fälle bilden sich in der Umgebung der Herde zeitweise kleinste Bläschen mit trübem Inhalt. Von diesen mildesten Erscheinungsformen bis zu den oben geschilderten schweren entzündlichen Reaktionen finden sich alle Übergänge. Die Diagnose mykotischer Dyshidrosis stützt sich auf den *Pilznachweis* in den Bläschendecken, welcher an den Füßen leichter gelingt als an den Händen, und eventuell auf den positiven Ausfall der intrakutanen Trichophytininjektion. Als Krankheitserreger kommt meist das von KAUFMANN-WOLF und SCHRAMEK beschriebene Epidermophyton in Betracht.

Die leichten Grade von Dyshidrosis der Handteller und Fußsohlen reagieren günstig auf Einstauben mit indifferenten oder Salizylsäure enthaltenden Pudern. Es empfiehlt sich vorher, die einzelnen Bläschen mit einer spitzigen Schere zu öffnen. Das Auftreten von Nachschüben vermeidet man durch Betupfen mit 1%igem Salizyl- oder Resorcinalkohol. Jene Formen von Dyshidrosis, welche mykotischen Ursprungs sind und mit heftigem Jucken sowie Entzündungserscheinungen einhergehen, müssen nach den Regeln der Ekzemtherapie behandelt werden. Sie verschwinden rasch auf Steinkohlenteer und Schwefel. Eine Salbenkombination dieser Art ist das von mir angegebene Sulfanthren. Dasselbe wird einige Tage hintereinander derart angewendet, daß man mit der Salbe getränkte Leinenstreifchen in die Interdigitalräume einlegt und darüber einen leichten Verband macht. Nach dem Rückgange der Erscheinungen empfiehlt es sich, noch längere Zeit hindurch mit der Arningschen Schüttelpinselung (Tumenol. ammon. 8,0, Anthrarobin. 2,0, Tinct. benzoic. 30,0, Aether. sulfur. 20,0) oder mit der Whitefieldschen Salbe (Acid. salicyl. 3,0, Acid. benzoic. 2,0, Lanolin., Vaselin. aa 15,0) nachzubehandeln. Da die Arningsche Schüttelmixtur in der oben angeführten Verschreibungsweise mitunter reizt, kann auch folgende mildere Modifikation verordnet werden: Anthrarobin. 1,0, Tumenol. ammon., Glycerin. pur. aa 3,0, Aether. sulfur. 15,0, Spirit. vin. concentr. 20,0.

Nach dem Abheilen interdigitaler Mykosen sind verschiedene Maßnahmen notwendig, um ein Rezidivieren dieser hartnäckigen Affektionen zu verhindern. Fußbäder dürfen nur ganz kurz verabreicht werden und die Haut zwischen den Zehen ist gründlichst mit einem weichen Handtuch oder mit Heißluft (Föhnapparat) zu trocknen. Marchioninis interessante Untersuchungen müssen uns veranlassen, den Rezidiven dadurch vorzubeugen, daß wir eine entsprechend saure Reaktion der Zwischenzehenräume ständig herbeiführen. Dazu eignen sich Betupfungen mit Normolaktollösung (Säurepuffergemisch der Milchsäure) mit Wasser im Verhältnis 1:2 verdünnt oder eine Lösung von 0,4 ccm konzentrierter Salzsäure in 100 ccm 70%igen Alkohol, endlich empfiehlt auch Herxheimer Einstreuen von konzentriertem Borsäurepulver in die erkrankten Interdigitalpartien.

Mykotische Dyshidrosis, welche unter dem klinischen Bilde von Bläscheneruptionen an Handtellern und Fußsohlen auftritt, reagiert mitunter recht günstig auf intrakutane *Trichophytininjektionen* oder auf parenterale *Eiweißtherapie*. Auch von *Röntgenbestrahlungen* habe ich oft Erfolge gesehen.

Chromhidrosis und Bromhidrosis.

Unter Chromhidrosis verstehen wir die Ausscheidung gefärbten Schweißes. Sie lokalisiert sich speziell an die unteren Augenlider, manchmal an den Rumpf, an die Hände, Axillen, mitunter an die Handteller. Die Färbung ist oft bedingt durch Oxydation im Schweiß ausgeschiedener Substanzen. Hierher gehört die rötliche Verfärbung bei interner Jodkalitherapie (Temple) und die Blaufärbung, verursacht durch Vorhandensein von Indoxylgruppen im Schweiß, welche durch Oxydation in Indigo übergeführt werden. Das Phänomen des farbigen Schweißes kann auch manchmal dadurch vorgetäuscht werden, daß in dem normal ausgeschiedenen Sekret sekundär Farbstoffe sich bilden. Dieselben können entweder von Kleidungsstücken herstammen oder durch Bakterienwirkung entstehen. Um eine primäre Chromhidrosis von einer akzidentellen zu differenzieren, empfiehlt es sich, die verdächtige Stelle mit einem Kollodiumhäutchen zu bestreichen. Zeigt sich nach Abnahme desselben ein farbig tingierter Schweiß, dann ist die direkte Ausscheidung einwandfrei bewiesen. Die Chromhidrosis wird analog der Hyperhidrosis behandelt.

Eine besondere Variante der Chromhidrosis ist die Beimengung von *Blutfarbstoff* zum Schweiß. Das Blut kann dadurch mit dem Schweiß ausgeschieden werden, daß in der Umgebung größerer Schweißdrüsen kapillare Hämorrhagien entstehen, von denen aus der Blutfarbstoff oder selbst Blutkörperchen in das Lumen gelangen. Stirn, Gegend beider Augenlider, Brust und Genitale sind diejenigen Stellen, an denen blutig gefärbte Schweißsekretion beobachtet wurde. Nervöse und hysterische Individuen, besonders Mädchen in den Entwicklungsjahren können während hysterischer Anfälle dieses Symptom darbieten.

Bromhidrosis (übelriechender Schweiß) kann verursacht sein durch Beimengung gelöster Riechstoffe, welche im Schweiß ausgeschieden werden, oder durch Zersetzung normalen Schweißes unter dem Einfluß von Bakterien. Bromhidrosis geht meist mit Hyperhidrosis einher. Generalisierte übelriechende Schweißausbrüche beobachten wir bei akutem Gelenkrheumatismus, Diabetes, Typhus, asiatischer Cholera, Dysenterie, Skorbut und septicämischen Prozessen. Interessant ist die Tatsache, daß manchmal auch Nahrungsmittel und Medikamente dem Schweiß einen eigentümlichen Geruch verleihen. Hierher gehören Asa foetida, Moschus, Valeriana, Schwefel, Benzoesäure, Kopaivabalsam, ferner Zwiebel und Knoblauch.

Sehr interessant ist jene Art der Bromhidrosis, die sich im Pubertätsalter entwickelt und in erster Linie in die Gegend der Achselhöhlen sich lokalisiert. Sie ist in engem Zusammenhange mit der Entwicklung der apokrinen Drüsen, die bekanntlich zur Zeit der Geschlechtsreife ihre Funktion beginnen. Die Rolle der apokrinen Drüsen als Bildner von Duftstoffen und ihre Beziehung zum Sexualleben der Säugetiere und des Menschen habe ich in der Einleitung zu diesem Abschnitt ausführlich erörtert.

Eine praktisch wichtige Rolle in der Genese der Bromhidrosis spielt auch die Zersetzung des Schweißes durch Bakterien. Dies ist insbesondere der Fall bei Individuen, die an Hyperhidrosis der Füße leiden und in deren durchfeuchteten Strümpfen und Schuhen Fäulnisbakterien wuchern.

Die *Behandlung* der Bromhidrosis erfordert exakte und gewissenhafte Entfernung des Sekrets durch häufige Waschungen mit verdünntem

Essigwasser, Salbeitee, Alaunlösung u. dgl. Auch die bei Hyperhidrosis empfohlenen Medikamente leisten gute Dienste. Gegen Bromhidrosis der Füße empfiehlt sich das Wechseln der Strümpfe und Schuhe mehrmals des Tages, ferner Fußbäder in lichter Hypermanganlösung, in Eichenrindenabkochung oder in verdünnter Gerbsäure; sehr bewährt hat sich das Waschen mit chromsäurehaltigen Seifen (Chronatseifen) und das Einstauben der Fußsohlen und Zwischenzehenräume mit austrocknenden und desinfizierenden Pudern.

Granulosis rubra nasi.

Bei der Granulosis rubra nasi findet sich an der Nasenspitze und an den Nasenflügeln — immer an dem häutigen Teil der Nase — eine ziemlich intensive, leicht wegdrückbare, nicht scharf begrenzte Rötung. Aus dieser heben sich einzelne Knötchen hervor, welche eine dunkelrote Färbung aufweisen. Sie sind oft ganz minimal, stecknadelspitzgroß und kaum über dem Niveau der Umgebung erhaben; manchmal werden sie etwas größer und prominieren dann deutlicher. Sie sind meist zugespitzt, stehen nicht in bestimmter Anordnung zueinander und konfluieren nicht. Es ist klinisch nicht möglich zu unterscheiden, ob sie an den Talgdrüsenöffnungen oder an den Schweißdrüsenausführungsgängen lokalisiert sind. Von derber Infiltration ist nichts zu fühlen, auf Druck blassen sie ab, ohne ein Infiltrat durch den komprimierenden Glasspatel hindurch erkennen zu lassen. Die Knötchen sind vollständig weich, der Versuch, mit einer stumpfen Sonde in sie hineinzustoßen, mißlingt jedoch. Ab und zu wandeln sich einzelne Knötchen in Pustelchen um, die schnell eintrocknen. Die Nasenhaut fühlt sich kühl an. Größere Teleangiektasien fehlen, kleine erweiterte Hautäderchen sind im Umkreis der Affektion mitunter nachzuweisen. Die Nasenspitze und die angrenzenden Hautpartien lassen in manchen Fällen eine leichte Atrophie erkennen, welche sich dadurch manifestiert, daß die Haut glatter ist als normal und daß in einzelnen Fällen die überall sonst im Gesicht vorhandenen Epheliden in dem erkrankten Gebiet fehlen. Stets ist eine deutlich erkennbare Hyperhidrosis vorhanden, die in ihrer Intensität Schwankungen unterworfen ist; teils besteht sie unter dem Bilde der habituellen und konstanten Hyperhidrosis, teils tritt sie erst bei psychischer Erregung oder bei Wärme in Erscheinung. Die Krankheit macht keinerlei subjektive Beschwerden, höchstens leichtes Brennen oder Kältegefühl.

Die Granulosis rubra nasi kommt besonders bei schwächlichen und anämischen Kindern, zumeist im Alter von 7—16 Jahren vor, mitunter besteht sie bereits in ihren Anfängen, wie sich anamnestisch feststellen läßt, seit frühester Kindheit. Manche Autoren betonen ein Überwiegen des weiblichen Geschlechts. Eine genaue zahlenmäßige Zusammenstellung der bisher bekannten Fälle hat jedoch ergeben, daß beide Geschlechter ziemlich in gleicher Weise befallen werden können. Eine familiäre Disposition zu diesem Leiden ist zweifellos vorhanden. JADASSOHN konnte auf dem IX. Kongreß der Deutschen Dermatologischen Gesellschaft drei Geschwister im Alter von 5—12 Jahren, alle mit Granulosis rubra behaftet, demonstrieren.

Sehr interessant ist die Beziehung der Granulosis rubra zur *Neurose des vegetativen Systems* beim Kleinkinde (FEERsche Krankheit). Diese äußert sich bekanntlich in Störungen des Allgemeinbefindens, verdrießlicher Stimmung, unruhigem Schlaf, schlechtem Appetit, in anhaltendem Schwitzen mit seinen Folgen (Schweißfriesel, Desquamation der Haut an Händen und Füßen), in Zyanose der feuchtkalten peripheren Teile, in Hypotonie der Muskulatur, Herabsetzung der Motilität, in Tremor, endlich in starker Pulsbeschleunigung und erhöhtem Blutdruck. Das Symptomenbild dieser interessanten Erkrankung wird noch durch folgende Störungen ergänzt: Haar-, Zahn- und Nagelveränderungen, bzw. deren Ausfall, ferner Parästhesien und Dekubitalgeschwüre. Die Zyanose der peripheren Teile ist ein wichtiges Merkmal der FEERschen Krankheit. Sie wechselt von hellrot (pink disease) bis zu violetter Tönung. Regelmäßig und symmetrisch beteiligt sind Hände und Füße. In Verbindung mit der Zyanose entsteht meist eine deutliche Gedunsenheit, ja selbst eine Anschwellung der Finger, Zehen, Hände und Füße, die nie ödematös wird, so daß die Bezeichnung Erythrödem irreführt. Sehr wichtig scheint mir der relativ häufig erhobene Befund einer Granulosis rubra nasi in Form dichtgedrängter, stecknadelspitzgroßer Papelchen an der stark schwitzenden Nasenspitze. Die Granulosis rubra als Teilerscheinung der FEERschen Krankheit dürfte ein Beweis sein, daß auch dieser Affektion Störungen der Schweißsekretion auf vegetativ-neurotischer Basis zugrunde liegen. Vielleicht sind *manche Fälle von Granulosis rubra nasi nur eine forme fruste der FEERschen Krankheit.*

Differentialdiagnostisch ist es nicht schwierig, die Granulosis rubra von anderen Hautaffektionen abzugrenzen. Der *Lupus vulgaris* bildet viel massigere, apfelgeleebraune, durch Glasdruck leicht nachweisbare Knötchen, exulzeriert häufig und heilt dann mit Narbenbildung ab. Die Knötchen der Granulosis sind nicht gelblich, sondern rötlich, viel kleiner und verschwinden auf Glasdruck vollständig, auch exulzerieren sie nicht. Die *Rosaceakrankheit* kommt im Kindesalter so gut wie niemals vor und die bei ihr auftretenden knotigen Infiltrate sind blauviolett, viel größer und viel härter als die Knötchen der Granulosis. Zwei klinische Symptome, nämlich erstens die ständige Kälte der Nasenspitze und zweitens das Auftreten zahlloser Schweißperlen daselbst, sind so charakteristisch für die Granulosis rubra nasi, daß ein Verkennen in typisch ausgebildeten Fällen ganz unmöglich ist.

Die Granulosis rubra nasi hat eine *günstige Prognose,* da sie im allgemeinen nach dem Eintritt der Pubertät spontan sich wesentlich bessert oder vollständig verschwindet.

Therapeutisch kann man im einzelnen Falle mit Medikamenten nur geringe Erfolge erzielen. Schälkuren oder Behandlung mit adrenalinhaltigen Salben sind meist erfolglos. Französische Autoren haben über günstige Ergebnisse mit multiplen, in kurzen Zeitabständen vorgenommenen Skarifikationen berichtet. Nach meiner Erfahrung kann man mit *Kohlensäureschneebehandlung* wesentliche Besserungen erreichen, allerdings bedarf es einer besonderen Technik: Bereiten einer Masse aus Kohlensäureschnee und Azeton, welche die Konsistenz einer Salbe besitzt; dieselbe wird in einer Uhrschale aus einem kirschengroßen Stück Kohlensäureschnee und etwa 10 Tropfen Azeton durch Umrühren mit einem Holzspatel hergestellt und auf einen Wattebausch gestrichen. Mit diesem betupft man die rote Nase und ihre Umgebung, wobei man darauf achtet, daß die Berührung der einzelnen Hautfelder nicht länger als 2 bis 3 Sekunden dauert. Es darf nicht zu einem Erfrierungsschorf kommen, sondern bloß zu einer oberflächlichen Schälung. Die vergilbte Haut stößt sich in kleinen Lamellen ab. Das Verfahren darf höchstens einmal wöchentlich wiederholt werden.

Die *Röntgentherapie* ist mit entsprechender Vorsicht anzuwenden. Man verabreicht am besten eine halbe Erythemdosis, gefiltert durch 0,5 mm Aluminium mehrmals hintereinander, etwa in 3—4wöchentlichen Intervallen. Öfters sind 2—3 Bestrahlungen erforderlich. Zwischen den einzelnen Röntgensitzungen Lokaltherapie mit spirituösen Lösungen ($^1/_2$%igem Resorcinspiritus) oder indifferenten Pudern.

VII. Angioneurosen.

1. Rosaceakrankheit.

Das hervorstechendste Symptom einer beginnenden Rosacea ist zwar eine rote Nase, aber nichts wäre falscher, als jede rote Nase für eine beginnende Rosacea zu erklären. Rötung und Schwellung der äußeren Nase bestehen oft bei chronischer Rhinitis als Folge von Stauungsvorgängen, welche durch den Druck der intumeszierten Schleimhaut und der Schwellkörper hervorgerufen werden und den normalen Rückfluß des Blutes verhindern. Das gleiche ist auch bei anderen intranasalen Erkrankungen, wie den Nasennebenhöhleneiterungen, der Fall.

Nasenröte als selbständige Angioneurose kann aus verschiedenster Ursache auftreten, ohne in eine Rosacea überzugehen. Wir finden z. B. rote Nase bei akroasphyktisch veranlagten, an Chlorose und Menstruationsstörungen leidenden jungen Mädchen. Ferner sehen wir Nasenröte auf Grund von Gefäßparesen durch Alkohol. Es gibt Autoren, welche diese

Trinkernasen schon klinisch nach ihrer Entstehung differenzieren wollen: die lebhaft roten der Weintrinker, die zyanotischen der Biertrinker, die dunkelblau-violetten der Branntweintrinker. Von manchen Seiten wird auch der Mißbrauch von Kaffee und Tabak für die Genese der Gefäßerweiterungen verantwortlich gemacht.

Die richtigste Definition der Rosaceakrankheit hat wohl UNNA gegeben. Nach diesem Autor ist sie die Resultante zweier auf der Mittelzone des Gesichts in Schmetterlingsform sich treffender Reize, und zwar erstens einer das Gesicht überhaupt, vor allem aber Nase und Wange betreffenden *arteriellen Gefäßlähmung*, die mit periodischen Wallungen zum Kopf allgemeiner Natur zusammenhängt, und zweitens einer *Infektion* derselben mittleren Gesichtszone *von anderen Herden des seborrhoischen Ekzems.*

Die Rosaceahyperämie ist eine echte Angioneurose, und es wird weiterer Forschung vorbehalten bleiben müssen, die „Giftstoffe‟ kennen zu lernen, welche für die Reizung der Trigeminuszentren verantwortlich zu machen sind. Eine allgemeine Vorstellung über diese Giftstoffe besitzen wir allerdings schon jetzt. Als Ursprungsort betrachten wir einerseits den pathologisch veränderten *Magen-Darmtrakt* (Rosaceakrankheit der Leberleidenden, der Obstipierten) und andererseits die *ausfallende Ovarialfunktion* (Rosaceakrankheit der Frauen im oder nach dem Klimakterium).

Auf dem durch ständige passive Hyperämie zur Rosaceakrankheit disponierten Terrain entwickeln sich nun in bestimmter Reihenfolge die Symptome dieser Affektion: 1. Die Vergilbung der Haut in der Umgebung von Nase und Mund; 2. die Pityriasis alba faciei, welche sich in linsen- bis markstückgroßen, mattweißen oder grauen Flecken an Wangen, Kinn, Nase und Stirn äußert; 3. ölige Seborrhoe, insbesondere bei älteren Personen an den Prädilektionsstellen des Leidens; 4. Teleangiektasien; 5. Papelbildung; 6. Pustelbildung. Letztere zeichnet sich der Akne gegenüber aus: a) durch den Mangel an Komedonen, b) durch den oberflächlichen Sitz, c) durch den häufigen und raschen Wechsel, d) durch die relative Schmerzlosigkeit.

Die Rosacea entwickelt sich gewöhnlich aus unter dem Einfluß der Gefäßlähmung stark geröteten Flecken der Pityriasis alba faciei, die zunächst den Charakter eines mehr diffusen Ekzema erythemato-pityrodes annehmen. Von ihnen geht dann eine allgemeine kapillare Rötung aus, die über die einzelnen Effloreszenzen hinaus eine regionäre Ausbreitung in der vorgezeichneten Schmetterlingsform gewinnt. Innerhalb der zuerst kapillaren Hyperämie treten alsbald venöse, gewöhnlich sternförmig ausstrahlende, an der Nasalfurche radiär und senkrecht zu dieser angeordnete Angiektasien hervor, welche der Hautoberfläche ein buntscheckiges Aussehen verleihen, unter dem die primären Ekzemflecke verschwinden und höchstens an einer leichten Abschuppung kenntlich sind. Später erweitern sich die tiefen Hautgefäße ebenfalls und der Farbenton

geht aus einem hellen in ein Bläulichrot über. Bei längerem Bestand der
Rosacea gesellen sich zwei schwere Folgezustände hinzu: eine pustulöse
und eine fibromatöse Affektion. Wegen der ersteren hat man die Rosacea
von alters her völlig unpassend Akne rosacea genannt und dadurch in
einen ungerechtfertigten Zusammenhang mit der juvenilen Komedonenakne (der echten Akne) gebracht. Die Pusteln bei der Rosacea enthalten
keine Hornzysten wie die Komedonen bei der juvenilen Akne und sind
Komplikationen durch spezielle Eitererreger der Rosacea. Im Gegensatz
zur juvenilen Akne pustulosa ist die meist klimakterische Rosacea pustulosa eine schwierig zu beseitigende Komplikation. Bei längerem Bestand
führt die Rosaceakrankheit zu einer Fibromatose, welche gewöhnlich als
Rhinophyma bezeichnet wird. Sie verursacht höchst auffällige, unschön
gelappte Tumoren der Nase, die, je mehr sie sich mit Talgdrüsenhyper-
trophie kombinieren, ein desto durchscheinenderes, gelbes, an Orangen-
schalen erinnerndes Aussehen erhalten. Die Fibromatose der Rosacea
unterscheidet sich hierdurch von der auch bei alten Aknefällen vorkommenden narbigen Wucherung, welch letztere nur kleine, perifollikuläre, höckerige, über die ganze Wangen- und Nasenhaut zerstreute Verhärtungen der Haut hervorruft.

Von großem Interesse sind die Beziehungen der Rosacea der *Haut* zu
der Rosacea der *Augen*. Bei der Rosacea des Auges überwiegt nach
TRIEBENSTEIN das weibliche Geschlecht, ein Unterschied, der bezüglich der
Hautrosacea bisher nirgends hervorgehoben wurde.

Wir haben zu unterscheiden: 1. die Rosacea-Blepharitis, deren
Effloreszenzen rittlings am Lidrand sitzen; gleichzeitig finden sich fast
stets leicht abwaschbare gelbliche Schüppchen; 2. die Rosacea-Kon-
junktivitis; in der Mehrzahl der Fälle findet sich die nur flächenhafte
Erkrankung mit Bildung von Gefäßknäueln, selten die knötchenförmige
episkleritische Form; 3. die Rosacea-Keratitis, welche in drei Varianten
auftritt: als Randkeratitis, als schwereres subepitheliales Infiltrat und als
die schwerste Form, die progrediente, Ulcus-serpens-ähnliche Entzündung
der Hornhaut. Nach den Feststellungen TRIEBENSTEINs sind viele rätsel-
hafte Fälle von Ulcus corneae nichts anderes als falsch diagnostizierte
Rosacea.

Entsprechend den Erfahrungen der Dermatologen häufen sich die
Erkrankungen im 4. und 5. Lebensjahrzehnt.

Die Behandlung der Rosacea erfordert Maßnahmen allgemeiner und
lokaler Natur. Genaue Beobachtung verlangen vor allem nachweisbare
Magen-Darmstörungen. Bei Rosaceakranken beobachtet man oft eine
blasse, am Rande gekerbte Zunge, wie sie Patienten mit Salzsäuremangel
aufweisen. Kleine, intern verabreichte Dosen von verdünnter Salzsäure
zeitigen auch bei schwersten Rosaceafällen sehr gute Erfolge. Die darauf-
hin systematisch vorgenommenen Magensaftuntersuchungen größerer

Reihen von Rosaceapatienten ergaben in der Tat ein Überwiegen der Achylie bzw. Hypochlorhydrie; besonders deutlich war dies bei weiblichen Rosaceafällen. Zur Menstruationszeit und in der Schwangerschaft besteht oft ein Salzsäuremangel, was mit obigen Ergebnissen gut übereinstimmt.

Auch die *chronische Typhlitis*, welche in der Pathogenese der Akne eine so wichtige Rolle spielt, dürfte für die entzündlichen, schubweise erfolgenden, pustulösen Eruptionen bei Rosacea verantwortlich zu machen sein. Die Schädlichkeit gewisser Speisen und Getränke im Einzelfalle variiert. Meist wissen die Patienten sehr genau, was ihnen in dieser Hinsicht schadet. Alle stark blähenden und abnorme Gärung erzeugenden Speisen (Kohl, Kraut, Schwarzbrot, harter Käse) sind in dieser Hinsicht schädlich. Allgemein bekannt ist auch der provozierende Einfluß von Kaffee, Tee und alkoholischen Getränken. Für die Rosaceakranken ist aber von Wichtigkeit nicht nur, was sie essen, sondern auch wie sie essen. Wallungshyperämie begünstigt das Zustandekommen der Rosaccakrankheit und verschlechtert eine bestehende. Rasches Verschlucken schlecht gekauter und schwer verdaulicher Speisen, die lange im Magen liegen bleiben, gieriges Trinken heißer, insbesondere alkoholischer Getränke lösen reflektorisch Blutüberfüllung im Gesicht aus und bahnen den Weg für die Stabilisierung der Angioneurose.

Die Rosaceazone des Gesichtes steht beim weibliche Geschlecht unter dem Einfluß der *Genitalsphäre*. Während der Menstruation neigt die geschlechtsreife Frau zu Rosaceaschüben, die mit dem Eintreten der Menopause sich stabilisieren können. Der Versuch ist daher folgerichtig, die postklimaterische Rosacea, deren Genese auf die gestörte Ovarialfunktion wohl mit Sicherheit zurückzuführen ist, durch Darreichung von *Ovarialpräparaten* zu behandeln und die Wallungshyperämie des Klimakteriums zu bekämpfen. Hierzu eignen sich insbesondere Theobromin-Calciumpräparate (Klimasan), wie sie HALBAN empfohlen hat.

Die *Lokaltherapie* der Rosacea richtet sich nach dem Stadium der Erkrankung. Leichten Fällen verschreibt man bei Nacht eine Schwefelschüttelpinselung etwa folgender Zusammensetzung: Acid. salicyl. 1,5, Sulfur. praecipit. 1,5, Talci venet. 10,0, Amyl. oryz. 10,0, Terrae silic. 5,0, Spir. vini dilut. (70%) 150,0. Statt der Schwefelschüttelpinselung empfehlen wir auch des Nachts Einreibungen mit Fanghi di Sclafani, einer in Sizilien vorkommenden vulkanischen Erde mit hohem Gehalt an Schwefel in außerordentlich feinem Aggregatzustand. Die Anwendungsweise ist folgende: In ein Porzellanschälchen gibt man eine kleine Messerspitze voll von der Schwefelerde, gießt einen Teelöffel Wasser hinzu, verreibt die Erde mit dem Finger im Wasser und trägt diese milchigtrübe Flüssigkeit mit der Fingerspitze tropfenweise abends auf die roten Hautpartien auf. Über Nacht verdunstet das Wasser und morgens ist

die Haut dann wie mit Puder bestreut. Diese trockene Erde wird morgens
mit Wasser abgewaschen, die befallenen Partien durch Abtupfen, nicht
durch Abreiben getrocknet. Am Abend wird die Prozedur des vorigen
Tages wiederholt, des morgens wieder abgewaschen. Während des Tages
appliziert man ein Puder mit 10% Schwefel- oder Ichthyolzusatz. Will
man des nachts eine intensivere Wirkung erzielen, so gibt man UNNAS
Zink-Schwefelpaste (Zinc. oxydat. 14,0, Sulfur. praecipit. 10,0, Terrae
silic. 4,0, Oleum benzoinat. 12,0, Adipis benzoinat. 60,0). Die Schäl-
wirkung derselben läßt sich durch Zusatz von Unguentum resorcini
compos. (Resorcin., Ichthyol $\overline{aa}$ 5,0, Acid. salicyl. 2,0, Vaselin. flav. 88,0)
erhöhen. Man verfährt am besten derart, daß man zunächst zwei Drittel
Zink-Schwefelpaste und ein Drittel Unguentum resorcini compositum
mischen läßt und dann allmählich bis zwei Drittel Unguentum resorcini
compositum und ein Drittel Zink-Schwefelpaste ansteigt. Der Erfahrene
wird auch leichtere Fälle mit größter Vorsicht lokal behandeln, da es
kaum eine irritablere Dermatose gibt als die Rosaceakrankheit. Eine
tags zuvor scheinbar reaktionslose und blasse Rosacea kann des nachts
plötzlich exazerbieren. Stirn, Nase, Wangen und Kinn können eine
intensive Schwellung und Rötung zeigen und von zahllosen stecknadel-
kopfgroßen Pusteln übersät sein. Man muß dann sofort zur mildesten
Therapie zurückkehren und mit 3%igen Borsäure- oder 1%igen Resorcin-
umschlägen die Akuität des Prozesses zur Ruhe bringen. Bei schwereren
Fällen, die nicht zu akuten Nachschüben neigen, lassen sich sehr gute
Erfolge mit der UNNAschen *Schälkur* erzielen, die aber ein Verweilen im
Hause oder in einer Heilanstalt notwendig macht. Mit einer Schälpaste
(Pasta zinci 20,0, Resorcini subtil. pulv. 20,0, Ichthyol. 5,0, Vaselin. 5,0)
wird die erkrankte Gesichtshaut durch 3 Tage morgens und abends ein-
gestrichen, wobei zu beachten ist, daß an der Stirn-Haargrenze, den
Augenlidern und Schleimhauteingängen kein dicker Pastenrand entsteht.
Die Paste muß an diesen Stellen in das gesunde Hautniveau übergehen,
was man durch Streichen mit dem trockenen Finger sehr leicht machen
kann. Bei empfindlichen Patienten setzt UNNA der Paste 2—5% An-
ästhesin zu, nach 3 Tagen hat sich eine papierdicke, bräunliche Hornschwarte gebildet, die sich nun ablösen muß, was am besten unter einer
Schutzdecke vor sich geht, die man am 4. bis 7. Tage durch Einwirkung
mit Zink-Ichthyolsalbenmull oder Einpinselung von Zink-Ichthyolleim
herstellt. Keinesfalls darf die Hornschwarte stückweise abgerissen oder
sonstwie entfernt werden; am 7. Tag ist diese mit ihren letzten Resten
von selbst abgefallen. Die Gesichtshaut präsentiert sich dann rein und
glatt. Eine solche Schälkur dauert eine Woche. Durchschnittlich muß
sie 4mal, in schwereren Fällen 6mal wiederholt werden. Besteht aber eine
Idiosynkrasie gegen Resorcin, die sich gleich am 1. Tag durch Schwellung
und Blasenbildung äußert, so kann die Schälkur nicht durchgeführt

werden; die Schälpaste ist dann sofort abzuwaschen, das Gesicht einzupudern und einzubinden, bis die Erscheinungen verschwunden sind. Solche Fälle können dann nur mit ganz milden Schälmitteln behandelt werden.

Zur Unterstützung der externen medikamentösen Methoden werden bei Rosacea noch andere Verfahren herangezogen. Die Teleangiektasien zerstört man z. B. mit dem UNNAschen *Mikrobrenner*. Bei schwach glühendem Platinbolzen drückt man die nicht glühende, aber heiße, zu einem Ring gekrümmte Spitze des Brenners sofort an die erweiterten Venen an und folgt genauestens ihrem Verlauf. Sie verschwinden unter dem heißen Druck sofort, indem sie durch das anschwellende kollagene Gewebe komprimiert werden und statt ihrer erscheinen weißliche Streifen derselben Form, die aus verbrannter Hornschicht bestehen. Die Nachbehandlung erfolgt mittels Auftragen von Puder unter Vermeidung von Reiben. Nach 8 Tagen sind die Gefäße narbenlos verödet. Statt der UNNAschen Mikrobrenner ist von WIRZ ein sehr praktischer *Galvanokauteransatz* angegeben worden, der die Konzentration der Hitzewirkung auf eine Nadelspitze gestattet. Ich bevorzuge zur Verödung teleangiektatischer Gefäße bei Rosacea die *Elektrokoagulation* mittels der im NAGELSCHMIDTschen Besteck für Kaltkaustik enthaltenen Nadeln. Allerdings bedarf man hierzu eines relativ komplizierten Diathermieinstrumentariums. Eine vielfach beliebte Methode zur Beseitigung der Rosacea-Infiltrate und Gefäßerweiterungen ist die *Skarifikation*. Mit einem Instrument nach VIDAL, dessen Schneide halbmondförmig gekrümmt ist und gestattet, kurze, aber gleichmäßig tiefe Schnittchen auszuführen, skarifiziert man die Rosaceahaut in mehreren Sitzungen. Man kann täglich etwa 30—40 Schnittchen dicht nebeneinander in der Länge von zirka 1 cm ausführen und durch diese Inzision unsichtbare Närbchen im Papillarkörper erzeugen, welche die Infiltrate zur Resorption und die Gefäße zur Verengerung bringen. Dieses Verfahren gibt, geschickt ausgeführt, sehr gute Resultate und ist wegen seiner Einfachheit bestens anzuraten.

Bei oberflächlichen, nicht irritablen Rosaceaformen ist *Quarzbelichtung* indiziert, nur muß man bis zur starken Reaktion mit ordentlicher Schälung bestrahlen. Durchschnittlich verabreicht man zwei Sitzungen in der Woche. Bei infiltrierenden Formen verwende ich statt der künstlichen Höhensonne die KROMAYER-*Lampe* mit Kompressionsansätzen. Damit erhält man als Bestrahlungseffekt eine dem Umfang des Kompressors entsprechende kreisförmige Rötung, die kosmetisch sehr stört, weshalb es sich empfiehlt, das Kompressorium allmählich über die ganze Fläche der Nase zu verschieben, um scharf abgegrenzte Reaktionsfelder zu vermeiden. Die *Kohlensäureschneemethode* wird von vielen Autoren auch zur Behandlung der infiltrierenden Rosacea empfohlen. Die kosmetischen

Resultate waren früher nicht sehr zufriedenstellend, weil eine genaue
Dosierung des Druckes nicht leicht möglich ist und die mit Kohlensäureschnee erfrorenen Stellen durch ihre weiße Farbe von der roten Umgebung sich unschön abheben. Sehr bewährt hat sich jedoch eine Kohlensäureschneebehandlung der Rosacea in folgender Weise: Bereiten einer
Masse aus Kohlensäureschnee und Azeton, welche die Konsistenz einer
Salbe besitzt. Aufstreichen derselben auf einen Wattebausch, Eintupfen
der roten Nase und ihrer Umgebung mit demselben, wobei man darauf
achtet, daß die Berührung höchstens 2—3 Sekunden dauert. Es darf
nicht zu einem Erfrierungsschorfe kommen, sondern bloß zu einer ganz
oberflächlichen Schälung. Die vergilbte Haut stößt sich in kleinen
Lamellen ab. Das Verfahren darf höchstens einmal wöchentlich wiederholt werden.

Die *Röntgentherapie* ist wegen der großen Irritabilität der Rosacea nur
mit entsprechender Vorsicht anzuwenden. SCHREUS empfiehlt $^1/_3$—$^1/_2$
der Erythemdosis durch 0,5 mm Aluminiumfilter alle 10 Tage 3—4mal
und wartet dann 3 Wochen bis zum Beginn eines neuen Turnus. Öfters
sind 2—3 Serien erforderlich. In der Zwischenzeit kann die sonst übliche
Therapie eingehalten werden. Bei eingetretener Irritation Puder- und
Pastenbehandlung, sowie Verlängerung der Zwischenräume zwischen den
Bestrahlungen. Nach ARZT und FUHS schwinden ausgeprägtere Ent-
wicklungsstadien der Rosacea mit Bildung multipler größerer Knötchen
durch 2—3malige, in Intervallen von 4—6 Wochen verabreichte Applikation einer durch 2 mm Aluminium gefilterten Erythemdosis. Die Bestrahlungen sind infolge des Gefäßreichtums der Effloreszenzen von mehr
minder lebhaften Frühreaktionen gefolgt.

Das *Rhinophym* erfordert bei starker Ausbreitung operativen Eingriff in Narkose. Das von UNNA mit ausgezeichnetem Erfolg einge-
schlagene Verfahren ist das folgende: Ehe man an die Beseitigung der
Neubildung geht, unterrichtet man sich über die frühere Gestalt der Nase
und den Sitz der Knorpel durch eingehende Betastung, am besten unter
Kontrolle von Photographien aus früherer Zeit. Dann trägt man, von
der Nasenwurzel anfangend, durch flache Schnitte alle Lappen des
Tumors ab und achtet darauf, daß oberhalb des Knorpels noch eine etwa
$1^1/_2$—2 mm dicke Hautschicht erhalten bleibt, um sicher zu sein, daß
sofort nach der Operation überall proliferationsfähiges Epithel reichlich
vorhanden ist. Würde man mit den Schnitten tiefer gehen, nahe oder
ganz bis zum Perichondrium, also alle Talgdrüsenfundi mitabtragen, so
wäre das der größte Fehler, den man begehen könnte. Es würde dann
an diesen Stellen eine Granulationswucherung des Perichondrium mit
einer Überhornung von der Seite statt der Tiefe her stattfinden, wobei
eine nachträgliche Schrumpfung des Bindegewebes unvermeidliche Folge
wäre. UNNA bedient sich prinzipiell bei den flachen Abtragungen des

Rasiermessers statt des Skalpells, weil damit die beiden Bedingungen — flaches und gleichmäßiges Abtragen — leichter zu erfüllen sind. Die Blutstillung ist durch Kompression leicht zu erreichen, doch verwendet man zweckmäßig auch das alte Blutstillungspulver (Acid. tannic., Aluminis, Colophonii, Gummi arab. āā 10,0). Es wirkt zugleich antiseptisch, sicher blutstillend und beschränkt die Granulationen, ohne dieselben zu schädigen, so daß man direkt nach Abnahme des ersten Verbandes die Behandlung mit leicht reduzierenden Mitteln (Zink-Schwefelpaste, Zink-Ichthyolpaste) beginnen kann. Sollte versehentlich bei den Operationen etwas Tumorgewebe stehen geblieben sein und eine zweite Abkappung nicht gewünscht werden, so kann man direkt an die Heilung eine Resorcinschälkur anschließen, um das Resultat zu verbessern. In schwach ausgebildeten Fällen von Rhinophym, beim Vorhandensein von wenigen einzelnen Lappen und Buckeln kann man auf die Chloroformnarkose verzichten und sich der Anästhesie durch Vereisung mittels Äthylchlorid bedienen. Das Tumorgewebe wird dann sogar noch besser schneidbar. Auch bei diesen partiellen Abtragungen gilt als Grundsatz, daß zirka $1^1/_2$—2 mm der hypertrophischen Kutis über dem Knorpel zurückgelassen werde. Nach allen partiellen Abtragungen sind eine oder mehrere Abschälungen der Nase mittels der Resorcinpaste empfehlenswert, um eine einheitliche natürliche Glätte der Nasenoberfläche zu erzielen. KROMAYER bevorzugt für jene Variante der Rosacea, welche fibröses angiektatisches Rhinophym genannt wird, seine Stanzmethode, worunter er das Ausschneiden eines scheibenförmigen, runden Stückes aus der Haut mittels eines verschieden großen Zylindermessers versteht. Dieses, durch eine Bohrmaschine mit elektrischem Antrieb in rasche Rotation versetzt, schneidet bei senkrechtem Aufdrücken eine runde Scheibe aus der Haut von der Dicke oder Tiefe, bis zu welcher das Messer eingeführt wird. Der ausgestanzte Hautzylinder, der gewöhnlich noch lose an einigen Bindegewebsfasern hängt, wird mittels Pinzette aus dem Stichkanal gehoben. In wenigen Minuten lassen sich viele derartige Stanzungen ausführen und die losen, in den Stanzkanälen liegenden Hautzylinder instrumentell entfernen.

Die lokale Behandlung der *Augenrosacea* ist nach TRIEBENSTEIN in folgender Weise vorzunehmen: Bei Lidrandknötchen wird ebenso wie bei der Rosaceakonjunktivitis täglich oder jeden zweiten Tag ein wenig Zink-Ichthyolsalbe in den Bindehautsack eingestrichen und sofort wieder durch Massage entfernt. Vielfache Erfahrung hat gelehrt, daß diese Behandlung weit mehr leistet als Kalomel, gelbe Salbe und andere Präparate, die bei der Rosacea lediglich deshalb gebraucht wurden, weil sie äußerliche Ähnlichkeit mit der phlyktänulären Ophthalmie hat, wo Quecksilber gute Dienste leisten mag. Während der Salbenbehandlung verkleinern sich die Rosaceaknötchen der Bindehaut, um schließlich voll

kommen zu verschwinden, und die Teleangiektasien gehen zurück. Wie
bei der Bindehauterkrankung wird auch bei der Hornhautaffektion die
Zink-Ichthyolsalbe angewendet. Sind die Infiltrate nicht zu tiefgreifend
und bestehen noch keine Nekrosen, so genügt die Salbe, um den Prozeß
zum Verschwinden zu bringen. Häufig wird jedoch während der ersten
Krankheitstage die Salbe nicht recht vertragen, es tritt vermehrtes
Brennen und Tränenträufeln auf, auch kann der Lidkrampf zunehmen.
In solchen Fällen wird man zweckmäßig einige Tage lang ein Mydriatikum
geben und Umschläge mit warmem Wasser machen lassen, um ein paar
Tage später mit der Salbenbehandlung zu beginnen, die dann meist von
ausgesprochenem Erfolge ist. Wollen auf mehrtägige Salbenmassage die
Infiltrate sich nicht verkleinern oder epithelisieren oder sind Nekrosen
vorhanden, so muß zum scharfen Löffel gegriffen werden. Die nekrotischen Gewebsstücke lassen sich leicht entfernen. Bei tiefen Infiltrationen
darf man nicht versuchen wollen, allzu energisch das ganze infiltrierte
Gebiet auszukratzen, sondern nur so weit gehen, als mit mildem Druck
sich entfernen läßt. Es bleibt dann öfters noch ein Rest von Infiltration
bestehen, der sich leicht knirschend anfühlt, aber entweder spontan
zurückgeht oder der Massage mit Zink-Ichthyolsalbe (Ammonium. ichthyol.
0,15, Zinci oxydat. 5,0, Vaselin. alb. ad 15,0) weicht.

2. Perniosis, Perniones und Erythrocyanosis puellarum.

Bei entsprechend langer Einwirkung niederer Temperaturen erleidet
der Wärmeregulierungsapparat Läsionen, deren Angriffspunkt zunächst
das Gefäßsystem der Haut ist. Unter dauerndem Einfluß intensiver
Kälte kommt es vor allem zum Gefäßkrampf, welcher alsbald durch eine
aktive Hyperämie abgelöst wird. Diese stärkere Blutdurchströmung der
von Kälte betroffenen Hautpartie hat offenbar den Zweck, mehr Wärme
an das abkühlende Gewebe abzugeben und durch Zufuhr von Nähr-
substanzen die Kälteschädigung aufzuheben. Allmählich tritt jedoch bei
zunehmender Intensität der Noxe an Stelle des aktiv gesteigerten Blutzuflusses passive Hyperämie; Serum verläßt die geschädigten Blutgefäße
und Ödemisierung des Bindegewebes, sowie Thrombenbildung haben Ernährungsstörungen zur Folge, welche bei Fortdauer des Kältereizes
schließlich zum Gewebstod führen können. Im allgemeinen vermag der
Organismus gegen die gewöhnlichen Kälteschädigungen, denen er während
des Lebens ausgesetzt ist, aufzukommen, ja selbst starke Insulte durch
seine Wärmeregulatoren derart auszugleichen, daß keinerlei bleibender
Schaden gesetzt wird. Die klinische Beobachtung lehrt, daß insbesondere
die Extremitätenenden, sowie die relativ stark exponierten und schlecht
vaskularisierten Teile des Gesichts (Nasenspitze und Ohren) unter dem
Einfluß niederer Temperatur ganz besonders stark zu leiden haben und

daß es viele Individuen gibt, die an den oben genannten Prädilektionsstellen durch Kälte erzeugte pathologische Veränderungen aufweisen.
Unna hat mit Recht hervorgehoben, daß eine bestimmte Gruppe leicht
an Kälteschäden erkrankt, die zunächst an den Extremitätenenden eine
eigenartige livide, blaurote Verfärbung erkennen läßt und in diesen
Körperregionen eine bald stärkere, bald geringere polsterartige Schwellung
darbietet. Hände und Füße fühlen sich feucht und kalt an, werden leicht
rissig und „springen auf", wie der Volksmund sagt. Auf diesem eigentümlichen Boden finden sich in verschiedener Zahl und Größe flache,
durchaus weiche, gegen die Umgebung nicht scharf begrenzte Knoten
von zyanotisch roter Farbe. Das Zentrum derselben ist meist ein wenig
eingesunken. Ihr Lieblingssitz ist die Streckseite der Phalangen, seltener
sieht man sie am Dorsum manus et pedis, desgleichen entlang der Fuß-
oder Handränder. Die Hand ist wesentlich häufiger ergriffen als der Fuß.
Auch an Nase und Ohren finden sich derartige Veränderungen; meist
kommt es hier nicht zur Infiltratbildung, sondern die livide Verfärbung
der Haut nebst dem Kältegefühl ist das einzige, was auf den paretischen
Zustand der Gefäße schließen läßt. Für diese Konstitutionsanomalie der
Haut hat Unna den Ausdruck Perniosis gewählt.

Die *Perniosis* hat einen ungemein chronischen Verlauf. Zur Zeit der
trockenen Wärme im Sommer geht es den Patienten am besten, jedoch
schon geringe Kälteinsulte, etwa das feuchtkalte Wetter im Spätherbst
führen zu schweren kongestiven Zuständen in Form von Akroasphyxien
und Ödembildung, welche von höchst lästigen Parästhesien, Juck-
empfindungen und übermäßiger Sekretion der Schweißdrüsen begleitet
sind. Die Perniosis hat mit jener lokalen Form der Erfrierung, welche
wir als Pernio bezeichnen, gar nichts zu tun. Für das Zustandekommen
der Frostbeule ist ein besonderer Boden durchaus unnötig. Jedes normale
Individuum wird unter entsprechenden äußeren Umständen Erfrierungen
seiner Extremitäten erleiden können, welche in Frostbeulen ausarten.
Ganz anders liegen die Verhältnisse bei Patienten mit konstitutioneller
Perniosis. Die von Akroasphyxie begleitete Gefäßinsuffizienz bedarf zu
ihrem Zustandekommen keiner besonders niederen Temperaturen; schon
$+8$ bis $+10^0$ C sind imstande, das Krankheitsbild auszulösen. Die *Disposition zur Perniosis* kann nach Unna eine *angeborene* oder *erworbene*
sein, vielleicht auch gelegentlich durch Kombination beider Umstände
bedingt werden.

In die erste Kategorie müssen wir alle jenen jugendlichen Individuen
— und zwar mehr weibliche als männliche — einreihen, welche um die
Zeit des Eintrittes in die Pubertät derartige Symptome aufweisen. Die
Haut der zu konstitutioneller Perniosis Disponierten zeigt sehr häufig
am Stamm fleckweise Rötungen mit deutlich ausgesprochenem Dermographismus. Oft leiden sie an Akne des Rückens und Komedonenbildung

im Gesicht. In vielen Fällen besteht seborrhoisches Ekzem und Schuppenbildung der behaarten Kopfhaut. Die Skapula ist auffallend schmal und lang, der Angulus flügelartig abstehend (Scapula scaphoides). Ein weiteres auffallendes Moment bildet die mangelhafte Behaarung der Achselhöhle, der Brust, des Bauches und der Partien um das Genitale. Die Crines pubis zeigen bei Männern die weibliche Haargrenze. Alle diese Stigmata weisen darauf hin, daß diese Menschen in jene Gruppe gehören, die EPPINGER und HESS als *Vagotoniker*, BARTEL als *Hypoplastiker* und STOERK und HORAK als *Lymphatiker* bezeichnen, eine Konstitutionsanomalie, die PFAUNDLER als kongenitale Minderwertigkeit des mittleren Keimblattes und seiner Abkömmlinge ansieht. PERUTZ fand bei eingehender Untersuchung noch folgende Merkmale dieser Gruppe: die Zungengrundfollikel, Tonsillen und Lymphdrüsen am Hals vergrößert, es bestand Akzentuation des zweiten Pulmonaltons, Enge der Aorta und des Gefäßsystems, oberflächliche Atmung. Die Reflexe waren lebhaft, gesteigert. Die pharmakologische Prüfung des vegetativen Nervensystems fiel positiv aus. Interessant ist ferner die Disposition zu Hyperhidrosis der Füße mit gleichzeitiger Neigung zu Plattfuß. Solche Individuen besitzen ein sehr lebhaftes Gefäßinnervationssystem und reagieren auf kleine Reize stark und anders wie Normale. Bei ihnen verursachen schon mäßig erniedrigte Temperaturen, die Normale anstandslos längere Zeit vertragen, Erscheinungen von Gefäßparalyse.

' Wenn auch die Perniosis in der überwiegenden Mehrzahl der Fälle konstitutionell bedingt ist, so ist doch zuzugeben, daß auch eine *erworbene* Form dieser Affektion vorkommt. Unterernährung, chronischer 'Mißbrauch von Alkohol oder Nikotin, länger dauernde konsumierende Darmkrankheiten und schließlich unzweckmäßige Bekleidung der Füße können als begünstigende Faktoren angesehen werden. Auch die *Schädigungen des Berufes* sind für die erworbene Perniosis von Bedeutung. Hierher gehören alle jene, die das Hantieren mit Wasser, vor allem mit kaltem, in sich schließen. Für das weibliche Geschlecht kommen in erster Linie die Hausgehilfinnen (Dienstmädchen, Köchinnen, Wäscherinnen) in Betracht. Der Pflichtenkreis dieser Personen bringt sie während des Tages wiederholt in die Lage, ihre Hände kürzere oder längere Zeit in kaltem Wasser zu halten, und dies genügt häufig, um derartige schwere Störungen auszulösen; insbesondere das mangelhafte Abtrocknen der Hände und die dadurch bedingte Verdunstungskälte provoziert die Krankheitssymptome. Unter den männlichen Berufen sind die Verkäufer und Lehrlinge in Gemischtwarenhandlungen, ferner die Fleischer, Selcher und Schankburschen gefährdet, bei denen die blauroten Hände und die gequollenen unförmigen Finger fast ein Berufsstigma darstellen. Manche Autoren behaupten, daß die linke Extremität oft intensiver von Perniosis befallen ist als die rechte, und führen diesen Umstand auf die Rechts-

händigkeit des Menschen zurück, welche die Blutzirkulation der einen
Körperhälfte günstiger gestaltet als die andere.

Vollständig abzutrennen von der Perniosis als ein durch Gefäßparalyse
bedingtes, an die Extremitätenenden lokalisiertes Krankheitsbild ist ein
gefäßparalytischer Zustand der Unterschenkel, dem wir erst in jüngster
Zeit die gebührende Aufmerksamkeit schenken. Diese Veränderungen
sind bei Frauen jugendlichen Alters beobachtet worden und führen den
Namen *Erythrocyanosis crurum puellaris*. Das Krankheitsbild der
typischen Erythrocyanosis ist durch die Beschreibung der Autoren einiger-
maßen sichergestellt. Es handelt sich um eine blaurote, feste, manchmal
unscharf gegen die Umgebung abgesetzte, manchmal aber auch jäh,
polsterartig gegen die gesunde Haut abfallende Infiltration im unteren
Drittel der Unterschenkel, verbunden mit einer an Keratosis rubra pilaris
erinnernden Veränderung der Follikel an den Beinen. Die bedeckende
Haut ist nur wenig faltbar, durch Fingerdruck läßt sich kein Ödem
hervorbringen. Die Affektion ist manchmal zeitweise etwas schmerzhaft.
Die symmetrischen, an den Unterschenkeln gelegenen Krankheitsherde
zeigen mitunter um die Follikel kleine Hämorrhagien und sind hier und da
von weißlichen Linien atrophischer Haut durchsetzt. Es steht außer
Frage, daß die Erythrocyanosis crurum in lokaler Gefäßparalyse ihre Ursache hat. Unentschieden ist nur, ob die Kälte an dem Zustandekommen
dieses Leidens ganz allein schuld ist oder ob ein anderer Faktor ätiologisch
in Betracht kommt und die niedere Temperatur nur das auslösende
Moment darstellt. Viele Autoren neigen der Ansicht zu, daß die *primäre*
Ursache eine *ovarielle* Störung wäre und daß niedere Temperaturen die
geringe, symmetrisch gelegene, lokale Gefäßinsuffizienz ins Pathologische
steigern. Es ist im höchsten Grade wahrscheinlich, daß die Kleidung
des weiblichen Geschlechts eine großen Teil der Schuld an dem Leiden
trägt. Es kommen hierbei einerseits die dünnen Seidenstrümpfe in Betracht, andererseits die minimale Bedeckung des Unterleibes, welche auch
im Winter, um die Figur schlank erscheinen zu lassen, auf ein Minimum
reduziert wird. So wird das Terrain für Kälteschädigungen vorbereitet
und die Haut oberhalb der Knöchel, die ohnehin zur Ödembildung neigt,
der Wirkung niederer Temperaturen ausgesetzt. Dadurch entstehen an
den Unterschenkeln die zwar konstitutionell bedingten, aber durch Stase
und Kältewirkung in ihrem Zustandekommen geförderten, symmetrisch
gelegenen, blauvioletten, polsterartigen Erythemflecke.

Im Gegensatz zu den oben beschriebenen diffus auftretenden Gefäß-
paralysen — der Perniosis und der Erythrocyanosis crurum — stehen jene
lokalisierten Frostschäden, die wir als *Frostbeulen* oder *Perniones* bezeichnen. Ein solcher scharf umschriebener Knoten entwickelt sich sehr
leicht auf dem Boden der Perniosis. Er kann aber auch auf vollständig
normaler Haut dadurch hervorgerufen werden, daß durch Druck oder

enge Abschnürung eine Zirkulationsstörung erfolgt, welche einem umschriebenen Kälteschaden das Terrain vorbereitet. Und so finden wir denn Frostbeulenbildung auch bei ganz gesunden Personen, wenn infolge enger Handschuhe oder einschnürenden Schuhwerks lokale Asphyxien erzeugt werden und gleichzeitig niedere Temperaturen auf das Gewebe einwirken. Untersucht man Frostknoten *histologisch*, so zeigen sich die Gefäße dilatiert und in ihrer Wand, besonders im arteriellen Abschnitt, vielfach verdickt. Schädigungen der Endothelschicht gehören zur Regel. Im Innern der Gefäße werden häufig, worauf vor allem HODARA hingewiesen hat, Haufen von weißen Blutkörperchen angetroffen, die zu hyalinen Massen koaguliert erscheinen. Hyaline und fibröse Thromben, wie sie bei der echten Erfrierung zu sehen sind, fehlen. Um die Gefäße besteht starke zelluläre Infiltration ohne spezifischen Charakter; beträchtliches Ödem kann vorhanden sein. UNNA hat darauf hingewiesen, daß das Granulationsgewebe länger bestehender Perniones infolge Hinfälligkeit der Wandung neugebildeter Gefäße von Hämorrhagien durchsetzt sein kann, welche jedoch durch die blauviolette Farbe des Knotens gedeckt werden. Um sie zur Ansicht zu bringen, muß man mit einer Glasplatte den Tumor anämisieren und sieht dann deutlich in dem blutleeren Granulom zahlreiche, von Blutaustritten herrührende hämorrhagische Fleckchen. Die Epidermis ist etwas verbreitert, gelegentlich findet sich Spongiose und Parakeratose. Traumatische Einflüsse können solche lange bestehende Frostknoten zur *Exulzeration* bringen, welche besonders häufig an jenen Stellen beobachtet wird, wo einem Druck von innen ein Gegendruck von außen gegenüber steht. Es sei hier nur an die häufige Ulzeration jener Frostbeulen erinnert, die an der Innenseite des Fußrandes, an der Basis eines Hallux valgus sich bilden und deren Beseitigung oft nur durch Operation des Hallux valgus möglich ist.

Die *Behandlung* der Frostschäden muß versuchen, die konstitutionelle Gefäßparalyse durch allgemeine Maßnahmen zu beseitigen. Auch dort, wo keine ausgesprochene Allgemeinerkrankung vorliegt, werden wir bei an und für sich zarten und blassen Menschen durch Arsen- und Eisendarreichung, durch Chinin- und Strychninpräparate Erfolge erzielen. Ferner ist besondere Aufmerksamkeit der Kleidung, dem Kälteschutz zu widmen. Knapp anliegende Lederhandschuhe sind durch wollene, weite Fäustlinge zu ersetzen, die Strümpfe müssen sehr warm und das Schuhwerk bequem und nirgends einschnürend sein. Oft empfiehlt es sich, zwei Paar dünne Strümpfe übereinander anzuziehen und zwischen das untere und das obere Paar eine Lage feinen Kreppapiers zu legen. Ein guter Kälteschutz für empfindliche Füße ist das Einpinseln der Zehen mit einer ganz dünnen Schicht besten Leims, welcher den Auftauungsprozeß verzögert, die Membraneigenschaften der Haut ändert und die Diffusionsgeschwindigkeit der Salze verlangsamt. Bei den diffusen Akroasphyxien wird es unsere Aufgabe sein, den verloren gegangenen Tonus der Gefäße durch geeignete Maßnahmen wieder zu heben. Zunächst empfiehlt sich ein Versuch mit sogenannten *wechselwarmen Bädern.* Ein Gefäß mit heißem Wasser (zirka 34^0 C) und ein solches mit kaltem Wasser (zirka 14^0 C) wird bereitgestellt; Hände oder Füße werden zunächst $2^1/_2$ Minuten in das heiße Wasser und hierauf $^1/_2$ Minute in das kalte Wasser getaucht und diese Prozedur 10mal hintereinander wiederholt. Den heißen Bädern kann man tonisierende und adstringierende Mittel zusetzen: Eichenrinde eine Handvoll auf ein Handbad, Alaun 1 Eßlöffel, essigsaure Tonerde 50 ccm, Tannin 3—10 g. Im Anschluß an die Bäder werden Finger und Zehen durch streichende Bewegungen, welche an der Spitze beginnen und gegen die Basis geführt werden, massiert, und zwar jeder Finger bzw. jede Zehe eine Minute lang. Die *Massage* geschieht mit einer Salbe folgender Zusammensetzung: Camphor. trit. 0,4, Balsam. peruv. 2,0, Vaselin. 40,0. Zur Behandlung akroasphyktischer Nasenspitzen eignen sich heiße Waschungen oder vielmehr Abtupfungen des Gesichts mit in heißes Wasser getauchte Wattetampons und hierauf Eintupfungen mit einer Schüttelpinselung, welche Thigenol 1,5, Talc. venet., Amyl. oryz. aa 10,0, Terr. silic. 5,0, Spirit. vin. dilut. 150,0 enthält. Bei Neigung zu Nasenröte ist das Schleiertragen verboten und die empfindliche Nasenspitze bei sportlichen Betätigungen durch eine indifferente Salbe, am besten durch die wegen ihres geringen Glanzes zu empfehlende Mattancreme von Unna, zu schützen. Ein ausgezeichnetes Mittel zur Behebung akroasphyktischer Zustände der Extremitäten und zur Prophylaxe der Frostbeulen ist die *Diathermie,* welche noch wesentlich intensiver als die Bestrahlung mit künstlicher Höhensonne eine langdauernde Durchblutung und Durchwärmung des Gewebes zur Folge hat.

Die *Lokalbehandlung* umschriebener Kälteschäden richtet sich nach dem jeweiligen Stadium des Prozesses. Akut auftretende Frostbeulen, charakterisiert durch zirkumskripte, ödematöse Schwellung und heftiges Juckgefühl in der Wärme, werden mit Alkoholumschlägen behandelt. Die erkrankte Stelle wird mit einer achtfachen Lage alkoholgetränkter Gaze bedeckt (Spiritus vini diluti 70%) und darüber ein Stück perforierten, wasserdichten Stoffes gelegt, das Ganze mit einer Binde oder einem Tuch befestigt und über Nacht liegen gelassen. Interessant ist die Tatsache, daß durch kurzes Vereisen mit Chloräthyl manchmal umschriebene, im Entstehen begriffene Frosterytheme sich zurückbilden und das sie begleitende Jucken und Hitzegefühl verschwindet.

Im subakuten Stadium empfehlen wir Medikamente, welche durch adstringierende Wirkung den Tumor verkleinern und die Infiltrate zur Resorption bringen. In diese Gruppe gehört das Ichthyol und seine Derivate sowie das Cehasol. Diese Substanzen werden entweder rein oder mit Kollodium versetzt eingepinselt. Der Druck des Kollodiumhäutchens,

der die Aufsaugung beschleunigt, kann noch durch Bedecken der Frostbeule mit dachziegelförmig übereinandergeschichteten schmalen Leuko-
plaststreifchen gesteigert werden. Neben den Ichthyolpräparaten sind
jene Medikamente wirksam, die durch oberflächliche Verschorfung des
sukkulenten Granuloms eine Konstriktion der Geschwulst in toto bedingen. Eine solche Wirkung hat die von BINS angegebene Chlorkalk-
salbe (*Rp.* Calcar. chlor. 2,0, Ung. paraff. 18,0), von der ein bohnengroßes
Stück abends auf den Pernio intensiv eingerieben wird. Derselben Indikation genügt das Monoazetylderivat des Resorcins, welches als Euresol
bekannt ist. Es ist nicht wie das Resorcin eine kristallinische Substanz,
sondern von flüssiger Beschaffenheit und dringt infolgedessen leichter in
die Haut ein. Um die juckstillende Kraft des Mittels zu erhöhen, wird
noch Eucalyptol zugesetzt und wir verschreiben daher entweder Euresol-
kollodium (Euresol, Eucalyptol, Ol. thereb. $\overline{aa}$ 2,0, Collod. ad 20,0) oder
eine rasch trocknende Euresolsalbe (Euresol, Eucalyptol, Ol. thereb.,
Lanolin. $\overline{aa}$ 2,0, Sap. virid. 20,0). Bei offenen Frostbeulen empfehlen
sich warme Bäder und bei großer Schmerzhaftigkeit Verbände mit An-
ästhesinsalben. Nach Abstoßung der nekrotischen Gewebspartien werden
die reinen Granulationen unter Lapissalben zur Überhäutung gebracht
(Argent. nitric. 0,5, Balsam. peruv. 5,0, Vaselin. ad 50,0). Eine besondere
Neigung, öfters aufzubrechen, haben die relativ bösartigen Frostbeulen
an der Basis der großen Zehe bei Hallux valgus; sie erinnern mitunter in
der Torpidität des Verlaufes an Röntgenulzera. Wenn bei diesen die
bekannten lokalen Heilmittel versagen, so kann man noch einen Versuch
mit der von REIMER für Röntgenulzera angegebenen Wismutsalbe
(Unguent. bismut. compos. REIMER) machen. Als Ultimum refugium
bleibt, um dem quälenden Zustand ein Ende zu bereiten, oft nur die
orthopädische Operation des Hallux valgus mit Verlegung der Operationsnarbe an das Dorsum der großen Zehe, da sonst beim Gehen Schmerzen
auftreten.

Endlich wäre noch anzuführen, daß manche Autoren über sehr
günstige Erfolge der *Röntgenbestrahlung* von Frostschäden berichten.
5—6 H, gefiltert durch 1—2 mm Aluminium, werden pro Dosis verabreicht und erzielen manchmal erstaunlich rasch die Heilung des Krankheits-
prozesses.

VIII. Hyperkeratosen.

1. Disseminierte Form.

Unter diese Gruppe zählen wir die Ichthyosis und den Lichen pilaris.

Als *Ichthyosis* bezeichnen wir eine auf angeborener Grundlage be-
ruhende, in den ersten Lebensjahren sich entwickelnde übermäßige Verhornung der Haut, welche durch abnorme Trockenheit charakterisiert ist.

Die Intensität der Hornauflagerungen kann die verschiedensten Grade annehmen; bald finden wir mehl- und kleienförmige Schuppen, bald in stärker ausgeprägten Fällen Hornstacheln und warzige Wucherungen. Als wichtigster ätiologischer Faktor kommt die *Vererbung* in Frage.

Man unterscheidet je nach dem klinischen Aussehen drei Typen: Ichthyosis *simplex, serpentina* und *hystrix*.

Vor allem sind es zwei Symptome, welche die Ichthyosiskranken belästigen: Die *Trockenheit* der Haut beruht auf einer verminderten oder fehlenden Talg- und Schweißdrüsensekretion, die *Schuppenbildung* auf der immer vorhandenen Hyperkeratose. Die Gelenkbeugen bleiben im allgemeinen frei. Die Schuppen der Ichthyosis haften der Unterlage fest an und sind polygonal. Kleinere Auflagerungen sind gefältelt, silberglänzend und erinnern an Fischschuppen (Ichthyosis simplex), größere sind schmutziggrau oder grünlich und ähneln Schlangenhaut (Ichthyosis serpentina). Die Ichthyosis bevorzugt die Streckseiten der oberen und unteren Extremitäten, insbesondere die der Ellbogen und Knie. Rumpf und Gesicht sind in leichten Fällen weniger intensiv ergriffen. Schwerere Fälle, welche klinisch durch trockene, warzige Auflagerungen charakterisiert sind (Ichthyosis hystrix), zeigen die gesamte Hautoberfläche verändert und eine besondere Trockenheit auch an den Handtellern und Fußsohlen. Die Gelenksbeugen bleiben aber bei diesen meistens ausgespart.

Die Ichthyosis belästigt die von ihr befallenen Individuen durch eine gewisse Disposition der Haut zu Juckanfällen. Dieselben treten sehr häufig nach warmen Seifenbädern auf, lokalisieren sich an die Streckseiten der Extremitäten, sind durch die Quellung der Hornschicht bedingt und können oft derartige Grade annehmen, daß warme Seifenbäder überhaupt nicht vertragen werden. Bekannt ist auch die Neigung der Ichthyotiker zu Ekzemen. Das Leiden bessert sich im allgemeinen in der warmen Jahreszeit scheinbar infolge der intensiveren Durchfeuchtung der Hautoberfläche, um sich dann im Winter neuerlich bemerkbar zu machen.

Da sich die Ichthyosis gewöhnlich schon in frühester Kindheit bemerkbar macht und zur Zeit der Pubertät wesentlich verschlechtert, um dann das ganze Leben hindurch anzudauern, müssen wir sie als eine kosmetisch schwer störende Hautaffektion betrachten.

Die *Therapie* muß sich darauf beschränken, die Schuppen zu erweichen, was am besten durch protrahierte Bäder mit medikamentösen Zusätzen gelingt. Hierzu verwenden wir zweckmäßig Soda oder Borax. Nach dem Bade muß die Haut mit einer tierisches Fett enthaltenden Salbe gründlich eingeschmiert werden (*Rp.* Acid. salicyl. 5,0, solv. in ol. ricin. qu. s. adde Emplastr. lithargyr. et Adipis suill. aa ad 50,0). Auch gereinigtes Lanolin oder die SCHLEICHsche Hautcreme sind geeinigt. Französische Autoren machten die Beobachtung, daß die interne Darreichung von Magnesiumoxyd in kleinen Dosen mehrere Wochen hindurch die Affektion günstig beeinflußt, und sie empfehlen auch, Magnesiumoxyd in 10%iger Menge den Salben beizufügen.

Der *Lichen pilaris* ist eine mit der Ichthyosis verwandte Hautaffektion, welche durch das Auftreten von Hornkegelchen charakterisiert ist, die in den Follikelöffnungen stecken, der Haut ein reibeisenartiges Aussehen verleihen und in erster Linie die Streckseiten der oberen und unteren Extremitäten befallen. Entfernt man die Hornkegelchen, so haftet an denselben meistens ein spiralig eingerolltes Lanugohärchen. Wenn diese kleinen Hornstacheln nicht entfernt werden, so wirken sie mitunter als Fremdkörper und erzeugen am Boden des Haarsäckchens eine reaktive Entzündung, welche als blauvioletter Ring den gelblichen Zentralkegel umgibt.

Aus kosmetischen Gründen verlangen oft junge Mädchen die Beseitigung dieses Leidens, welches insbesondere die Oberarme durch die Rauhheit und das buntscheckige Aussehen entstellt. Wir verordnen tägliche Waschungen mit SCHLEICHscher Wachsmarmorseife und einem etwas gröberen Waschfleck. Auch Abpolieren der Hornkegelchen mit Bimssteinpulver, welches zu gleichen Teilen mit Sapo unguinosus (UNNA) gemengt werden kann, ist erfolgreich. Nach den Waschungen fetten wir mit folgender Salbe ein: Acid. salicyl. 2,0, solve in ol. ricin. 10,0, Sulfur. praecipit. 5,0, Lanolin. 60,0, Vaselin. flav. ad 100,0 (SCHÄFFER). Eine wesentliche Unterstützung der Lokaltherapie kann durch interne Darreichung von Arsen erzielt werden.

2. Lokalisierte Form.

Unter *Schwielen* verstehen wir flächenhafte Verhornungen der Epidermis, welche an den verschiedensten Stellen auftreten können, und zwar überall dort, wo ein ständiger Druck von außen her die Haut trifft. Wir müssen zwischen *physiologischen* und *pathologischen* Schwielenbildungen unterscheiden.

Physiologisch sind die *Gehschwielen* an der Fußsohle; sie liegen an den drei Stützpunkten des Fußgewölbes, und zwar an der Ferse, dem Großzehen- und dem Kleinzehenballen, und entwickeln sich, wenn das Kleinkind mit den ersten Gehversuchen beginnt. Interessanterweise sind die Neugeborenen vollständig schwielenlos im Gegensatz zu vielen Säugetieren, deren Junge bereits mit Schwielen geboren werden, trotzdem für die Entstehung derselben in utero keinerlei Anlaß vorhanden ist. So z. B. werden die Kamele schon mit Schwielen an den Beinen zur Welt gebracht. Dies deutet darauf hin, daß bei manchen Säugetieren die Schwielen phylogenetisch um viele Jahrtausende älter sind als die des Menschengeschlechtes; viele Säugetiere sind schon auf dem Erdboden dahingeschritten, als die Vorfahren des Menschen noch auf den Bäumen kletterten.

Pathologische Schwielen der Fußsohle sind meist sehr schmerzhaft. Sie entstehen überall dort, wo flächenhafte Traumen, etwa das ständige Scheuern der Schuhsohle oder des Oberleders, auf die Haut einwirken. Das Auseinanderweichen des Fußgewölbes bei Pes planus bedingt ein Anstoßen der Köpfchen der Metatarsalknochen beim Gehen und so kommt es zur typischen Plattfußschwiele, welche an der volaren Fußsohle zwischen dem Groß- und Kleinzehenballen sich entwickelt. Mitunter bildet sich ein neuer Schleimbeutel an dieser Stelle, der sich entzündlich verändert und außerordentlich schmerzhaft sein kann. Ferner beobachtet man Schwielen an den Seitenrändern des Fußes, besonders am Innenrand der großen Zehe und an allen jenen Stellen, wo die Fußränder am Schuhleder flächenhaft drücken.

Während die Schwielen des Fußes ihr Entstehen einem flächenhaften Druck verdanken, kommt es zur Bildung der *sogenannten Hühneraugen* dann, wenn *einem ständigen Druck von außen ein Gegendruck von innen entgegenwirkt*, wie dies an einzelnen Knochenvorsprüngen des Fußskeletts leicht möglich ist. Bei den Clavi ist die Hyperkeratose nicht diffus, sondern zwischen den beiden Druckpunkten formt sich ein nagelförmiges Gebilde, welches durch ständiges Pressen die Basalzellenschicht immer dünner und dünner werden läßt, so daß schließlich der Hornnagel das Stratum spinosum perforiert und direkt dem Papillarkörper aufliegt. In demselben wirkt er als Fremdkörper und erzeugt ein aus Epithelioiden und Riesenzellen zusammengesetztes blutgefäßreiches Granulom, welches druckschmerzhaft ist. Mitunter platzen bei einem traumatischen Insult einzelne Blutgefäße, es bildet sich dann an der Spitze des Hornkegels ein Hämatom, wodurch von oben gesehen das Bild einer Iris resultiert mit dunklem Zentrum und grünlichgelbem Ring, daher der Name Hühnerauge. Prädilektionsstellen für das Entstehen der Hühneraugen sind die volarwärts gekrümmten 4. und 5. Zehen der Füße. Durch diese als Hammerzehen bezeichnete Deformierung springen die Kontaktpunkte der Phalangen dorsalwärts vor und bilden Gegendruckpunkte für das von oben nach unten scheuernde Oberleder. Auch an den lateralen Fußrändern finden sich Knochenvorsprünge, welche oft die Ursache für Hühneraugen abgeben. Besonders störend und schmerzhaft sind derartige Gebilde, wenn sie sich zwischen den Zehen lokalisieren. Ein Clavus interdigitalis formt sich dann, wenn seitlich vorspringende Zehenphalangen an der benachbarten Zehe ständig scheuern. Schwielen und Hühneraugen zeigen immer eine grünliche Eigenfarbe, welche darauf zurückzuführen ist, daß verhornte Zellen in dicker Schicht grün tingiert sind. Dieser Eigenfarbstoff des Keratins ist diffus in der ganzen Hornzelle verteilt und nicht etwa korpuskulär wie das Melanin. Nicht nur die Schwielen und Hühneraugen zeigen diese Tinktion, sie wird noch viel deutlicher bei den dicken Verhornungen, wie wir sie im Tierreich beobachten. Dünne Schliffe von Kuh- und Schafhorn lassen diese grüne Eigenfarbe besonders im durchfallenden Lichte deutlich erkennen.

Die *Behandlung der Schwielen und Hühneraugen* versucht zunächst, die Hornschichten ausgiebig zu erweichen. Hierzu eignen sich besonders Salizylpflaster, welche jedoch so hergestellt sein müssen, daß sie sich der Hautoberfläche plastisch anschmiegen. Das auf Guttapercha gestrichene Guttaplast und auf Trikotstoff aufgetragene Trikoplast der Firma Beiersdorf wird in hohen Salizylkonzentrationen erzeugt. Als „Cornilin-Pflaster" enthält es auch einen anästhesierenden Zusatz von Herba cannabis indicae. Entsprechend der Größe des Callus oder Clavus klebt man ein solches Pflasterstück auf, fixiert es mit einem Heftpflasterkreuz und wechselt es bis zur vollständigen Erweichung alle 24 Stunden.

Erweichte Schwielen werden mit einem flachen Messer abgetragen, die Basis kann mit *Kohlensäureschnee* oberflächlich verschorft und nach dem Abstoßen der Nekrose vorsichtig mit *Röntgen* bestrahlt werden. In jüngster Zeit haben sich zur Beseitigung von Schwielen noch besser die wesentlich ungefährlicheren *Buckystrahlen* bewährt, welche viel oberflächlicher wirken und selbst bei Überdosierung keine nennenswerten Schädigungen erzeugen. Durch Pflasterbehandlung erweichte Hühneraugen können nach vorhergehender Anästhesie mit dem scharfen Löffel herausgehoben werden. Die blutende Basis wird am besten mit der Elektrokoagulationsnadel verschorft. Wenn das Herausheben des zentralen Hornkegels nicht unter sterilen Kautelen geschieht, kann sich, wie dies ja leider bei der Behandlung durch Laienhände so häufig vorkommt, das von Blutungen durchsetzte Granulom infizieren und zu schweren Phlegmonen, Lymphangitiden und Lymphadenitiden Veranlassung geben.

Differentialdiagnostisch müssen wir oft umschriebene Schwielen und Hühneraugen gegen *Warzen* abgrenzen. Die letzteren unterscheiden sich von denen an der übrigen Körperoberfläche dadurch, daß sie das Hautniveau nicht überragen, sondern vielmehr zum größten Teil im Papillarkörper und in den tieferen Schichten der Kutis wuchern. Charakteristisch für die Warze der Fußsohle ist eine streng umschriebene, außerordentlich intensive Schmerzhaftigkeit bei Druck von außen. Trägt man mit einem feinen Skalpell parallel zur Oberfläche die verhornten Schichten ab, so findet man innerhalb eines Kreisringes von hyperkeratotischem Schwielengewebe eine zentrale Partie, die weich ist und punktförmig blutet. Diese kleinen Blutpünktchen entsprechen genau so wie bei Psoriasis vulgaris den verletzten Papillenspitzen, deren Blutgefäße durch das infektiöse Akanthom der Papillen in die Länge gezogen werden.

Die Warzen der Fußsohle können oft in großer Menge vorkommen, man spricht dann von einer *Verrucosis plantae pedis.* Größere Warzen der Fußsohle entfernt man am besten chirurgisch, man anästhesiert mit Novokain-Adrenalin, hebt den Warzenkern mit einem scharfen Löffel heraus und verschorft die Basis mit Elektrokoagulation. Manchmal resultiert dadurch ein großes Loch in der Fußsohle, da neun Zehntel der Warze im Papillarkörper steckt, aus dem sie wie die Wurzel eines Zahnes herausgehebelt werden muß. War die Warze sehr klein, so kann man die Basis durch Einbringen von Kalium-hypermanganicum-Kristallen verätzen. Viele ganz kleine Warzen der Fußsohle bepinselt man mit einem Gemisch von Salizylsäure-Eisessig (Acid. salicyl. 1,0, Acid. acetic. glac. 9,0). Wir können dieselben auch durch Schälsalben zur Exfoliation bringen; hierzu eignen sich stärkere Resorcinpasten (10—20% Resorcingehalt) oder die LASSARsche Schälpaste (β-Naphthol 0,5, Sulfur. praecip. 20,0, Sapon. virid., Vaselin. $\overline{aa}$ 50,0). Diese Salben müssen messerrückendick aufgestrichen werden und so lange mit der Hautoberfläche in Kontakt bleiben, bis dieselbe mortifiziert ist und in Lamellen sich abstößt. Einen guten Schäleffekt erzielt man auch durch oberflächliche Vereisung mit Kohlensäureschnee, indem man den Schneeblock auf den Warzenrasen durch etwa 25—30 Sekunden andrückt.

Gute Dienste leistet uns bei der Behandlung der Verrucosis plantae pedis die *Strahlentherapie*. Wir verwenden mittelharte, durch 3—4 mm Aluminium gefilterte Röntgenstrahlen, pro Sitzung etwa 7—8 H. Es ist große Vorsicht am Platze; falls die einmalige Dosis nicht genügt, muß man eine Pause von 6—8 Wochen einschalten, bevor man ein zweites Mal bestrahlt. Wesentlich ungefährlicher als die Röntgenstrahlen sind die von vielen Autoren empfohlenen BUCKYschen *Grenzstrahlen*. Wir verabreichen bei einer Strahlenhärte von 0,024—0,029 mm Aluminium in 10 cm Fokushautdistanz pro Sitzung etwa 1000—1200 r. Die Grenzstrahlentherapie ist vollständig gefahrlos; allerdings gibt es Fälle, die darauf nicht genügend ansprechen. *Radiumbestrahlung* ist nur bei einzelstehenden Warzen der Fußsohle indiziert. Man verabfolgt pro Sitzung etwa 75 Milligrammstunden gefiltert durch 1 mm Messing. Oft erzielt man ein besseres Resultat, wenn man die Warze erst chirurgisch excochleiert und dann die Basis mit Radium nachbestrahlt.

IX. Altersveränderungen und Faltenkorrekturen des Gesichtes.

Die Symptome des Alterns betreffen in der Gesichtshaut sowohl die oberflächlichen Zellagen als auch die darunterliegenden Texturen. Die Hautoberfläche wird trocken und schilfernd. Dadurch, daß der Papillarkörper verstreicht, haftet die Epidermis nicht so fest an der Unterlage und wird leichter verwundbar. Bindegewebe und elastische Fasern degenerieren und erfahren kolloid-chemische Zustandsänderungen, die auf ihre Festigkeit nicht ohne Einfluß bleiben. Die Schlaffheit und der Elastizitätsschwund dieser Hautschichten führt zu Falten- und Runzelbildung. Diese Entstellungen können noch durch hypertrophische Vorgänge im

Fettgewebe, welches manchmal an Masse zunimmt und zu Wulstbildungen Anlaß gibt, vermehrt werden.

Konservative Heilmethoden.

Die konservativen Heilmethoden zur Behandlung der Runzeln und unerwünschten Fettunterpolsterungen des Gesichts bestehen in Verfahren, welche durch Hyperämie eine vermehrte Durchfeuchtung und Ernährung bedingen und der Ansammlung gewebsschädigender Stoffwechselschlacken und überflüssigen Fettgewebes entgegenwirken. Hierher zählen wir *Gesichtsdampfbäder*, *Gesichtsmassage* und *Diathermie*.

Die *Gesichtsdampfbäder* führen zu einer starken Schweißsekretion, welche die Poren reinigt, und zu einer intensiven Durchblutung, welche die Degeneration des Stützgewebes hintanhält. Geeignet sind jene Apparate, bei welchen heißer Dampf auf die Gesichtshaut einwirkt. Die Dauer des Gesichtsdampfbades soll 10—12 Minuten nicht übersteigen, an dasselbe schließt sich die Gesichtsmassage. Die kosmetische Massage des Gesichts versucht den Ausgleich und die Abschwächung jener Falten- und Furchenbildungen, welche so leicht geeignet erscheinen, dem Gesicht ein gealtertes und verwittertes Aussehen zu geben. In erster Linie sind dies die als Krähenfüße bekannten Falten am äußeren Augenwinkel und die vom Nasenflügel gegen die Mundwinkel absteigenden Furchen.

An Stellen, wo die Gesichtshaut straff über Knochen gespannt ist, empfehlen sich *streichende* Bewegungen *(Effleurage)*, dort, wo sie gut unterpolstert ist, *knetende* Manipulationen *(Petrissage)*. Gegen das allzu üppige Wuchern des bukkalen und submentalen Fettgewebes ist 'auch *Vibrationsmassage* angezeigt, die entweder mit kleinen Instrumenten (Elfenbeinhämmern) oder mit fein dosierbaren Vibrationsapparaten vorgenommen werden soll. Vor der Gesichtsmassage empfiehlt es sich, die Haut einzupudern und nach derselben ist eine indifferente Toilettecreme in dünner Schicht aufzutragen. In letzter Zeit hat man sich häufig mit der Frage beschäftigt, ob es nicht möglich ist, solchen Cremes Arzneistoffe hinzuzufügen, welche perkutan einverleibt werden können und imstande wären, der Degeneration des Hautorgans entgegenzuwirken.

K. STEJSKAL hat in langjährigen Untersuchungen über die Permeabilität der Haut feststellen können, daß auch Eiweißkörper und Kohlehydrate in bestimmter Form in die Haut eindringen. Diese Substanzen werden in Fetten emulgiert als „Dinutron“ eingerieben und bedingen eine starke Nahrungszufuhr. Derselbe Autor hat ein Präparat angegeben, welches bei Ernährungsstörungen der Haut durch Alter und Allgemeinerkrankung angewendet werden soll und auf diesem Prinzipe der feinsten Emulgierung der Fette, Eiweiß und Kohlehydrate beruht. Diese als „Creme Tokalon“ bezeichnete Mischung von Nährstoffen enthält neben prädigerierter Sahne und Olivenöl emulgiertes Eigelb, welches nach

STEJSKAL das einzige, keine Überempfindlichkeit der Haut hervorrufende Eiweißprodukt darstellt, und überdies Pflanzenextrakte.

Auf einem etwas anderen Prinzip beruht ein Hauttonikum, welches von den Promonta-Werken in Hamburg hergestellt wird. Die Oberhaut des Körpers steht bekanntlich in einem ständigen Erneuerungsprozeß, der ihre frische und elastische Beschaffenheit bedingt und sie zu ihren besonderen physiologischen Aufgaben befähigt. Dieser ständige Erneuerungsprozeß wird durch Hormone der Regenerationsdrüsen ausgelöst, läßt aber im allgemeinen schon im dritten Lebensjahrzehnt nach. Untersuchungen von NAGELL und LANGHANS an der Universitätsklinik in Rostock haben ergeben, daß die Zuführung des Keimdrüsenhormons von außen den mangelnden Antrieb zur Neubildung der Haut wieder zur Norm bringt. Das Präparat „Eukutol" enthält in nichtfettender Salbengrundlage das Regenerationshormon und führt nachweislich eine lebhafte Steigerung der Zellneubildung herbei. Unterstützt wird die Regeneration durch gleichzeitige Zufuhr von Lipoiden, deren die neuzubildenden Zellen zum Aufbau bedürfen. Als drittes wichtiges Moment kommt hinzu, daß die Haut stets auf einen bestimmten chemischen Reaktionsgrad erhalten wird, der den besten Schutz zur Abwehr von Infektionen bietet. Dieser normale Reaktionsgrad wird aber bei jeder Waschung herabgesetzt und bedarf daher der steten Wiedererhöhung auf das physiologische Niveau.

Die oben erwähnten Präparate werden entweder mit der Hand in die Haut eingerieben oder noch besser mit hierzu bestimmten, flachen, elastischen, an einem federnden Stiel befestigten Instrumenten eingeklopft. Diese Klopfmassage wirkt auch unerwünschter, subkutaner Fettansammlung entgegen.

Die Fortschritte der Technik haben uns in der *Diathermie* ein Mittel gegeben, um Hyperämie, vermehrte Durchfeuchtung und bessere Ernährung der Gewebe zu erzeugen. Die Diathermiebehandlung der Altersveränderungen im Gesichte erfordert eine exakte Technik und Anwendung verschiedener, dem jeweiligen Falle entsprechender Elektroden. LAST, welcher als erster dieses Verfahren im Gesichte systematisch anwendete, konstruierte Masken, welche den besonderen elektrischen Widerstandsverhältnissen der Gesichtshaut für den Diathermiestrom Rechnung tragen und durch ihre der Oberfläche angepaßten Form genaues Anliegen gewährleisten. Die LASTschen Masken werden für jeden einzelnen Fall modelliert und mit Stanniol unterfüttert. Da ihre Herstellung etwas kompliziert ist, bevorzuge ich aus flachem Gummischwammgewebe geschnittene Larven, welche an der dem Gesichte zugewendeten Fläche mit Bronzegaze übernäht sind (sogenannte HARTMANNsche Elektroden der Firma „Sanitas" A. G. in Wien). FASAL empfiehlt zur Gesichtsdiathermie Plastilin, das sich schnell modellieren läßt und allen Unebenheiten leicht anlegt. Eine mehrere Millimeter dicke, gewalzte Plastilinplatte wird mit einem Modellierstäbchen entsprechend geformt, an der Innenseite mit Stanniol überzogen und ein zirka groschengroßes Randstück, das beiderseits Stanniolüberzug trägt, zur Anbringung des Kabels nach aufwärts gebogen. Auch das Negocoll, ein von POLLER angegebenes Hydrokolloid, kann als Elektrodenmaterial benutzt werden. Es wird warm aufgetragen, bildet nach dem Erkalten eine elastische Masse, die sich den Falten und Runzeln der Haut eng anschmiegt. Sie ist durch ihren Feuchtigkeitsgrad selbstleitend, was durch Beimischung von Bronzepulver noch entsprechend erhöht werden kann.

Bei der Gesichtsdiathermie muß selbstverständlich die größte Vorsicht beobachtet werden. Die inaktive Elektrode muß mindestens eine Fläche von 200 qcm haben und wird am Nacken mit einer Binde befestigt. Zur Diathermie der Stirn oder beider unteren Augenlider benötigen wir eine Stromintensität von etwa 1—1,5 Amp. Die Dauer der Sitzung beginnt mit 15 Minuten und steigt bis auf eine halbe Stunde. Man kann ohne weiteres 3mal wöchentlich durchwärmen. Nach etwa 25 Behandlungen hebt sich unter dem Einfluß der lebhaften arteriellen Durchblutung der Turgor des Gesichts, die vorher schlaffe und runzelige Haut wird kräftiger und straffer und ihre Oberfläche infolge der gesteigerten kapillaren Zirkulation frischer und rosiger.

Seinerzeit wurden zum Ausgleich von Faltenbildungen des Gesichts Injektionen einer plastischen, bei zirka 50^0 sich verflüssigenden, bei Körpertemperatur jedoch erstarrenden Masse empfohlen. GERSUNY war der erste, welcher ein in der Wärme flüssiges Vaselin mit einer Pravazspritze injizierte. ECKSTEIN und WOLF ersetzten das Vaselin durch das Paraffin, da sie beobachtet hatten, daß sich das Vaselin mit der Zeit resorbiert und außerdem schlecht lokalisierbar ist. Paraffininjektionen zum Zwecke von Faltenkorrekturen im Gesicht sind unbedingt abzulehnen. Sie führen zu entzündlichen Gewebsreaktionen (Paraffinomen) und können in ihrem Bestreben, sich nach dem Punkt des geringsten Widerstandes zu senken, ganz ungewollte Wege nehmen. Wenn auf Grund einer bestimmten Indikationsstellung Unterpolsterung der Gesichtshaut angezeigt erscheint, so kommt als Füllmasse ausschließlich nur transplantiertes Fettgewebe in Betracht.

Operative Heilmethoden.

Die chirurgischen Maßnahmen zur Beseitigung der Runzeln und unerwünschten Fettansammlungen im Gesicht bezeichnet man am besten als *kosmetische Gesichtsspannung*. In deutschen Ärztekreisen wurde die Aufmerksamkeit auf dieses Verfahren durch Publikationen von JOSEPH gelenkt. Ähnliche Eingriffe haben jedoch vor JOSEPH schon GERSUNY und seine Schüler ausgeführt. JOSEPH nennt diese Operation *Meloplastik*. Wie aus folgender, der JOSEPHschen Arbeit entnommener Skizze (Abb. 2) ersichtlich ist, besteht die Operation in der Exzision eines Hautlappens, welcher beiderseits in der Schläfengegend beginnt, vor dem Ohr in Form eines Streifens herabläuft und nach hinten gegen den Warzenfortsatz umbiegt. Durch entsprechende Vereinigung der Wundränder wird die gewünschte Zugwirkung gesetzt und eine Hebung der Hängebacken bewirkt. Die JOSEPHsche Operation ist gewiß außerordentlich zweckentsprechend, hat jedoch den Nachteil eines immerhin größeren Eingriffes, der an das Können des Arztes und an die Geduld des Patienten ziemliche Anforderungen stellt. Spätere Bestrebungen waren darauf gerichtet, diesen Eingriff zu vereinfachen; zahlreiche Modi-

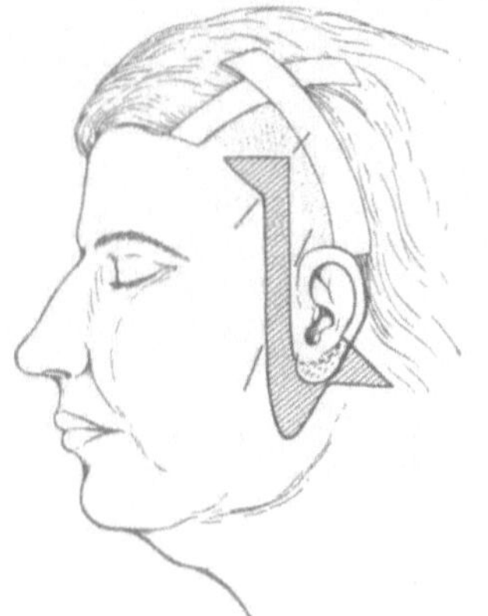

Abb. 2. Meloplastik nach JOSEPH.

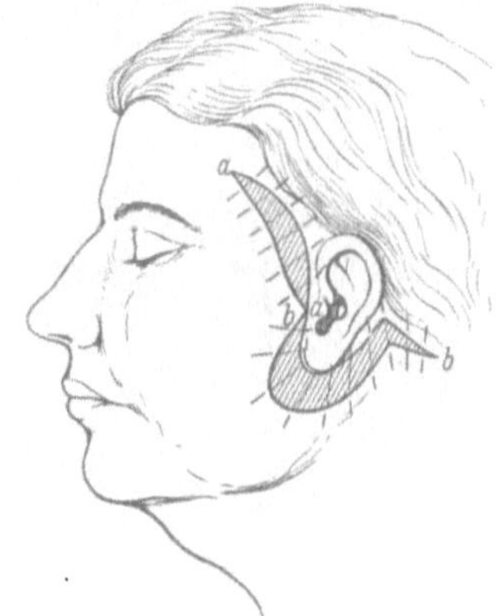

Abb. 3. Hängebackenoperation in zwei Phasen: a) Exzision im temporalen Felde, b) unterhalb und hinter dem Ohr.

fikationen der JOSEPHschen Operation wurden angegeben (FRÜHWALD, PASSOT u. a.). Der Ausgleich der Falten- und Furchenbildung in der Gesichtshaut erfolgt nunmehr durch Exzision elliptischer oder zungenförmiger Hautläppchen, deren Lage jedoch so gewählt werden muß, daß die vollständige Unsichtbarkeit der Operationsnarbe gewährleistet ist. Vieljährige Erfahrung hat die Lage dieser Operationsfelder nunmehr endgültig festgelegt und es soll im folgenden der Gang der einzelnen Behandlungsphasen geschildert werden, wie sie derzeit von amerikanischen, deutschen, englischen und französischen Autoren geübt werden (BOURGET, ESSER, GILLIES, JOSEPH, NOEL, PASSOT, SHEEHAN, SMITH, VIRENQUE und andere).

Die kosmetische Gesichtsspannung beginnt am besten beiderseits im *temporalen* Felde. Dieser Eingriff bezweckt den Ausgleich der tiefen Nasolabialfalte; bei geeigneter Schnittführung bis etwa zum Ansatzpunkt des Ohrläppchens gelingt es auch, die Hängebacke zu heben (Abb. 3). Diese Modifikation ist nicht so effektvoll wie die JOSEPHsche Meloplastik,

jedoch wesentlich einfacher und gibt eine fast unsichtbare Narbe, die
zum größten Teil im temporalen Bezirk des Haarbodens verschwindet.
Der Gang der Operation ist folgender: Rechts und links in der Schläfengegend wird die Kopfhaut rasiert und mit einem geeigneten Farbstoff
die Schnittführung beiderseits eingezeichnet. Um an den symmetrischen
Stellen genau gleichgroße Hautfelder entfernen zu können, benutzt man
manchmal die von NOEL (Paris) angegebenen, zum Vorzeichnen geeigneten Metallausschnitte, die wie Malerpatronen der Hautoberfläche
angedrückt und mit einer rasch trocknenden Farbstofflösung überstrichen
werden. Hierzu eignet sich die Jodtinktur nicht, weil sie in die Umgebung

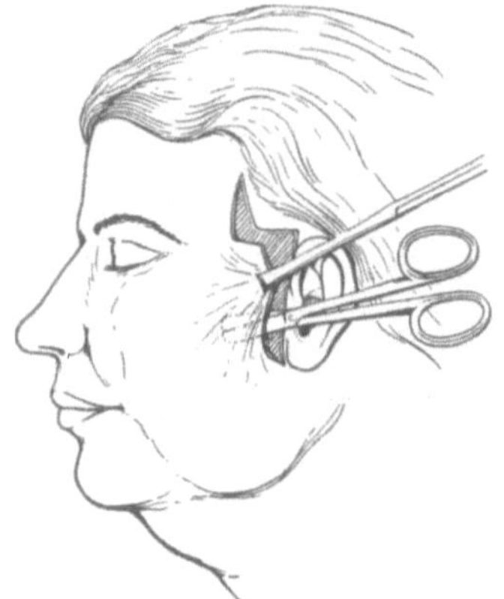

Abb. 4a. Einzeitige Hängebackenoperation.
Schnittführung nach VIRENQUE. Unterminierung
des Schnittrandes.

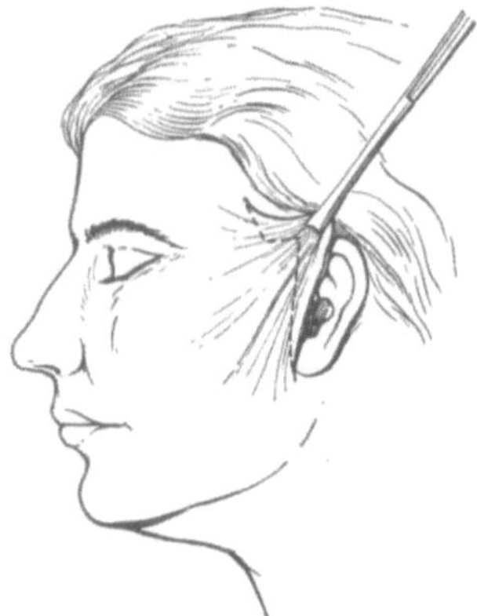

Abb. 4b. Einzeitige Hängebackenoperation nach
VIRENQUE. Abgrenzung des zu exzidierenden Haut-
stückchens. Naht entsprechend der gestrichelten
Linie.

diffundiert, sondern besser das ätherlösliche Typophorbraun, welches von
der Vereinigten deutschen Farben-A.-G. erzeugt wird. Hat man so vor
der Operation die ungefähren Grenzen des zu exzidierenden Hautlappens
festgelegt, so darf man sich doch andererseits nicht sklavisch an die Konturen halten, sondern muß während der Operation unter ständiger Kontrolle des zu erzielenden Effektes kleine Korrekturen vornehmen. Besonders achte man darauf, daß nicht etwa die Lidspalten deformiert
werden, denn nichts ist für den Operateur peinlicher, als wenn die
Patientin mit chinesischen Schlitzaugen den Operationstisch verläßt.
Mitunter bleibt bei stark ausgebildeten Hängebacken trotz der temporalen Operation eine Wulstbildung beiderseits unterhalb der Ohrläppchen,
welche dadurch zum Abflachen gebracht werden kann, daß man die
Haut in den seitlichen Halspartien nach rückwärts und aufwärts zieht.
Der zweite Akt der kosmetischen Gesichtsspannung besteht nun in der
Exzision zweier halbmondförmiger Hautläppchen beiderseits *unterhalb
und hinter dem Ohr*. Der untere Wundrand muß mit einem Elevatorium

einige Zentimeter weit von der Unterlage stumpf abpräpariert und durch geeignete Führung der Nähte die bestmögliche Hebung des nach der ersten Operation noch verbliebenen Hängebackenrestes erzielt werden (Abb. 4 a und b).

Außer der Beseitigung der Hängebacken ist es des öfteren notwendig, *Faltenbildungen an den unteren Augenlidern*, welche fälschlich als Tränensäcke bezeichnet werden, zu entfernen. Ganz besonders wichtig ist in solchen Fällen die Vermeidung eines Ektropium. Die Schnittführung folgt möglichst nahe dem Lidrande. Der untere Rand des Operationsschnittes wird vorsichtig unterminiert und, wie aus der Zeichnung ersichtlich, in der Gegend des äußeren Augenwinkels ein mit der Spitze nach unten gerichtetes Dreieck herausgeschnitten. Die den so-

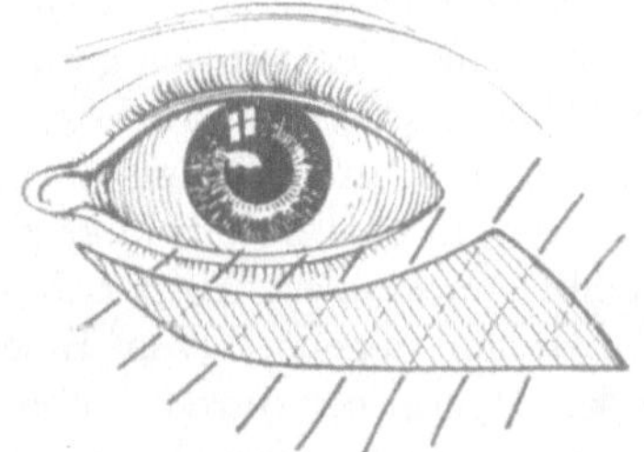

Abb. 5. Spannung des unteren Lides nach KESTENBAUM, EITNER, ELSCHNIGG.

genannten Tränensack bildenden Hautfalten werden vorsichtig exzidiert; durch häufiges Blickenlassen nach aufwärts kontrolliert der Operateur, ob noch genügend Reservefalten im unteren Lid belassen wurden, und verhindert so ein unerwünschtes Ektropium. Durch entsprechendes Anlegen der Wundnähte entsteht eine entlang dem Lidrande verlaufende lineare Narbe, welche selbst bei einer eintretenden leichten Schrumpfung so verläuft, daß das untere Lid an den Bulbus angedrückt und nicht etwa abgehoben wird (Abb. 5).

Nach der Entfernung der Tränensäcke ergibt sich mitunter die Notwendigkeit, auch die Haut des *oberen Lides* zu verkleinern. Störende Wulstbildungen, welche auf Erschlaffung der Lidhaut zurückzuführen sind und als *Blepharochalasis* bezeichnet werden, korrigiert man am besten in der Art, daß man einen halbmondförmigen Hautlappen, der oberhalb des Lidrandes und parallel demselben verläuft, herausschneidet. Die Narbe liegt in der oberen Lidfalte und ist absolut unsichtbar. Blickenlassen nach abwärts während der Operation schützt vor einer allzu starken Verkürzung des Oberlides.

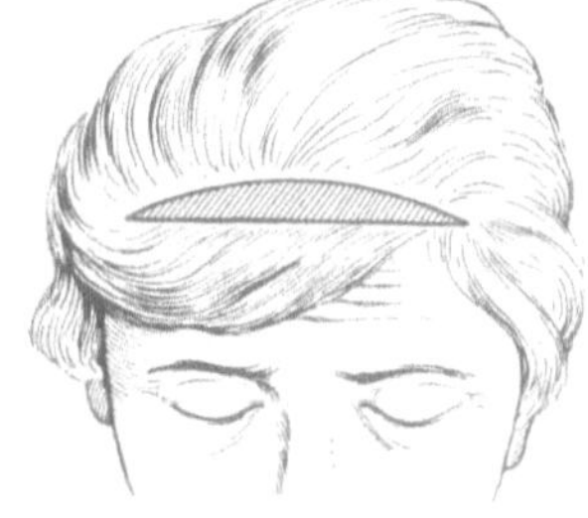

Abb. 6. Exzision eines Hautlappens hinter der Stirn-Haargrenze zwecks Spannung der Stirnrunzeln.

Manche Autoren haben vorgeschlagen, horizontale tiefe *Stirnrunzeln* dadurch auszugleichen, daß man knapp hinter der Stirn-Haargrenze und parallel derselben einen schmalen, beiderseits spitz zulaufenden Hautstreifen herausschneidet, dessen vorderer Wundrand von der Unterlage in seiner ganzen Ausdehnung abgehoben und dann mit dem rückwärtigen Wundrande vereinigt wird (Abb. 6). BOURGUET rät zur Vermeidung von Rezidiven, nach dieser Operation rechts und links die Verzweigungen des Fazialis durch Alkoholinjektionen zu lähmen. Man injiziert zu diesem Zwecke einige Kubikzentimeter 70—80%igen Alkohols unter der Haut, entsprechend dem Verteilungsgebiete des Stirnastes.

Die kosmetische Gesichtsspannung ist demnach ein Verfahren, welches sich aus einzelnen, an sich ganz ungefährlichen Eingriffen zusammensetzt. Dieselben werden im Laufe mehrerer Monate durchgeführt und sind imstande, die Faltenbildung im ganzen Gesichte zu beheben. Entschließt man sich, in einem Zeitpunkt zu operieren, in dem die Gesichtshaut noch reichlich normalen Turgor besitzt und noch keine allzu weit vorgeschrittenen degenerativen Erscheinungen aufweist, so hält der Effekt dieser Operation durch mehrere Jahre an. Hat die Wirkung nachgelassen, so ist gegen eine neuerliche Spannung gar nichts einzuwenden: Man exzidiert im Bereiche der früheren Narbenstellen ein entsprechendes Hautstück.

Sachregister.

Manzsche Buchdruckerei, Wien IX.